"十三五"国家重点图书出版规划项目

上海高校服务国家重大战略出版工程
毕业后医学教育出版工程

Psychiatry

CASE STUDY

名誉总主编　王振义　汤钊猷
总　主　编　黄　红　李宏为
执行总主编　张　勘

住院医师规范化培训示范案例丛书

住院医师规范化培训
精神科 示范案例

U0295256

本册主编：谢　斌

副主编：方贻儒　施慎逊　陆　峥

组织编写：上海市卫生与计划生育委员会
　　　　　上海市医药卫生发展基金会
　　　　　上海市住院医师规范化培训事务中心

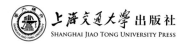

上海交通大学出版社
SHANGHAI JIAO TONG UNIVERSITY PRESS

内容提要

    本书依据精神病学专业住院医师规范化培训要求,针对精神科临床实践中遇到的典型病例,以真实案例详细介绍了临床诊疗的思路与处理原则,旨在培养读者的临床思维能力。本书的读者对象主要是精神病学专业住院医师规范化培训学员,也可供精神病与精神卫生学专业本科生、研究生以及从事精神科临床工作的医师以及其他专业医师使用。

图书在版编目(CIP)数据

住院医师规范化培训精神科示范案例/谢斌主编. —上海:上海交通大学出版社,
2016(2024 重印)

(住院医师规范化培训示范案例丛书)

ISBN 978 - 7 - 313 - 15048 - 6

Ⅰ.①住…　Ⅱ.①谢…　Ⅲ.①精神病学－岗位培训－自学参考资料

Ⅳ.①R749

中国版本图书馆 CIP 数据核字(2016)第 110444 号

住院医师规范化培训精神科示范案例

主　　编:谢　斌				
出版发行:上海交通大学出版社		地　　址:上海市番禺路 951 号		
邮政编码:200030		电　　话:021 - 64071208		
印　　制:苏州市越洋印刷有限公司		经　　销:全国新华书店		
开　　本:889mm×1194mm　1/16		印　　张:16.75		
字　　数:487 千字				
版　　次:2016 年 6 月第 1 版		印　　次:2024 年 11 月第 5 次印刷		
书　　号:ISBN 978 - 7 - 313 - 15048 - 6				
定　　价:78.00 元				

"住院医师规范化培训示范案例"
丛书编委会名单

名誉总主编　　王振义　汤钊猷

顾　　问　　戴尅戎　王一飞　李宣海　彭　靖

总　主　编　　黄　红　李宏为

执行总主编　　张　勘

副总主编　　王吉耀　沈柏用

编委名单（按汉语拼音顺序）

陈生弟	陈云芳	迟放鲁	顾琴龙	胡　兵	华克勤
黄　钢	黄国英	黄　红	李宏为	李明华	陆惠华
陆一鸣	倪黎冬	邵　洁	沈柏用	沈立松	施　榕
孙兴怀	田　红	万兴旺	王华祖	王吉耀	吴　毅
谢　斌	徐金华	许　淼	于布为	袁　明	张　勘
郑　珊	郑玉英	周　蓉	朱虹光	朱亚琴	祝墡珠

本书编委会名单

（以出现顺序排列）

肖世富（上海交通大学医学院附属精神卫生中心）

李　霞（上海交通大学医学院附属精神卫生中心）

赵　敏（上海交通大学医学院附属精神卫生中心）

杜　江（上海交通大学医学院附属精神卫生中心）

江海峰（上海交通大学医学院附属精神卫生中心）

施慎逊（复旦大学附属华山医院）

诸索宇（复旦大学附属华山医院）

刘登堂（上海交通大学医学院附属精神卫生中心）

方贻儒（上海交通大学医学院精神卫生学系）

吴　彦（上海交通大学医学院附属精神卫生中心）

彭代辉（上海交通大学医学院附属精神卫生中心）

吴志国（上海交通大学医学院附属精神卫生中心）

洪　武（上海交通大学医学院附属精神卫生中心）

张海音（上海交通大学医学院附属精神卫生中心）

陈　珏（上海交通大学医学院附属精神卫生中心）

刘　强（上海交通大学医学院附属精神卫生中心）

范　青（上海交通大学医学院附属精神卫生中心）

陈　涵（上海交通大学医学院附属精神卫生中心）

蒋文晖（上海交通大学医学院附属精神卫生中心）

陆　峥（同济大学医学院附属同济医院）

李清伟(同济大学医学院附属同济医院)

杜亚松(上海交通大学医学院附属精神卫生中心)

范　娟(上海交通大学医学院附属精神卫生中心)

刘　漪(上海交通大学医学院附属精神卫生中心)

谢　斌(上海交通大学医学院附属精神卫生中心)

书稿秘书:徐　勇

序

Forword

住院医师规范化培训是毕业后医学教育的第一阶段，是医生成长的必由之路，是提高医疗技术和服务水平的需要，也是提升基层医疗机构服务能力，为基层培养好医生，有效缓解"看病难"的重要措施之一，是深化医药卫生体制改革的重要基础性工作。

自 2010 年以来，在市政府和国家卫计委的大力支持和指导下，上海根据国家新一轮医改精神，坚持顶层设计，探索创新，率先实施与国际接轨的住院医师规范化培训制度，并把住院医师规范化培训合格证书作为全市各级公立医院临床岗位聘任和晋升临床专业技术职称的必备条件之一。经过 6 年多的探索实践，上海市已构建了比较完善的组织管理、政策法规、质控考核、支撑保障等四大体系，在培养同质化、高水平医师队伍方面积累了一定的经验，也取得了初步成效。

因一直立足于临床一线，对医生的培养特别是住院医师规范化培训工作有切身体验，我曾希望编写一套关于"住院医师规范化培训"的教材。如今，由上海市卫生计生委牵头组织编写的这套"住院医师规范化培训示范案例"丛书书稿已出炉，不觉欣然。丛书以住培期间临床真实案例为载体，按照诊疗流程展开，强调临床思维能力的培养，病种全、诊疗方案科学严谨、图文并茂，是不可多得的临床诊疗参考读物，相信会对住院医师临床思维能力和技能培训有很大帮助。这套图书是上海医疗界相关专家带教经验的传承，也是上海 6 年来住院医师培养成果的集中展示。我想这是上海住院医师规范化培训工作向国家交出的一份阶段性答卷，也是我们与其他兄弟省市交流的载体；它是对我们过去医学教育工作的一种记录和总结，更是对未来工作的启迪和激励。

借此机会，谨向所有为住院医师规范化培训工作做出卓越贡献的工作人员和单位，表示衷心的感谢，同时也真诚希望这套丛书能够得到学界的认可和读者的喜爱。我期待并相信，随着时间的流逝，住院医师规范化培训的成果将以更加丰富多彩的形式呈现给社会各界，也将愈发彰显出医学教育功在当代、利在千秋的重大意义。

是为序。

王振义

2016 年 3 月

前言
Preface

2013 年 7 月 5 日，国务院 7 部委发布《关于建立住院医师规范化培训制度的指导意见》，要求全国各省市规范培训实施与管理工作，加快培养合格临床医师。到 2020 年，在全国范围内基本建立住院医师规范化培训制度，形成较为完善的政策体系和培训体系，所有新进医疗岗位的本科及以上学历临床医师均接受住院医师规范化培训，使全国各地新一代医师的临床诊疗水平和综合能力得到切实提高与保障，造福亿万人民群众。

上海自 2010 年起在全市层面统一开展住院医师规范化培训工作，在全国先试先行，政府牵头、行业主导、高校联动，进行了积极的探索，积累了大量的经验，夯实了上海市医药卫生体制改革的基础，并积极探索上海住院医师规范化培训为全国服务的途径，推动了全国住院医师规范化培训工作的开展。同时，上海还探索住院医师规范化培训与临床医学硕士专业学位研究生教育相衔接，推动了国家医药卫生体制和医学教育体制的联动改革。上海的住院医师规范化培训制度在 2010 年高票入选年度中国十大最具影响力医改新举措，引起社会广泛关注。

医疗水平是关系国人身家性命的大事，而住院医师规范化培训是医学生成长为合格医生的必由阶段，这一阶段培训水平的高低直接决定了医生今后行医执业的水平，因此其重要性不言而喻，它肩负着为我国卫生医疗事业培养大批临床一线、具有良好职业素养的医务人员的历史重任。要完成这一历史重任，除了构建合理的培养体系外，还需要与之相配套的文本载体——教材，才能保证目标的实现。目前国内关于住院医师规范化培训方面的图书尚不多见，成系统的、以临床能力培养为导向的图书基本没有。为此，我们在充分调研的基础上，及时总结上海住院医师规范化培训的经验，编写一套有别于传统理论为主的教材，以适应住院医师规范化培训工作的需要。

本套图书主要围绕国家和上海市出台的《住院医师规范化培训细则》规定的培训目标和核心能力要求，结合培训考核标准，以《细则》规定的相关病种为载体，强调住院医师临床思维能力的构建。

本套图书具有以下特点：

（1）体系科学完整。本套图书合计 23 册，不仅包括内、外、妇、儿等 19 个学科（影像分为超声、放射、核医学 3 本），还包括《住院医师法律职业道德》和《住院医师科研能力培养》这两本素质教育读本，体现了临床、科研与医德培养紧密结合的顶层设计思路。

（2）编写阵容强大。本套图书的编者队伍集聚了全上海的优势临床医学资源和医学教育资源，包括瑞金医院、中山医院等国家卫生计生委认定的"住院医师规范化培训示范基地"，复旦大学"内科学"等15个国家临床重点学科，以及以一批从医30年以上的医学专家为首的、包含1000多名临床医学专家的编写队伍，可以说是上海各大医院临床教学科研成果的集中体现。

（3）质量保障严密。本套图书编写由上海市医师协会提供专家支持，上海市住院医师规范化培训专家委员会负责审核把关，构成了严密的质量保障体系。

（4）内容严谨生动，可读性强。每本图书都以病例讨论形式呈现，涵盖病例资料、诊治经过、病例分析、处理方案和基本原则、要点与讨论、思考题以及推荐阅读文献，采取发散性、启发式的思维方式，以《住院医师规范化培训细则》规定的典型临床病例为切入点，详细介绍了临床实践中常见病和多发病的标准诊疗过程和处理规范，致力于培养住院医师"密切联系临床，举一反三"的临床思维推理和演练能力；图书彩色印刷，图文并茂，颇具阅读性。

本套图书的所有案例都来自参编各单位日常所积累的真实病例，相关诊疗方案都经过专家的反复推敲，丛书的出版将为广大住院医师提供实践学习的范本，以临床实例为核心，临床诊疗规范为基础，临床思维训练为导向，培养年轻医生分析问题、解决问题的能力，培养良好的临床思维方法，养成人文关怀情操，必将促进上海乃至国内住院医师临床综合能力的提升，从而为我国医疗水平的整体提升打下坚实的基础。

本套图书的编写得到了国家卫生与计划生育委员会刘谦副主任、上海市浦东新区党委书记沈晓明教授的大力支持，也得到了原上海第二医科大学校长王一飞教授，王振义院士，汤钊猷院士，戴尅戎院士的悉心指导，上海市医药卫生发展基金会彭靖理事长和李宣海书记为丛书的出版给予了大力支持，此外，上海市卫生与计划生育委员会科教处、上海市住院医师规范化培训事务中心以及各住院医师规范化培训基地的同事都为本套图书的出版做出了卓越贡献，在此一并表示感谢！

本套图书是上海医疗卫生界全体同仁共同努力的成果，是集体智慧的结晶，也是上海多年住院医师规范化培训成效的体现。在住院医师规范化培训已全国开展并日渐广为接受的今天，相信这套图书的出版会在培养优秀的临床应用型人才中发挥应有的作用，为我国卫生事业发展做出积极的贡献。

"住院医师规范化培训示范案例"编委会

编写说明

Instructions

精神病学是实践性极强的临床学科。由于多数精神障碍的病因、发病机制、病例改变迄今未明,其诊断仍多为描述性质,诊断依据主要来自详尽的病史采集、对患者精神状态的"晤谈"检查以及通过检查掌握精神症状后的综合判断分析,包括各类评定量表在内的辅助检查或评估工具的使用通常在诊断与鉴别诊断中仅具有参考价值。而治疗方案的制定、预后的判断等,也往往有赖于临床医生对患者的密切观察、检查和评估,以及医生对相关药物、心理社会疗法、物理疗法等的熟练掌握程度和个体化应用能力。鉴于此,精神科医生的培养通常是一长期而艰苦的过程:不仅需要培养对象掌握临床相关各科(如急诊医学、神经内科、消化内科、心血管科、内分泌科等)等知识和技能,还要接受各类精神障碍以及心理行为问题的临床诊疗培训。对精神症状的发掘、对患者状况的全面评估、对治疗方案的综合考量均是建立在医生临床经验积累的基础之上的。精神科住院医师规范化培训制度的建立,为科学、规范、全面地加强住院医师的精神病学基础知识和临床技能培养创造了条件。但如何在 3 年内、在培养周期的大多数时间轮转于非精神科科室的情况下,广泛了解精神科(包括各亚专科)各类常见精神障碍的临床特点、检查方法、诊断思路和制定治疗方案的策略,除了深入病房实践之外,最便捷有效的措施就是对真实、经典的临床案例的回顾学习。

本书作为精神科住院医师规范化培训配套教材,具有以下特点:

(1) 目标明确:以规范化、同质化要求为引领,着眼于精神科医师必需的临床基本知识和基本技能,培养精神医学与生物医学相统一的整体医学意识以及专业的思维方式。

(2) 内容全面:章节安排以国际疾病分类第 10 版(ICD-10)中"精神与行为障碍"的疾病大类为基础,案例涵盖了几乎全部临床常见精神障碍。

(3) 病例典型:全部案例由住院医师规范化培训基地的临床医师提供,来自于其所在科室,由其工作团队亲自诊治,均为典型且真实的病例,整个诊疗环节严格按照住院医师培训要求和临床诊疗规范实施,由具有丰富临床经验的专家把关审定。

(4) 示范性强:本案例集以临床病史为切入点,围绕临床思维和工作流程,逻辑严密地逐步展开,详细介绍了精神科实践中常见精神障碍的标准诊疗过程和处理规范。既有病例资料和诊疗经过的展示,也有分析处理的依据和要点讨论,并在每个案例最后给出了一些思考题和推荐阅读文献供读者拓展思维和知识参考。

　　本书的编写除配合上海市住院医师规范化培训工作以外,也考虑到了本专业其他医务人员以及有志于精神科临床工作的本科生、研究生等阅读使用。相信非精神科临床医务人员也可通过对这些真实病例的了解,拓展其知识面并对其所长临床工作有所助益。

　　由于时间仓促、病例提供者较多,本书错漏和不当之处望读者在使用过程中及时提出指正意见建议,以利我们不断修正和改进。

谢　斌　主任医师

上海交通大学医学院附属精神卫生中心

上海市精神卫生中心

目 录

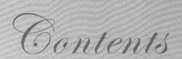

案例 1
谵妄

一、病历资料

1. 现病史

患者,男性,83 岁,高中文化,退休干部,已婚,因"吵闹、行为紊乱伴幻视 2 月"第 1 次入院。患者于 2015 年 2 月 4 日从外面打麻将回来后感到头晕、恶心并出现呕吐,当时测血压 200 mmHg/100 mmHg,即送上海交通大学医学院附属瑞金医院住院治疗。当时诊断为"高血压脑病、慢性阻塞性肺病、慢性肾功能不全、窦性心动过缓、腔隙性脑梗死、颈内动脉粥样硬化、贫血",住院期间患者出现吵闹、叫喊,对治疗不合作,住院 1 周后出院。出院后血压控制尚好,但出现走路不稳,需搀扶,吵闹叫喊明显,尤以晚上更加严重,有时从 23:00 吵到凌晨 4:00,骂家人,摔东西,白天时睡时醒。3 月份初到普陀区精神卫生中心门诊就诊,当时配服喹硫平(思瑞康)50 mg qn,只睡一晚,后来联合使用奥氮平 5 mg qn,晚上仍不能入睡,经常穿脱衣服,用打火机烧东西,用剪刀剪被子、衣服,且于晚间常称看到有小怪物在家中出现,并感到紧张害怕,有时大声叫喊,第 2 天时对于晚上的事情无法回忆。为此,家人都把容易造成伤害的危险物品收藏起来。4 月 9 日到上海交通大学医学院附属精神卫生中心门诊就诊,当时诊断为"谵妄",予奥氮平片 5 mg qn,丙戊酸镁 0.25 mg qn 服药后,开始几天在白天、晚上表现尚安静,不吵闹,但人显得比较呆滞,4 天后又开始吵闹,仍以晚上为主,表现时而吵闹时而沉默不语,家人无法管理,故今送来住院。

发病以来,需家人喂食,进食量减小,大小便能自己去卫生间。有摔东西、毁物等冲动行为,无消极、外跑等行为。

2. 既往史

高血压脑病、慢性阻塞性肺病、窦性心动过缓、腔隙性脑梗死、颈内动脉粥样动脉硬化、贫血等多种躯体疾病。

3. 个人史

兄弟姐妹 7 个,排行第 4。自幼发育良好,高中文化,在食品公司工作,工作能力可,现已退休多年。29 岁结婚,夫妻关系尚好,育有两个女儿一个儿子,均体健。偶尔饮酒,吸烟史 40 余年,每天 20 支左右。无毒品接触史。否认冶游病史。病前性格暴躁。

4. 家族史

否认两系三代以内精神障碍史。

5. 体格检查

(1) 生命体征平稳,呈贫血貌,T 37.5℃,BP 160 mmHg/100 mmHg,P 58 次/min,率齐,木闻及明

显杂音,双肺可闻及干湿啰音,双下肢轻度水肿,腹软,未触及明显压痛及反跳痛。

（2）神经系统体格检查:说话口齿略含糊,双瞳等大、等圆,直径 3 mm,对光反射灵敏,双眼球活动自如,无上下视运动障碍,无眼震。口角居中,伸舌居中,咽反射正常;四肢肌力及肌张力可,双侧指鼻试验、跟膝胫试验完成尚可,病理反射未引出。

6. 实验室和辅助检查

（1）胸部 CT 检查:①右肺下叶背段及后基底段炎症;②右肺下外基底段结节影;③左肺上叶下舌段散在炎性病变;④右肺上叶前段不规则影伴钙化;⑤后中纵隔右侧胸膜下肺大泡形成;主动脉硬化;

（2）头颅 CT 检查:①双侧放射冠区及半卵圆中心区多发缺血灶;②脑萎缩;③双侧侧脑室体旁脱髓鞘改变。

（3）脑电图检查:存在部分慢波。

（4）心电图检查:窦缓,58 次/min,QRS 左偏,左心室高电压,T 波改变。

（5）入院血生化检查:WBC(白细胞)计数 10.9×10^9/L, N(中性粒细胞)比率 80.1%, Hb(血红蛋白)64 g/L, CRP(C-反应蛋白)33.2 mg/L,总蛋白 54.7 g/L,白蛋白 26.9 g/L,白球比 1.15,血清胱抑素 C 1.65 mg/L,前白蛋白 154 mg/L, Na^+ 132.2 mmol/L, Cl^- 98.7 mmol/L, K^+ 2.9 mmol/L, LDH(乳酸脱氢酶)670 IU/L, CPK(磷酸肌酸激酶)1 660 U/L。

7. 精神检查

（1）意识:白天表现嗜睡状态,时间、地点、人物定向均差,夜晚大吵大闹,无法有效对答。

（2）仪态:欠整洁,夜间自己将衣服撕破。

（3）面部表情:大部分时间显得表情茫然,夜间有时突然吵闹,并在幻视支配下出现恐惧表情。

（4）接触交谈:无法合作,对答不切题,常常答非所问,思维连贯性差。

（5）情感:情绪表现极度不稳定,晚上多显得焦虑不安及恐惧,情绪易激惹,白天时显得淡漠。

（6）感知觉:存在幻视,幻视内容主要为虫子和小孩,以夜间为主。

（7）思维:思维不连贯,思维内容无法理解,时而大吵大闹,时而淡漠不语;对于外界的刺激和提问的反应时间增加。

（8）意志行为及注意:意志要求减退,注意力无法集中,注意损害明显,注意力的指向、集中持续及转换能力均差,行为紊乱。

（9）睡眠:睡眠觉醒周期紊乱,昼轻夜重,晚上吵闹,白天嗜睡。

（10）食欲:减退,体重下降。

（11）智能:欠佳,存在记忆障碍,以即刻记忆和近事记忆障碍最明显,尤对新近事件难以识记,对于夜间发生的事情有明显的遗忘,计算及其他高级皮层功能均差。

（12）自知力:缺乏,没有现实检验能力。

二、诊治经过

1. 初步诊断

谵妄,非附加于痴呆。

2. 躯体疾病诊断

高血压脑病、肺部感染、慢性阻塞性肺病(COPD)、窦性心动过缓、腔隙性脑梗死、颈内动脉粥样硬化、贫血、低蛋白血症、电解质紊乱。

三、病例分析

1. 病史特点

(1) 男性,83 岁,首次发作。

(2) 全病程特点为急性发作。

(3) 意识障碍,时间地点人物定向力均差,注意损害明显,注意力的指向集中持续及转换能力均差。

(4) 认知功能的全面紊乱(存在幻视,语言不连贯,近事记忆及远事记忆均差,无法回忆是谁送其入院)。

(5) 精神运动紊乱(时而大吵大闹,时而淡漠不语;对于外界的刺激和提问的反应时间增加)。

(6) 睡眠觉醒周期紊乱(昼轻夜重,晚上吵闹,白天嗜睡)。

(7) 情绪不稳定(情绪极度不稳定,晚上多以焦虑不安及恐惧,情绪易激惹,白天时显得淡漠)。

(8) 风险评估:当前表现为大吵大闹,情绪不稳定,目前评估为高突发意外风险。

(9) 既往史及本次发作期间患者具有明确的多种躯体疾病。

2. 诊断与诊断依据

1) 诊断

谵妄,非附加于痴呆。

2) 诊断依据

(1) 目前符合"谵妄,非附加于痴呆"的诊断标准:①患者发病前能正常生活,无明显认知功能下降表现;②目前存在意识障碍,注意损害明显;认知功能的全面紊乱;③精神运动紊乱;睡眠觉醒周期紊乱;情绪不稳定,且这些症状和患者的躯体疾病在时间和严重程度上密切相关;④本次病程 2 个月。

(2) 功能损害显著:生活、学习功能和现实检验能力均显著受损,导致入院。

3. 鉴别诊断

(1) 精神分裂症:患者当前存在明确精神病性症状(幻视)及不协调性的精神运动性兴奋,所以应该考虑精神分裂症,然而精神分裂症患者不会出现意识障碍、短时间内认知功能的明显下降及病情的昼夜节律的改变,故可以予以排除。

(2) 路易体痴呆伴发精神行为障碍:患者目前认知功能明显下降,伴有幻视,病情波动,这些症状路易体痴呆也会出现,所以应该考虑,但是路易体痴呆一般不会急性起病,且起病时意识清晰,故该诊断可以排除。

四、处理方案及基本原则

该患者的治疗主要分为 3 部分:病因治疗、支持治疗和对症治疗。

(1) 病因治疗:综合患者的病情目前考虑引起患者谵妄的最主要原因是高血压脑病、肺部感染,故予以积极抗炎和控制血压治疗,同时患者入院时磷酸肌酸激酶偏高,需要排除心肌梗死可能,予以请心内科医师会诊,通过随访心电图及其他心肌酶谱指标检查排除心肌梗死,考虑目前磷酸肌酸激酶偏高为兴奋吵闹所致。

(2) 支持治疗:患者入院后有低蛋白血症,在外进食差,有营养不良性贫血,电解质紊乱,皮肤干燥有明显脱水表现,故予以补液支持治疗,维持水电解质平衡,加强营养及补充白蛋白等对症处理,并给患者营造一个舒适的环境,减少其恐惧情绪的发生。

(3) 对症治疗是指针对患者夜间吵闹明显,伴有明显的幻视及不协调性精神运动性兴奋,故夜间给其使用小剂量的奥氮平,从 1.25 mg qn 开始使用,并且待其躯体情况及精神症状好转后,逐渐停用抗精神病药物。同时患者存在肺部感染及 COPD,故需要避免使用苯二氮䓬类药物。与患者家人充分沟通,告知药物风险。

(4)其他方面:由于患者有意识障碍,不能正确判断周围环境,而且受幻觉或错觉影响,有可能发生伤人、毁物等其他意外,因此需特别加强防范,防止意外发生。

五、要点与讨论

(1)谵妄是一组不同病因引起的急性、一过性、广泛性的急性脑病综合征,尤以意识障碍为主要表现。有些疾病并非发生在大脑,但却能影响大脑功能,也可以引起谵妄。例如,肺炎、肾炎、骨折等。谵妄的发生可由易感因素与促发因素共同作用引起。

(2)谵妄的发生往往先具有一定的易感因素。例如,年老、认知障碍(如痴呆)、躯体情况差(如心衰、癌症、脑血管病)、抑郁症、视听障碍、营养不良、水电解质失衡、药物/酒精依赖等。在有一种或多种易感因素存在的情况下,大脑功能被削弱。这时,影响大脑内环境,导致脑内神经递质、神经内分泌和神经免疫功能损害的急性变化都成为促发因素。有时环境变化也会促发谵妄。比如,更换住所或照料者改变。

六、思考题

(1)谵妄与老年痴呆的病程与临床表现鉴别要点有哪些?
(2)有哪些原因可以导致谵妄?

七、推荐阅读材料

[1] 肖世富,赵瑛,夏斌.老年神经精神病学[M].上海:第二军医大学出版社,2005.
[2] 任艳萍,马辛.老年性谵妄临床特征及相关因素分析[J].中国神经精神疾病杂志,2000,26(5):268 - 271.

(严　峰)

案例 2
阿尔茨海默病(早发型)

一、病历资料

1. 现病史

患者,女性,62岁,退休工人,已婚,因"记忆力减退伴生活不能自理进行性加重6年,伴吵闹、行为紊乱"来院就诊。2008年起患者家属发现其记忆力下降,买东西不知道需找回多少零钱,东西刚放下就忘了放的位置,到复旦大学中山医院检查头颅CT提示"老年脑",予以石杉碱甲(双益平)治疗1年余,症状无明显好转。2009年11月首次到上海市精神卫生中心就诊,韦施勒记忆量表检查(WMS)提示记忆商数61,记忆力轻度缺损,画钟试验完成较差,诊断为轻度认知损害(MCI),予以维生素E、银杏叶片、维生素B$_{12}$、叶酸治疗。此后家属自行停药1年余,患者症状加剧,称母亲去世时分给其他兄妹的遗产都是她的,他们把她的遗产偷去了,不能找到去母亲家的路,不能外出购物,不能进行烧菜等家务,但尚能自我照料。2011年9月到我院就诊,简易精神状态评估(MMSE)12分,开始予以盐酸多奈哌齐(安理申)治疗。此后症状进行性加重,2013年8月开始出现叫不出女儿、兄妹、同事的名字,自己不能穿衣,常冬天穿夏装,将别人的衣服当做自己的衣服穿,不认识笔、钟等日常生活用品,不认识字,讲话常答非所问,常不能进行正常的交流,情绪不稳定,有时说自己胸口痛、肚子痛,并哭泣,乱发脾气,说别人偷了她的东西。2014年1月起,患者看到玻璃、镜子中的自己就大骂,说:"让她出去,这里是我家"。吃饭需要别人放到她面前,否则一天三餐不吃也不知道饥饱,个人卫生不知料理,不愿意脱衣换鞋,不肯洗澡,不停上厕所,从自家窗户骂外面的行人。家属觉其病情严重,难以管理,故于2014年2月7日首次住院治疗。

起病以来,夜眠尚可,饮食不知饥饱,小便频繁,大便无殊,有冲动骂人,无打人毁物,无消极言行,无外出乱跑。

2. 既往史

十多岁时曾行阑尾切除手术,否认重大躯体疾病史。

3. 个人史

兄妹7人,排行老三,足月顺产,生长发育同其他同龄人,初中毕业后到铝线厂做工人,47岁退休,在单位工作能力强,人际关系好。28岁结婚,育有一女。否认烟酒等不良嗜好,否认疫区疫水接触史,否认放射性物质及工业毒物接触史。已绝经。个人病前性格外向,脾气较急躁。

4. 家族史

姑姑的孩子有精神异常史(具体不详)。

5. 体格检查

BP 124 mmHg/98 mmHg,P 80次/min,心律齐,肺未闻及明显干湿啰音。腹平软,神经系统体检无明显定位体征。

6. 实验室和辅助检查

（1）血常规、生化常规、甲状腺功能、叶酸、维生素 B_{12} 浓度、梅毒筛查试验等检查未见异常。

（2）脑电图检查未见异常。

（3）头颅 CT 检查示：脑萎缩。

7. 精神检查

（1）意识：觉醒状态可，时间、地点、人物定向差，自我定向尚可。

（2）仪态：着病员服，仪态尚整。

（3）面部表情：喜欢做鬼脸，有时无故痴笑。

（4）接触交谈：尚合作，被动，答非所问，问诊中常自行开始数数。

（5）情感：情感反应欠协调，显得较为欣快，有时情绪激动、易激惹，有时显得较为幼稚。

（6）感知觉：未及明显的幻觉、错觉及感知综合障碍。

（7）思维：思维内容简单，因言语理解力下降，无法有效地了解思维内容，可引出被窃妄想。

（8）意志行为：意志要求减退，一直认为医院是她家里，常有敲桌板、拉扯衣角行为。

（9）食欲：三餐进食可，但不知饥饱。

（10）睡眠：睡眠时间未及明显改变。

（11）智能：语言理解能力下降，存在不完全性感觉性失语，存在失认，不认识手表、笔等日常用品，近事记忆、远事记忆均下降，空间感知能力下降，在病室内走错房间，命名、计算、归纳、推理、判断能力均存在中重度缺损。

（12）自知力：缺乏。

二、诊治经过

1. 初步诊断

阿尔茨海默病性——早发型。

2. 治疗经过

（1）多奈哌齐 10 mg/d 治疗。

（2）美金刚：①第 1 周：5 mg/d；②第 2 周：10 mg/d；③第 3 周：15 mg/d；④第 4 周起：20 mg/d。

（3）曲唑酮：25 mg qn。

（4）喹硫平：①第 1 周：25 mg qn；②第 2 周：25 mg bid；③第 3 周起：25～50 mg bid。

三、病例分析

1. 病史特点

（1）患者，女性，62 岁，56 岁起病。

（2）隐匿性起病，缓慢进展，进行性加重。

（3）主要症状为进行性认知功能下降伴生活能力下降。认知功能损害为广泛性，涉及语言、记忆、计算、理解、判断、视空间等各个方面。

（4）随着病情进展，出现明显的精神行为症状，包括被窃妄想、情绪不稳定、易激惹、行为紊乱、吵闹等。

（5）风险评估：当前表现为认知功能减退及突出的精神行为症状，存在出走及冲动风险。

（6）既往史及病程中无躯体疾病及其他可能引起痴呆的脑器质性疾病存在的依据。

2. 诊断与诊断依据

1) 诊断

阿尔茨海默病(早发型)。

2) 诊断依据

目前符合"阿尔茨海默病(早发型)"诊断标准：①全面的认知功能减退；②起病早于 65 岁；③潜隐起病,缓慢进展,病程 6 年；④无临床依据或特殊检查的结果能够提示精神障碍是由其他可能引起痴呆的全身性疾病或脑的疾病所致；⑤缺乏突然性、卒中样发作,在疾病早期无局灶性神经系统损害的体征。

3. 鉴别诊断

(1) 额颞叶痴呆：该病是一种原发性退行性疾病,多数在 60 岁之前发病,以缓慢发展的人格改变、行为异常、认知障碍为三大临床特征,早期出现明显的额叶损害症状,人格改变和行为改变较记忆力障碍出现得早,表现为情绪失控、冲动行为或退缩,早期可出现语言障碍,影像学表现以大脑前部萎缩为主。该病例符合 60 岁之前起病、潜隐起病、缓慢进展,但疾病早期以记忆力减退为主,随着病情进展出现行为异常、人格改变、语言障碍,与额颞叶痴呆临床特点不符,且影像学表现为全脑萎缩及脑室均匀扩大,也不符合额颞叶痴呆的特点,故不考虑该诊断。

(2) 抑郁症：抑郁症可出现假性痴呆表现,但一般发病较快、突然发病,患者对认知障碍不掩饰且不设法去补偿,并不竭力去完成即使是很简单的任务,常以"不知道"回答,且患者过去多有情感障碍病史。该病例患者既往无情感障碍病史,起病潜隐、缓慢进展,目前未发现情绪低落内心体验,情感体验肤浅、幼稚,认知障碍无上述特征,不符合该诊断。

(3) 精神分裂症：该患者病史中存在明显行为异常,大吵大闹,自言自语,需考虑精神分裂症可能,但患者精神检查除被窃妄想外未发现明确幻觉及被害妄想等,且行为异常伴随认知功能下降而出现,故考虑为痴呆伴发的精神行为症状,不考虑该诊断。

四、处理方案及基本原则

1. 护理和临床观察要点

患者存在理解力下降、生活自理能力下降,对护士及护工帮助其进行生活料理的行为不能理解,存在对抗及冲动表现,需注意接触时的方式方法；患者记忆力下降,住院不安心,存在出走风险,注意防出走。

2. 促认知药物

患者发病年龄较早,疾病进展相对较快,故而促认知药物治疗可采取不同机制的药物联合治疗,以获得更为理想的治疗效果；该患者选择胆碱酯酶抑制剂(多奈哌齐)与 N - 甲基 - D - 天门冬氨酸(NMDA)受体拮抗剂(美金刚)联合治疗。

3. 痴呆的精神行为症状(BPSD)的治疗

(1) 非药物治疗：非药物治疗主要是指神经心理治疗。该疗法包括对患者和照料者的心理干预,是改善痴呆患者精神行为症状的首选治疗方法；个体化的音乐治疗、运动疗法、回忆疗法、环境疗法等对患者的情感和行为变化如焦虑、徘徊不安、昼夜规律紊乱、抑郁、情感淡漠及攻击行为有积极的改善作用。

(2) 药物治疗：该患者存在冲动、攻击行为和精神病性症状,故选择非典型抗精神病药物喹硫平联合治疗,治疗时需注意小剂量起始、缓慢增量、增量间隔时间稍长、个体化治疗、注意药物不良反应；该患者存在一定焦虑情绪,故予小剂量抗抑郁药物曲唑酮治疗。

五、要点与讨论

（1）人口学特征：56岁发病，相对于晚发型阿尔茨海默病进展较快，6年病程已进展至中重度痴呆。

（2）纵向病史特点：潜隐起病、缓慢进展，认知功能全面减退，随着病情进展出现明显精神行为症状。可存在阿尔茨海默病家族史，但不是诊断的必要条件。

（3）治疗考量：风险评估（冲动及外出风险）、纵向病程特点（病情进展相对较快）、横断面症状特点（伴发的精神行为症状）等对治疗方案的选取具有重要指引价值。

六、思考题

（1）如何评价非典型抗精神药物用于AD患者的精神行为症状？

（2）如何进行AD的精神行为症状与谵妄的鉴别？

七、推荐阅读材料

［1］江开达.精神病学［M］.2版.北京：人民卫生出版社，2011，69－75.

［2］贾建平.临床痴呆病学［M］.北京：北京大学医学出版社，2008，161－201.

［3］APA Work Group on Alzheimer's Disease and other Dementias，Rabins P V，Blacker D，et al. American psychiatric association practice guideline for the treatment of patients with Alzheimer's disease and other dementias. Second edition ［J］. American Journal of Psychiatry，2007，12：5－56.

［4］Hort J. EFNS guidelines for the diagnosis and management of Alzheimer's disease ［J］. European Journal of Neurology，2010，17（10）：1236－1248.

（冯　波　李　霞　肖世富）

案例 3

阿尔茨海默病(晚发,混合型)

一、病历资料

1. 现病史

患者,男性,85 岁,退休,已婚,因"记忆力逐渐下降 4 年,行为冲动紊乱,眠差加重半天"来院就诊。患者 2005 年前后 3 次发生脑梗死,表现四肢无力,在华山医院治疗后恢复可,一般生活能自理。2010 年患者渐出现记忆力减退,呈缓慢加重,在家中经常找东西,生活能力也逐渐下降,不料理家务,不能照料自己,前一天做过的事情,第二天就记不起来,家人经常陪伴在身边,其责备说都没人陪自己;很久以前的事情也记不起来了,未予诊治。2011 年 11 月起出现夜间眠差,吵闹,行为紊乱,至华山医院诊断"老年痴呆",予以石杉碱甲(双益平)、奥氮平(欧兰宁)等治疗(具体剂量不详),患者服药后第 2 天不能讲话,走路不稳,后未再服用奥氮平,近 1 个多月来行为紊乱加重,用剪刀剪电线,每天要外出,走远一点就会迷路。患者于 2012 年 2 月出现夜间行为紊乱症状,不眠,称看到死去的亲人躺在床上,不能安静休息,多次要求外出去找亲戚,家属外院配阿普唑仑每晚服用 2 粒,服药后无明显好转。近几日患者夜眠差,冲动砸坏洗衣机,称地上有水,行为紊乱,夜间吵闹,家属无法管理再次送入院。

患者发病来,夜眠差,进食可,二便可,行为紊乱,无消极言语,无消极行为。

2. 既往史

2005 年前后 3 次发生脑梗死,在华山医院治疗后恢复尚可。

3. 个人史

母孕期无异常,足月顺产。幼年生长发育正常,适龄入学,成绩好。初中毕业。钳工,正常退休,工作能力好,人际关系一般。家庭关系和睦。否认不洁性生活史。否认烟、酒、毒、麻等不良嗜好。病前性格:内向、胆小。

4. 家族史

否认两系三代以内精神障碍史。

5. 体格检查

(1) 体格检查:T 36.6℃, P 110 次/min, R 23 次/min, BP 140 mmHg/80 mmHg。

(2) 神经系统体格检查:患者意识清,语言内容简单,不能流利表达,饮食增多,未及吞咽障碍,理解能力差,双眼球各方向运动可,未及眼震,伸舌居中,四肢肌力 5 级,双上肢腱反射对称存在,双上肢肌张力对称,未及明显增高,协同运动时肌张力增高,霍夫曼(Hoffman)征(一),掌颏反射(一),抓握反射(一),双下肢膝反射对称,双侧踝反射对称存在,未及踝阵挛及髌阵挛,双下肢未引出明确巴宾斯基(Babinski)征,双侧痛觉对称存在,深感觉正常,未及异常肌力,颈软,克氏征(一),闭目难立(一),共济运动、直线行走不配合。

6. 实验室和辅助检查

（1）血常规、生化、梅毒血浆反应快速试验（RPR）、人类免疫缺陷病毒（HIV）、甲乙丙肝炎、甲状腺功能、贫血指标、脑脊液常规、脑脊液生化、脑脊液免疫球蛋白、血清抗核抗体、血清免疫球蛋白、肿瘤标志物、尿滥用物质检查均无异常。

（2）心电图（EKG）检查：窦性心律，肢体导联低电压。

（3）关联性负变检查：异常。

（4）头颅 MRI 检查：双侧放射冠区及半卵圆中心区散在缺血灶；脑萎缩；双侧侧脑室体旁脱髓鞘改变。

（5）胸片检查：两肺纹理增深；主动脉粥样硬化。

7. 精神检查

觉醒度可，仪态整，在家属搀扶下步入病房，接触被动合作，仅仅简单对答，注意力尚集中，时间、地点定向差、人物定向可，远、近记忆及即刻记忆明显下降，理解力、判断力、计算力受损，认知功能全面减退，语言命名功能受损，目前可引出明显妄想，认为家人故意对他不好，思维不连贯，存在幻视，未见明显情绪高涨或低落，在幻视和妄想的支配下有行为紊乱，自知力无。

（1）意识：觉醒状态可，时间、地点定向错误，自我定向与人物定向可。

（2）仪态：着病员服，仪态尚整。

（3）面部表情：多数时候显得平淡，不关心周围人与事，有时显得紧张。

（4）接触交谈：被动，只能简单对答。

（5）情感：情感反应欠协调，较平淡。有时情绪激动、易激惹。

（6）感知觉：可能存在幻视。

（7）思维：思维内容简单，认为家人对其不好。但因言语理解力下降，思维表达不连贯，无法进一步描述家人对其不好的具体内容。

（8）意志行为：有时会有行为紊乱，扯坏衣物，大叫"救命"。

（9）食欲：三餐进食可，由别人将食物端至其面前，能进食。

（10）睡眠：夜间睡眠欠佳，吵闹明显，反复要起床，被约束不让其下床则喊叫，撕扯衣物。

（11）智能：远、近记忆及即刻记忆明显下降，理解力、判断力、计算力受损，认知功能全面减退，语言命名、理解能力、表达功能均受损，对常见物品手表、笔等尚能命名。

（12）自知力：缺乏，不能配合各种治疗。

二、诊治经过

1. 初步诊断

阿尔茨海默病（晚发，混合型）。

2. 治疗经过

（1）对症治疗：入院后精神病症状突出，以低剂量非典型抗精神病药奥氮平控制症状，改善睡眠；

（2）益智治疗：评估患者简易智力状态检查量表（MMSE）分数低于 9 分为重度病患，予美金刚促认知治疗。

（3）综合治疗：定期复查血糖、血脂，必要时请神经内科会诊，注意患者躯体情况变化。

三、病例分析

1. 病史特点

（1）患者多次脑梗死后有阶段性进展病程，其中隐袭起病的记忆和认知的全面衰退；语言命名功能受损，有生活功能的明显减退。患者自发病后社会功能、生活自理能力严重受损，自知力无。进行性加重约 4 年；入院前有明显的精神行为障碍。

（2）体格检查显示：进行性记忆力下降，认知功能全面下降，语言理解力下降，失认和失用明显，存在幻视和妄想。

（3）实验室检查：提示其他躯体疾病所致认知功能下降的检查，包括贫血指标、甲状腺功能、免疫学指标、梅毒螺旋体抗体、HIV、脑脊液、肿瘤标志物均无明显异常。

2. 诊断与诊断依据

1）诊断

阿尔茨海默病混合型。

2）诊断依据

（1）病程有隐袭起病的记忆和认知的全面衰退，语言命名功能受损；

（2）既往有脑梗死病史，神经系统检查缺乏局灶性神经系统损害的体征；

（3）头颅 MRI 检查示：脑萎缩。

3. 鉴别诊断

（1）额颞痴呆：患者存在认知功能下降，精神病性症状，人格改变，需考虑该诊断。但该患者发病隐袭，且主要表现全面的认知功能下降，无局灶性脱抑制行为或言语功能改变。

（2）血管性痴呆：患者有脑梗死病史，需要考虑血管性因素所致，但患者起病与其脑梗死发生的时间上没有直接联系，起病形式和进展形式缓慢，未见明显认知平台期，认知未呈现阶梯性进展，全面的认知功能下降而非局灶性改变，故而单独以脑血管作为患者认知损害的原因不能解释患者疾病特点。要注意的是脑血管病在本例患者中可能是促发或并发的导致认知受损与精神行为症状的因素。

（3）路易体痴呆：患者有幻觉等精神病症状和认知衰退，需注意与本病鉴别。但是患者的幻觉症状出现在疾病发生的晚期，在整个认知损害的 4 年进展中，患者未出现明显锥体外系症状，也未见明显波动性病程，故本诊断暂难成立。

四、处理方案及基本原则

（1）本病需要促认知治疗为基础用药，包括乙酰胆碱酯酶抑制剂（多奈哌齐与美金刚）和非竞争性 N-甲基-d-天门冬氨酸（NMDA）受体拮抗剂，重度 AD 以后者为主。应从小剂量开始逐渐加量。

（2）针对精神病性症状如幻觉妄想等，可采用抗精神病药对症治疗。注意采用最小剂量、定期评估其疗效与不良反应、适时调整、减少或撤除抗精神病药物。

（3）预防脑血管疾病的波动与脑梗死再次发作，可与神经内科医师联系会诊。

（4）辅助心理社会康复，提前做好健康宣教，告知患者和家属疾病发展的方向。

五、要点与讨论

（1）阿尔茨海默病是中枢神经系统原发的退行性变性疾病，起病缓慢隐袭，逐渐进展为全面认知功能减退。

（2）认知功能损害主要包括记忆障碍、言语障碍、视空间和定向障碍、失认失用和人格改变。

（3）诊断阿尔茨海默病要排除血管、肿瘤、内分泌因素影响所致的痴呆。

（4）阿尔茨海默病的治疗需要综合促认知治疗、对症治疗精神病性症状、稳定情绪及心理治疗等多种治疗方法减少疾病发展带来的影响。

六、思考题

（1）简述阿尔茨海默病包括的类型。

（2）简述阿尔茨海默病的鉴别诊断。

七、推荐阅读材料

[1] 江开达.精神病学[M].2 版.北京:人民卫生出版社.

[2] 贾建平.临床痴呆病学[M].北京:北京大学医学出版社,2008.

[3] APA Work Group on Alzheimer's Disease and other Dementias，Rabins P V，Blacker D，et al. American psychiatric association practice guideline for the treatment of patients with Alzheimer's disease and other dementias [J]. American Journal of Psychiatry，2007,12:5-56.

[4] Hort J. EFNS guidelines for the diagnosis and management of Alzheimer's disease [J]. European Journal of Neurology，2010,17(10):1236-1248.

（从恩朝　李　霞　肖世富）

案例 4
急性发作的血管性痴呆

一、病历资料

1. 现病史

患者,女性,73 岁,大学文化,退休教师,丧偶,因"突发记忆力减退、言语困难生活不能自理 1 年"来院就诊。患者于 2014 年 5 月 1 日无明显诱因下突然出现呼之不应,反应迟钝,到华东医院治疗,诊断为"高血压,左颞叶出血",予以"左颞叶血肿清除术及去骨减压术"治疗,4 周后出院。患者出院后家人发现其右侧肢体活动稍有不利,行走时呈划圈步态,同时出现记忆力减退,叫不出熟人的名字,近 2 年的事情不能回忆,以前的事情只能回忆很少一部分,不会写十以上的数字,不会做家务,经常出现答非所问的情况,伴有兴奋,语速变快,偶尔看到一些不存在的东西。晚上不睡,吵闹,经常到处走动,敲门,爬窗,拿别人的东西,把衣物放到马桶里面搅拌。家属近期觉得难以管理,故门诊拟"血管性痴呆"送入我院治疗。

患者发病以来,督促下进食,夜眠可,大小便可,偶有尿失禁。生活需他人协助料理,无冲动、伤人、自伤、外跑等行为。

2. 既往史

患高血压病 30 余年,血压控制欠佳,患冠心病 20 余年,不规则服"硝酸异山梨酯(消心痛)"治疗。2014 年 5 月因脑出血行左颞叶血肿清除术及去骨减压术。2008 年 6 月左内踝骨折,已愈。

否认食物及药物过敏史。

否认肝炎、结核、伤寒等传染病史。

否认肺、肝等重大脏器疾病史。

否认中毒、感染、高热、癫痫史。

预防接种史不详。

3. 个人史

大学文化,工作能力较强,同事关系融洽。适龄结婚,育有一子,体健,家庭关系和睦,55 岁退休,丈夫已故。吸烟 50 余年,半包/日,现已戒 4 年。无不洁性生活史。病前性格:外向。

4. 家族史

否认两系三代精神障碍史。

5. 体格检查

觉醒度可,T 37℃,P 76 次/min,R 18 次/min,BP 130 mmHg/80 mmHg。左侧颞部皮肤约 15 cm 弧形手术瘢痕,已愈合,左侧颞部颅骨部分缺如,余皮肤黏膜无异常。甲状腺不肿大。HR 90 次/min,

律齐,未闻及杂音。两肺呼吸音清,未闻及啰音。腹平软,无压痛,肝脾肋下未及,移动性浊音(一)。神经系统检查:左侧肢体肌张力,肌力正常,右侧肢体肌张力升高,右侧肌力Ⅳ¯级,右侧腱反射稍活跃,右侧巴宾斯基(Babinski)征阳性,余病理征阴性。

6. 实验室和辅助检查

(1) 心电图检查:窦性心律,T波变化。

(2) 实验室检查:血常规,肝、肾功能,血糖无异常。血脂稍高。甲状腺功能无异常。维生素 B_{12} 与叶酸正常,梅毒血浆反应素快速试验(RPR)阴性,尿常规无异常。

(3) 胸片检查:双肺纹理轻度紊乱,心影增大。

(4) 头颅CT检查:左侧颞顶部术后改变,左颞叶及左顶叶软化灶,轻度脑萎缩。

7. 精神检查

(1) 意识:觉醒状态可,但答非所问,时间、地点、人物定向差。

(2) 仪态:整洁,衣服得体,对检查医生回以微笑。

(3) 接触交谈:尚合作,但答非所问,所说内容却与检查者的提问毫无关系。有自说自话倾向,发音清晰,语调正确,用词混乱,有时以"妈妈"来回答,提问间隔期间有自言自语现象,但内容与周围的情境,医生提问均不相关。

(4) 注意:尚集中,有时对提问回以微笑,有时给予不正确的回答,对周围的干扰不受影响。

(5) 感知觉:未引出错觉、幻觉及感知觉综合障碍。

(6) 情感:情绪尚平稳,安静地坐于一边,不予理睬时就闭目养神,未发现恐惧不安、焦虑不适现象。

(7) 思维:思维贫乏、不连贯,内容凌乱不能理解,未引出思维内容、思维属性障碍。

(8) 意志行为:意志要求减退,无怪异姿态、动作及行为。

(9) 睡眠:晚上睡眠可,白天睡眠时间明显增多,常常坐在椅上没人理睬时就闭目养神。

(10) 食欲:食欲正常,体重无明显下降。

(11) 智能:远近期、即刻记忆减退,仅对儿时有片段的回忆;完全感觉性失语,对医生的提问完全不能理解,答非所问;同时存在失读、失认;计算不能;视觉空间结构差;理解相对有所保持,能对医生的肢体语言有所反应。

(12) 自知力:无自知力。

二、诊治经过

1. 初步诊断

急性发作的血管性痴呆;痴呆伴发精神行为症状(BPSD)。

2. 治疗经过

(1) 预防脑血管疾病再次发生与恶化,控制血压,氨氯地平 5 mg qd,改善心脏功能,长效单硝酸异山梨酯(异乐定)10 mg qd,辛伐他汀 10 mg qd 降低胆固醇和甘油三酯水平,稳定动脉硬化斑块。

(2) 改善认知损害,多奈哌齐 2.5 mg qd,4 周后滴定至 5 mg qd,8 周后至 7.5 mg qd,后因食欲缺乏维持在该剂量,尼莫地平 30 mg bid。

(3) 对症处理其精神行为症状,喹硫平 12.5 mg qn,1 周后 25 mg qn,精神行为症状好转,1 月后减至 12.5 mg qn,2 月后停用,未见吵闹言行。

(4) 认知康复训练(语言训练、音乐治疗、生物反馈治疗)。

三、病例分析

1. 病史特点

(1) 73 岁老年女性,大学文化;

(2) 急性起病,起病有一定的诱因:优势半球脑出血;

(3) 存在认知功能损害(记忆减退,并有失语、失读、失认、计算不能症状)

(4) 日常能力的受损,生活需他人协助料理;

(5) 精神行为症状主要表现为吵闹,行为紊乱,易激惹。

(6) 神经系统体征:右侧肌张力升高,右侧肌力Ⅳ¯级,腱反射活跃,右侧巴宾斯基(Babinski)征阳性;影像:左侧颞顶部术后改变。

(7) 简易精神状态评估(MMSE)＝0 分;哈钦斯基局部缺血打分(HIS)＝10 分;

(8) 认知功能减退大于 6 月,总病程 1 年;

(9) 风险评估:患者不能独立完成日常饮食起居,更不能因健康问题主动寻求帮助和就医,故评估为较高的健康风险。

2. 诊断与诊断依据

1) 诊断

血管性痴呆;痴呆伴发精神行为症状(BPSD);脑出血手术后;高血压病。

2) 诊断依据

(1) 符合痴呆的诊断标准:记忆减退,并有失语、失读、失认,计算不能,认知损害已经超过 6 个月,且已经严重影响患者的日常生活。

(2) 急性起病,明显诱因:脑出血,认知损害与脑出血明显相关。

(3) 认知损害领域不均衡,人格相对保持。

(4) 精神行为症状:吵闹,行为紊乱,激惹。

(5) 具备脑局灶性损害的神经系统阳性体征,脑影像学检查结果显示左侧颞顶部术后改变,左颞叶及左顶叶软化灶。

(6) 有高血压病、高血脂、冠心病等脑血管病的高危因素。

(7) 无临床依据或特殊检查的结果提示精神障碍由其他可引起痴呆的全身性疾病或脑的疾病所致(甲状腺功能低下、维生素 B_{12} 缺乏、烟酸缺乏、神经梅毒、正常压力脑积水或硬膜下血肿)。

3. 鉴别诊断

本病例的鉴别围绕临床症状、体格检查与辅助检查结果进行。

(1) 阿尔茨海默病:患者 73 岁老年女性,影像学检查提示有脑萎缩,要考虑到本病可能。但患者起病急,有明显脑血管病疾病基础,有高脂血症检查依据及高血压病、冠心病等动脉粥样硬化相关疾病。神经系统检查与脑影像学检查均支持脑梗死的诊断,其认知功能较难检查。哈钦斯基局部缺血量表(HIS)评分≥7 分,以上均不符合阿尔茨海默病的临床特点,故不予考虑。

(2) 谵妄:病史中提及患者晚上眠差,并有行为紊乱现象,有吵闹、敲门爬窗等表现,需与谵妄进行鉴别。然而该患者自脑出血后认知功能受损未见急剧下降或波动,觉醒度正常,检查时注意力集中,未见明显感知觉障碍及情绪的起伏,实验室检查也未找到相应的可能引起谵妄的躯体疾病病因,故也可排除。

(3) 躁狂发作:患者目前易激惹,冲动,要与本病鉴别。由于其脑器质性病变依据充分,且其精神症状呈不协调性兴奋表现,伴有明显认知损害,故不考虑此功能性精神障碍的诊断。

四、处理方案及基本原则

1. 处理原则

（1）全面评估临床症状和疾病状况，选择可行或合适的干预方法，并应根据病情的进展而不断调整，以解决新产生的问题。

（2）积极治疗原发性脑血管疾病，控制血压在适当水平，应用阿司匹林药物控制血小板聚集，防止血栓形成，降低胆固醇水平，可使用他汀类药物稳定动脉硬化斑块。

（3）认知损害可采用促认知药物胆碱酯酶抑制剂、麦角碱类和其他脑代谢类药物。

（4）脑血管扩张药可改善脑流量，增进脑的氧供应。

（5）在上述治疗不能改善精神行为症状的情况下可使用小剂量不典型抗精神病药物或选择性5-羟色胺再摄取抑制剂（SSRI）类药物，如喹硫平、西酞普兰等，晚期出现癫痫发作时，使用抗癫痫药如丙戊酸盐。

（6）加强认知康复训练，如语言训练、音乐治疗、生物反馈治疗等。加强肢体的功能锻炼，以提高生活质量和战胜疾病的信心。

2. 处理方案

（1）药物治疗：控制血压在适当水平。降低胆固醇和甘油三酯水平，选用他汀类药物稳定动脉粥样硬化斑块。认知损害可采用促认知药物胆碱酯酶抑制剂、麦角碱类和（或）其他脑代谢类药物。脑血管扩张药可改善脑流量，增进脑的氧供应。在上述治疗不能改善精神行为症状的情况下可使用小剂量不典型抗精神病药物或选择性5-羟色胺再摄取抑制剂（SSRI）类药物，如喹硫平、西酞普兰等，晚期出现癫痫发作时，使用抗癫痫药如丙戊酸盐。

（2）对症支持治疗：比如苯二氮䓬类改善睡眠。

（3）躯体情况对症处理，必要时联系会诊。

（4）认知康复训练，如语言训练、音乐治疗、生物反馈治疗等。

3. 注意事项

（1）注意药物不良反应与相互作用，部分药物降低癫痫阈值，引起心脏传导阻滞。注意随访心电图与血药浓度。

（2）防止患者再度出现脑卒中或昏厥。

（3）患者精神行为症状控制后，逐步减少抗精神病药物量直到停用。

五、要点与讨论

（1）人口学特征：老年起病，一般年龄>60岁，多伴有脑血管病高危因素。

（2）纵向病史特点：急性起病，起病后有较长的平台期。

（3）临床特点：起病早期，为不均衡认知功能减退，晚期才有全面认知功能减退，早期一般没有人格改变。

（4）多伴有神经系统症状和体征，影像学检查与相关认知功能损害相关。

（5）治疗考量：风险评估（合并多种躯体疾病，影响药物的选择、治疗量及疗效，注意药物与药物之间的相互作用）、伴有精神行为症状时，应首先考虑非药物治疗和促智药物的治疗，若仍然不能控制，再考虑使用非典型抗精神病药物治疗，患者精神行为症状控制后，逐步减少抗精神病药物量直到停用。

六、思考题

（1）阐述 AD 与 VD 的区别。

（2）如何评价非典型抗精神病药在痴呆伴发精神行为症状治疗中的作用？

七、推荐阅读材料

［1］ 江开达. 精神病学［M］. 北京：人民卫生出版社，2010.

［2］ Rabins P V，Deborah B，et al. American Psychiatric Association practice guideline for the treatment of patients with Alzheimer's disease and other dementias. Second edition. ［J］. American Journal of Psychiatry，2007，12(2)：5 - 56.

［3］ Hort J. EFNS guidelines for the diagnosis and management of Alzheimer's disease ［J］. European Journal of Neurology，2010，17(10)：1236 - 1248.

（王静华　李　霞　肖世富）

案例 5
混合型皮层及皮层下血管性痴呆

一、病历资料

1. 现病史

患者,女性,70岁,初中文化,退休工人,丧偶,因"记忆力逐渐减退7年,加重2年"来院就诊。患者2008年无明显诱因下逐渐出现记忆力下降,经常忘记家里的东西放在哪里,忘记煤气灶上烧的水等。当时尚能够料理家务,但烧菜的品种减少,味道时咸时淡,家人不以为意。2010年曾有一次在路上突然不记得回家的路,打电话给家人后坐车回家,家人就此不让患者料理家务,但也未带其就诊。开始几年记忆减退进展缓慢,生活一直自行料理。近2年来,患者记忆力下降明显加重,前一天发生的事情很快忘记,常会反复询问。生活能力明显下降,不会使用电视遥控器选择节目。行走时容易摔倒,多次跌倒致皮肤破损,并有数次小便解在自己身上,情绪波动大,常常无故哭泣,生活需要有他人协助料理。2015年1月4日首次来我院就诊住院治疗,诊断:老年期痴呆(病因待查)。

患者发病以来夜眠尚可,食纳可,小便畅,常有失禁现象,大便可,近期体重未见明显增减,在外无冲动伤人毁物行为,无消极言行,无外跑行为。

2. 既往史

患高血压病数年,平时服用氨氯地平,血压控制不稳定,入院血压 BP 140 mmHg/90 mmHg。2010年12月8日跌倒后致 T12、L3 压缩性骨折,恢复良好。

否认肝炎、结核、伤寒等传染病史。

否认中毒、感染、高热、抽搐、癫痫、晕厥史。

否认药物及食物过敏史。

否认输血、输血制品史。

预防接种史不详。

3. 个人史

兄妹7人,排行第三,母孕期正常,足月顺产,幼时生长发育可,适龄入学,初中毕业后参加工作,工人,工作表现好,曾任工厂组长多年,1985年退休,退休后在居委会工作10年,工作能力一般。25岁结婚,婚后育两女,体健,家庭关系和睦,3年前丧偶。52岁绝经。否认烟酒等不良嗜好,否认冶游史。病前性格:温和。

4. 家族史

否认两系三代以内精神病障碍史。

5. 体格检查

觉醒度好，T 36.3℃，P 80 次/min，R 20 次/min，BP 130 mmHg/80 mmHg。两肺呼吸音清，未闻及干湿啰音，左侧上肢肌力Ⅳ$^+$，腱反射略活跃，余肌力、肌张力正常，腱反射不亢进，病理征阴性，下肢无水肿。

6. 实验室和辅助检查

（1）心电图：窦性心律，T 波改变。

（2）实验室检查：血常规检查无异常，肝、肾功能检查无异常，空腹血糖：7.1 mmol/L。血脂稍高。甲状腺功能无异常。维生素 B$_{12}$与叶酸正常；RPR 阴性；尿常规无异常。

（3）胸片：双肺纹理轻度紊乱，主动脉弓硬化，心影增大。

（4）经颅多普勒超声（TCD）检查：椎-基底动脉血管弹性较差。

（5）EEG 检查：中幅 7 周/s 左右 θ 波为基本活动背景，间有较多阵发性 δ 波，双侧脑电波左右基本对称。

（6）视觉诱发电位（VEP）、脑干听觉诱发电位（BAEP）和事件相关电位（ERP）P300 的潜伏期延长。

（7）MRI 检查：在脑室周围白质与半卵圆中心显示散在或融合性病变区，T1WI 呈低信号，T2WI 呈高信号。基底节，内囊与丘脑区，额叶皮质可见多发性腔隙性梗死。

7. 精神体格检查

（1）意识：觉醒状态可，对答基本切题。时间定向，除季节和月份正确外余均错误，地点定向，仅知道这是医院的 3 楼外余也均错误，人物定向可。

（2）仪态：整洁，衣服得体，对检查医生回以礼貌。

（3）面部表情：表情自然，对医生提问时答以微笑，谈及自己的记忆问题时，显得较为担心，称：脑子空空的，怎么办？还是早点死了算了。

（4）接触交谈：合作，对答切题，言语流畅，有序，词汇生成能力略低下。

（5）注意：注意力集中，围绕提问进行回答，对周围的干扰不受影响。

（6）感知觉：未引出错觉、幻觉及感知觉综合障碍。

（7）情感：情绪尚平稳，安静地坐于一边，谈及自己的记忆问题，又显得较为忧愁，自称有时会控制不住地哭泣。

（8）思维：思维连贯、无明显联想增快或减慢现象，未引出思维内容、思维属性障碍。

（9）意志行为：意志要求减退，无怪异姿态、动作及行为。

（10）睡眠：晚上睡眠可。

（11）食欲：食欲正常，体重无明显增加或减轻。

（12）认知功能：远近期记忆减退，尤其是近事记忆减退显著；计算能力减退，100 连续减 7 的测验答对 2 题；视觉空间结构略减退，但能够区别左右手，并能以指定的手完成简单的任务；语言流畅，生产力略低下，命名能力可；理解力可，对医生的提问均予以合理回答；判断、执行功能减退，画钟测验（CDT）仅 2 分（满分 4 分），常识部分减退。

（13）自知力：无自知力。

二、诊治经过

1. 初步诊断

混合性皮层及皮层下血管性痴呆。

2. 治疗经过

（1）控制血压并维持血压在适当水平，氨氯地平 5 mg qd，同时监控血压，查动态血压（ABP），发现血压控制不良,第 2 周加用缬沙坦 80 mg qd。

（2）改善脑循环增加脑血流量,提高氧利用度,给予尼莫地平 30 mg bid 缓解脑血管痉挛和增加脑血流量,改善神经元功能。

（3）阿司匹林 100 mg qn 口服抑制血小板聚集,稳定血小板膜,改善脑循环,防止血栓形成。

（4）阿卡波糖 50 mg tid 控制血糖。

（5）改善认知损害,多奈哌齐 2.5 mg qd,4 周后滴定至 5 mg qd,后因食欲缺乏维持在该剂量。

（6）认知康复训练(语言训练、音乐治疗、生物反馈治)。

三、病例分析

1. 病史特点

（1）70 岁老年女性,初中文化。

（2）高血压控制不良,可疑糖尿病,一直未予处理。

（3）隐袭起病,逐渐进展,近 2 年有病情急剧加重情况。

（4）认知功能不均衡减退(定向障碍,远近期记忆减退,计算能力减退,执行功能障碍,语言相对保持)与日常能力受损。

（5）精神行为症状主要表现为情绪低落,时有抑郁,哭泣。

（6）神经系统症状:2010 年可能短暂性脑缺血(TIA)发作,近年容易跌倒,偶有小便失禁;神经系统体征:左侧上肢肌力 $Ⅳ^+$,腱反射略活跃,余肌力、肌张力正常,腱反射不亢,病理征阴性。

（7）影像学 MRI 检查:在脑室周围白质与半卵圆中心显示散在或融合性病变区,T1WI 呈低信号,T2WI 呈高信号。基底节、内囊与丘脑区、额叶皮层可见多发性腔隙性梗死。

（8）简明精神状态量表(MMSE)＝12;CDT＝2 分;哈钦斯基局部缺血量表(HIS)＝9 分。

（9）认知功能减退大于 6 月,总病程 7 年。

（10）风险评估:患者不能独立完成日常饮食起居,更不能因健康问题主动寻求帮助和就医,故评估为较高的健康风险。

2. 诊断与诊断依据

1）诊断

混合性皮层及皮层下血管性痴呆;高血压病;2 型糖尿病。

2）诊断依据

（1）符合痴呆的诊断标准:记忆减退,执行功能障碍认知损害已经超过 6 个月,且已经严重影响患者的日常生活。

（2）隐袭起病,无明显诱因,期间因脑血管意外加重病情。

（3）认知损害领域不均衡,人格相对保持。

（4）精神行为症状:情绪不稳,易哭泣。

（5）具备脑局灶性损害的神经系统阳性体征,脑影像学检查结果显示脑白质疏松伴有皮层、皮层下多发性腔梗。

（6）血压、血糖控制不良。

（7）无临床依据或特殊检查的结果提示精神障碍由其他可引起痴呆的全身性疾病或脑的疾病所致(甲状腺功能低下、维生素 B_{12} 缺乏、叶酸缺乏、神经梅毒、正常压力脑积水或硬膜下血肿)。

3. 鉴别诊断

本病例的鉴别围绕临床症状、体格检查与辅助检查结果进行。

（1）阿尔茨海默病:患者 70 岁老年女性,隐袭起病,记忆减退逐渐进展,要考虑到本病可能。但患者认知功能受损不均衡,以记忆减退和执行功能障碍为主,言语保持相对完整,晚期加重明显并伴有一定的情绪障碍,神经系统检查与脑影像学检查均支持皮层下脑白层疏松伴有皮层及皮层下脑梗死,HIS评分≥7分,以上均不符合阿尔茨海默病的临床特点。

(2) 谵妄:病史中提及患者晚上睡眠差,并有行为紊乱现象,表现为吵闹、敲窗等,需与谵妄进行鉴别。然而该患者自脑出血后认知功能受损未见急剧下降或波动,觉醒度正常,检查时注意力集中,未见明显感知觉障碍及情绪的起伏,实验室检查也为找到相应的可能引起谵妄的躯体疾病病因,故也可予以排除。

(3) 无痴呆的脑血管病:患者表现失语,若无痴呆表现,则虽然不能理解语言或表达语言,但患者应该能够有条不紊地完成自己安排的事情,或通过其他技能来与他人进行交流。与本患者的日常功能严重受损不相符合,故可予以排除。

(4) 抑郁症:患者在近 2 年出现抑郁、哭泣现象,需与本病鉴别。由于其脑器质性病变依据充分,且其精神症状呈不协调性兴奋表现,伴有明显的认知损害,目前虽不考虑抑郁症的诊断,但应注意患者具有抑郁症状等精神行为症状的表现。

四、处理方案及基本原则

1. 处理原则

(1) 全面评估临床症状和疾病状况,选择可行或合适的干预方法,并应根据病情的进展作调整以解决新产生的问题。

(2) 药物治疗包括针对原发性脑血管疾病的治疗,改善脑血流,促进大脑功能代谢,预防病情恶化,改善和缓解痴呆,促进脑功能恢复。予氨氯地平 5 mg qd,缬沙坦 80 mg qd 控制血压在适当水平;予尼莫地平 30 mg bid 改善脑循环,增加血氧含量,阿司匹林抑制血小板聚集。认知损害可采用胆碱酯酶抑制剂,多奈哌齐 5 mg qd。

(3) 对症支持治疗:在使用上述药物治疗时不能改善情绪,可加用 5 -羟色胺再摄取抑制剂(SSRIs)调节情绪,如出现精神行为症状;可选用不典型抗精神病药,同时予苯二氮䓬类改善睡眠;阿卡波糖 50 mg tid 控制血糖在合理范围。

(4) 认知康复训练:语言训练、音乐治疗、生物反馈治疗等。

(5) 护理时需照顾老人的吃饭、穿衣、清洁等,要注意防止跌倒的发生,长期卧床要预防压疮的发生。多吃富含纤维素的食物,帮助患者主动活动,进行运动锻炼。

2. 处理方案

(1) 药物治疗:控制血压并维持血压在适当水平,氨氯地平 5 mg qd,缬沙坦 80 mg qd。改善脑循环,增加脑血氧含量,尼莫地平 30 mg bid,阿司匹林 100 mg qn 减少血小板聚集。阿卡波糖 50 mg tid 控制血糖在合理范围之内。认知损害可采用促认知药物胆碱酯酶抑制剂,多奈哌齐 5 mg qd。在使用促智药不能改善情绪时,可加用 SSRIs 调节情绪。

(2) 对症支持治疗:比如苯二氮䓬类药物改善睡眠。

(3) 躯体情况对症处理,必要时联系会诊。

(4) 认知康复训练,如语言训练、音乐治疗、生物反馈治疗等。

(5) 护理原则:该患者系重度痴呆患者,已经丧失了生活自理能力,看护者需要照顾老人吃饭、穿衣、清洁等,平时要注意防止跌倒的发生,若长期卧床要预防压疮发生,要勤翻身,勤擦洗。多吃富含纤维素的事物,帮助患者主动活动,进行轻柔的运动锻炼。

3. 注意事项

（1）注意药物不良反应与相互作用，部分药物降低癫痫阈值，引起心脏传导阻滞。注意随访心电图与血药浓度。

（2）防止患者再度出现脑卒中或昏厥。

（3）患者精神行为症状控制后，逐步减少抗精神病药物量直到停用。

五、要点与讨论

（1）人口学特征：老年起病，一般年龄＞60 岁，多伴有高血压、糖尿病等脑血管病高危因素。

（2）纵向病史特点：隐袭起病，逐渐进展，甚至相当长时间内保持稳定，期间常因脑血管意外而加重。

（3）临床特点：早期认知功能减退以记忆减退，定向功能障碍和执行功能障碍为主，常伴有情绪的波动，人格相对完整。肢体运动障碍较轻，可出现共济失调、尿失禁等症状。晚期才有全面认知功能减退。

（4）晚期伴有神经系统症状和体征，影像学检查与相关认知功能损害相关。

（5）治疗考量：风险评估（合并多种躯体疾病，影响药物的选择、治疗量及疗效，注意药物与药物之间的相互作用）。伴有精神行为症状时，应首先考虑非药物治疗和促智药物的治疗，若仍热不能控制，在考虑使用不典型抗精神病药物治疗，患者精神行为症状控制后，逐步减少抗精神病药物量直到停用。

六、思考题

（1）阐述 AD 与 VD 的区别。

（2）阐述混合性皮层及皮层下血管性痴呆的临床特点。

（3）如何评价非典型抗精神病药在痴呆伴发精神行为症状治疗中的作用？

七、推荐阅读材料

［1］江开达.精神病学［M］.北京：人民卫生出版社，2010.

［2］Rabins P V, Deborah B, et al. American Psychiatric Association practice guideline for the treatment of patients with Alzheimer's disease and other dementias. Second edition ［J］. American Journal of Psychiatry, 2007,12(2):5-56.

（王静华　李　霞　肖世富）

额颞叶痴呆

一、病历资料

1. 现病史

患者,女性,57 岁,退休,已婚,因"性格改变、生活疏懒进行性加重 1 年余,伴贪食、行为异常"来院就诊。患者在 2013 年 8 月因做饭时外出忘带钥匙,导致高压锅烧焦,屋内充满烟气的事故后,突然出现少语少动,神情呆滞,表现木讷,家人和其说话却没有反应。之后逐渐出现日常生活能力下降、做事条理差,做饭时不洗菜就放进锅里,插上电饭锅却不按开关键,不能管钱。生活懒散,情绪淡漠,2 月后逐渐出现反复言语,重复说"饭烧好吃饭",一天可重复数上百次;近记忆力下降,前讲后忘;无法做家务,出现 2 次外出迷路。至 2014 年年初,患者又逐渐出现异常举动:表现食欲旺盛,不停地吃东西,狼吞虎咽,不知饥饱,随便拿别人的东西吃,在路上捡东西吃,体重增加明显,把自己的内衣挂在丈夫的办公室,上完厕所不穿好裤子就走出来,边走边穿。对丈夫较为依赖,丈夫走到哪里跟到哪里。需要人看管,贪食明显,家人难以管理而于 2014 年 10 月 17 日首次住我院。

患者起病以来,饮食增多,睡眠可,二便正常,体重近一年增加约 10 kg,无外跑、无消极自伤行为。

2. 既往史

否认重大躯体疾病史。

3. 个人史

母孕期无异常,足月顺产,过程顺利,母乳喂养。幼年生长发育正常,适龄入学。初中毕业,毕业后任食品商店财务工作,自学成人会计中专毕业。病前工作能力好,人际关系尚可。1981 年结婚,育有一子,家庭关系和睦。否认吸烟饮酒史。无不洁性生活史。病前性格:温和、开朗。

4. 家族史

否认两系三代以内精神障碍史。

5. 体格检查

体格检查 BP 124 mmHg/98 mmHg,P 80 次/min,心律齐,肺未及明显干湿啰音。腹平软。神经系统体格检查无明显定位体征。

6. 实验室和辅助检查

(1) 门诊心理测验:①MMSE:28;②WMS:85,处于正常范围中等水平;③韦氏成人智力量表(WAIS):67,智力处于轻度缺损。

(2) 血常规、生化常规、甲状腺功能、叶酸、维生素 B_{12} 浓度、梅毒筛查试验等未见异常。

（3）脑电图检查未见异常。

（4）头颅 MRI 检查：额颞叶皮层轻度萎缩（见图 6-1、图 6-2）。

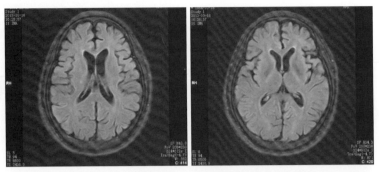

图 6-1　MRI 横断面

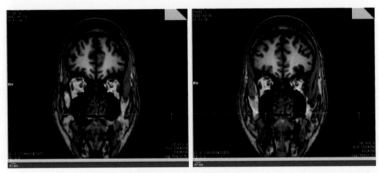

图 6-2　MRI 额叶冠状位

7. 精神检查

（1）意识：清晰，时间、地点、人物定向完整。

（2）仪态：着病员服，平日喜欢在病室橱柜中到处找吃的东西，吃东西时显得狼吞虎咽，无怪异姿态。

（3）面部表情：平淡，面部表情少。

（4）接触交谈：合作，被动，对答简单，有重复刻板言语。

（5）情感：情感反应显淡漠，对病室周围事物，包括对家人遇到的事情都显得漠不关心，情感有时显得幼稚，只知道不停地找吃的东西，不给予满足就不开心，整天要寻找丈夫，跟在其身边，不知所为何。

（6）感知觉：未及明显的幻觉、错觉及感知综合障碍。

（7）思维：思维内容简单，未及明显思维逻辑、思维联系障碍，未及妄想性内容。

（8）意志行为：意志要求减退，对住院表示无所谓，同时存在对食物的病理性意志要求增高：在病室内整天寻找食物，未及怪异姿势，未及消极言语及行为。

（9）食欲：食欲亢进，贪吃，整天空下来就寻找食物，不停地说："肚子饿了"，体重增加约 10 kg。

（10）睡眠：睡眠时间未及明显改变。

（11）智能：认知功能检查中，语言命名及计算能力好，近事记忆减退，不记得昨天的事情，远事记忆可，计算力粗测可。MMSE：28 分。

（12）自知力：缺乏，否认有病，认为"我记性没什么不好，年纪大了，没什么的"。

二、诊治经过

1. 初步诊断

额颞叶痴呆。

2. 治疗经过

（1）氟伏沙明：①第 1～2 周：50 mg/d 起始，持续治疗至 2 周末观察疗效；②第 3～12 周：根据耐受性及药物疗效情况，第 3 周起增量至 150 mg/d，持续治疗至出院（12 周末）。

（2）美金刚：①第 1 周：5 mg/d；②第 2 周：10 mg/d；③第 3 周：15 mg/d；④第 4～12 周：20 mg/d。

三、病例分析

1. 病史特点

（1）女性，57 岁，55 岁首次起病。

（2）发病前有一定诱因（高压锅烧焦），但从整个病程发展来看，不足以引起之后如此严重病情。

（3）全病程特点为缓慢起病，进行性加重，无缓解期。

（4）主要表现为进行性认知功能减退，起病表现为明显的性格改变、生活疏懒，生活能力日渐下降及重复刻板言语。

（5）早期出现的突出的额叶受损症状群：脱抑制、粗鲁的社交行为、冲动鲁莽、不顾礼节、无节制的饮食、早期丧失共情能力。

（6）特征性的头颅 MRI 检查结果：额颞叶皮层轻度萎缩。

（7）神经心理测试：提示执行功能受损，但记忆评分 WMS 及 MMSE 评分相对保持可。

（8）风险评估：当前表现为认知功能减退及明显的额叶症状群，存在明确外跑行为，故评估高出走风险。

2. 诊断与诊断依据

1）诊断

额颞叶痴呆。

2）诊断依据

（1）进行性痴呆。

（2）突出的额叶症状，伴情感迟钝、粗鲁的社交行为、脱抑制及淡漠和不能静止。

（3）异常的行为表现在明显的记忆损害之前出现。

（4）头颅 MRI 检查提示额颞叶轻度萎缩。

（5）本次病程 1 年余，进行性加重。

（6）功能损害显著：社会生活能力显著受损，家属难以管理导致入院。

3. 鉴别诊断

（1）早发性阿尔茨海默病痴呆：患者 55 岁起病，表现明显的认知功能缺损症状（近事记忆减退、生活功能下降等），且缓慢起病，进行性发展，病程、症状和功能损害均符合痴呆诊断标准。但患者首先以性格改变和突出的额叶受损症状为表现（贪食、脱抑制、粗鲁的社交行为），而神经心理测验提示记忆功能相对保持可，尤其患者的头颅 MRI 检查提示：额颞叶轻度萎缩，而顶枕叶结构相对完整，结合患者的发病年龄，病程进展，故不支持本诊断。

（2）情感障碍：该患者起病表现为少语、少动的精神运动性抑制表现，且发病前有一定诱因，并在发病过程中出现明显的话多、冲动鲁莽的行为，需考虑情感障碍的可能性，但从患者整个病程来看以显著的额叶受损为核心症状,并伴认知功能的进行性下降,其情感体验为淡漠,而未及明显的情绪低落、消极悲观,或者情绪高涨、自我感觉良好等表现,结合患者明确的头颅 MRI 检查结果,故不考虑此病。

(3) 精神分裂症:患者起病表现有少语少动、生活疏懒、行为异常,其症状和精神分裂症阴性症状相似,但患者起病年龄 55 岁,临床伴有明显认知功能损害,结合头颅 MRI 检查结果提示为器质性精神障碍,精神分裂症作为一个排除性诊断疾病,故不予考虑。

四、处理方案及基本原则

1. 护理和临床观察要点

因患者存在高出走风险,且其院外行为有外跑及贪食等行为,故须加强安全护理和动态临床观察,谨防出走及控制其饮食行为,如暴食、偷拿他人食物等。

2. 药物治疗

目前,美国食品药品监督管理局(FDA)尚未批准任何药物用于治疗额颞叶痴呆。其药物治疗主要是针对行为、运动和认知障碍等的对症治疗。①国外相关《治疗指南》及循证医学证实:5 -羟色胺再摄取抑制剂(SSRIs)可作为伴有行为异常患者的首选药物。②既往多项美金刚治疗额颞叶痴呆的临床报道和开放性研究已证实其治疗有效。因此,支持可将其用于额颞叶痴呆患者的治疗。由于不存在胆碱能系统缺陷,因此理论上说胆碱酯酶抑制剂无效,甚至可能加重原有的精神行为症状。

3. 非药物治疗

药物治疗并不能完全消除患者的负面行为症状,因此需在药物治疗的基础上,联用行为、物理和环境改善策略等非药物疗法。患者的攻击性、去抑制和运动障碍,使得患者自身及照料者均存在受伤风险,因此需要针对患者的特定需求,采用个体化的安全改善措施。

五、要点与讨论

(1) 人口学特征:55 岁首次发病,首发年龄对额颞叶痴呆的诊断有指引价值,相对于阿尔茨海默病,额颞叶痴呆发病年龄更早,多在 45~64 岁。

(2) 纵向病史特点:首发以性格改变、显著的行为改变,脱抑制行为(额叶症状)为主,进行性加重,明显功能损害,但记忆功能、视空间功能相对减退不明显,特别在疾病早期。

(3) 脑影像特征:以局限性额叶或颞叶萎缩为明显,顶枕叶结构相对保持可。

(4) 家族史:有少数(10%~20%)家族聚集性病例,表现为常染色体显性遗传。

(5) 治疗考虑:风险评估(如该病例高外出风险)、纵向病程特点(进行性加重,家属无法关联)、横断面症状特点(贪食、鲁莽的行为症状)等对治疗方案的选取具有重要指引价值。

六、思考题

(1) 额颞叶痴呆与早发型阿尔茨海默病鉴别要点有哪些?

(2) 在额颞叶痴呆与早发型阿尔茨海默病的鉴别中,神经心理测验方面需要注意哪些方面?

(3) 50 岁之后首次发病的精神病患者,需全面考虑哪些疾病?

七、推荐阅读材料

［1］中华医学会老年医学分会老年神经病学组额颞叶变性专家.额颞叶变性专家共识［J］.中华神经科杂志,2014(5):351-356.

［2］Sehman R E, Matthews B R. Frontotemporal lobar degeneration: epidemiology, pathology, diagnosis and management ［J］. CNS Drugs, 2012,26:841-870.

［3］Rascovsky K, Hodges J R, Knopman D, et al. Sensitivity of revised diagnostic criteria for the behavioural variant of frontotemporal dementia ［J］. Brain, 2011,134(9):2456-2477.

（岳 玲 李 霞 肖世富）

案例 7

麻痹性痴呆

一、病历资料

1. 现病史

患者,男性,53 岁,公司项目经理,已婚,因"情绪易激惹、夸大、记忆下降 3 月余"来院就诊。2014 年 12 月无明显原因出现脾气暴躁,如果妻子帮她买东西,买错东西都会大发脾气。和妻子吵架的时候,不停地辱骂妻子,有时会哭泣。家人担心其已届更年期,同事发现患者反应慢,建议家人带其就诊,行头颅 CT 检查无阳性结果。入院前 1 周患者买体育彩票买了 3.6 万元,称自己中了几亿的彩票(实际中了 2 万),到处打电话,声称要给别人几百万元投资。3 月 27 号去扫墓,和妻子产生争执,不愿意听妻子的话,一生气就打妻子。最近 1 周每日亢奋,晚上不睡觉,看球或看电脑,每天要到彩票中心去领奖,如果家人拦阻,会对家人大发脾气。走路不稳,有时需要人搀扶。记忆力有略微减退,有时不能回忆自己放东西的地方。有时要家人给他拿东西,拿来了又忘记了,改做其他事情。做事情总是虎头蛇尾,主意变幻不定。

发病来,进食可,大小便可,有冲动打人行为,无外跑行为,无消极言语和行为。

2. 既往史

无特殊。

3. 个人史

兄弟姐妹 5 人,排行最小,高中毕业。24 岁结婚,婚姻关系好,育有一女。从事室内装潢行业。40 岁在外出差 1 年,出入夜总会场合。20 岁开始吸烟,每天 1 包。20 岁开始少量饮酒(量不详)。有冶游史。否认毒品接触史。

4. 家族史

否认两系三代无精神障碍史。

5. 体格检查

(1) 体格检查:T 36.8℃, P 80 次/min, R 20 次/min, BP 120 mmHg/80 mmHg。

(2) 瞳孔对光及调节反射存在,双侧瞳孔等大、等圆,四肢肌力 5 级,肌张力不高。步态不稳。病理征(—),脑神经(—)。

6. 实验室和辅助检查

(1) 血常规、尿常规、大便常规、生化、HIV、甲乙丙肝炎、甲状腺功能、叶酸、维生素 B_{12} 指标、脑脊液常规、脑脊液生化、尿滥用物质检查均无异常。

(2) 心电图、胸部 X 线检查、腹部超声无异常。

（3）脑电图检查：中度异常（慢波活动增多）。

（4）血清梅毒试验 RPR＋，梅毒螺旋体明胶颗粒凝集试验（TPPA）＞1∶80$^+$。

（5）脑脊液检查结果显示：VDRL 阳性 1∶4。

（6）头颅 MRI 检查结果显示：双侧额顶叶皮髓质交界区多发缺血灶；脑萎缩，双侧侧脑室体旁脱髓鞘改变。

7. 精神检查

（此例为不合作患者）意识清，仪态整，注意力不集中，持续注意较差，对答尚能切题，时间定向错误，地点定向正确，对医生和护士的身份识别正确，未引出明显的感知觉障碍，言语增多，思维松弛，存在夸大妄想，认为自己有 900 亿元的资金，要赠送给每一个医护人员。自我感觉良好，缺乏感染力。情绪明显欣快，易激惹，意志要求病理性增强，记忆力明显减退，三样物品即刻回忆差，语言能力轻微受损，说话中间有 1～2 次出现找词困难，对个人生活照顾能力减退，计算、常识均较差，MMSE18 分，自知力无。

二、诊治经过

（1）完善病史、体格检查、精神检查及各项辅助检查，明确诊断。

（2）予以奥氮平控制精神症状，合并丙戊酸钠稳定情绪。多奈哌齐促认知治疗。

（3）皮肤性病科会诊，待精神症状有所缓解后，转至专科医院进行驱梅治疗。

三、病例分析

1. 病史特点

（1）病史：中年男性，10 余年前有冶游史。

（2）精神症状：情绪不稳，夸大激惹等精神症状，伴有认知功能下降及运动系统症状。

（3）实验室检查：血清学试验和脑脊液检查特征性阳性结果。

（4）影像学检查：头部 MRI 检查：脑萎缩。

（5）脑电图检查：中度异常（慢波活动广泛增多）。

（6）伴有步态不稳等特征。

2. 诊断与诊断依据

诊断：麻痹性痴呆

诊断依据：

（1）患者潜隐起病，首发症状为夸大、激惹等精神症状。伴有智能下降。

（2）详细询问病史 10 余年前有冶游史，检查结果提示 RPR＋，TPPA＞1∶80$^+$，脑脊液检查结果显示：VDRL 阳性 1∶4。

（3）神经系统体征：步态不稳。

（4）头部 MRI 检查示：脑萎缩。脑电图中度异常（慢波活动广泛增多）。

3. 鉴别诊断

（1）躁狂发作：患者有明显的冲动易激惹、精力旺盛、言语夸大表现，需要考虑本病可能，但是躁狂发作患者通常起病年龄较低，无人格变化和智能缺损，且神经系统和血、脑脊液的检查也都没有阳性所见。

（2）额颞叶痴呆：早期也可以精神症状及人格改变为首发症状，晚期记忆损害明显。可伴有运动系统体征。神经系统检查，头颅 MRI 及血、脑脊液检查结果可帮助排除。

（3）精神分裂症：尽管麻痹性痴呆可有精神病性症状，但与精神分裂症还是有明显不同，麻痹性痴呆患者有智能改变和确切的实验室证据,后者既没有智能的缺损,也没有神经系统和化验检查的阳性发现。

四、处理方案及基本原则

(1) 驱梅治疗:青霉素能有效杀灭梅毒螺旋体,为首选药物。经以上治疗后应定期作脑脊液血清梅毒试验,如有异常应重复治疗。

(2) 对症治疗是为了控制兴奋或幻觉妄想,可采用非典型抗精神病药物加以控制。

(3) 促认知药物治疗,可以试用胆碱酯酶抑制剂。

五、要点与讨论

(1) 麻痹性痴呆(GPI)是由梅毒螺旋体侵犯大脑引起的一种晚期梅毒的临床表现,本病的病理变化同时具有炎性和退行性改变的特征、病变损害的范围及进行性病程,其临床表现是复杂而多样的。起病隐匿,缓慢发展,病前 5~20 年内有冶游史。早期以神经衰弱综合征最多见,进展期以日趋严重的智能及人格障碍为主,常表现为知觉、注意、记忆、计算、思维等智能活动的衰退,性格改变,幻觉妄想状态,情绪易激惹或强制性哭笑;晚期痴呆日重,情感淡漠、意向倒错、本能活动亢进。

(2) 阳性的血清学试验和特征性的脑脊液改变有助于确诊;脑电图呈进行性慢波增加,失去正常 α 节律,呈广泛异常表现。脑影像学检查示脑萎缩、脑室扩大,侧脑室前角扩大尤为明显。瞳孔变化是一个常见的早期症状,瞳孔缩小且两侧大小不等边缘不整约 60% 的病例可见,瞳孔对光反射完全消失或迟钝,而调节或聚合反应依然保存称为阿-罗(Argyll-Robertson)瞳孔,是本病重要特征。常见神经体征有:视神经萎缩,吐字不清或单调脱节,书写障碍,睑、唇、舌、指震颤,感觉性共济失调与锥体束征;癫痫样发作,大小便失禁或尿潴留和便秘等。

六、思考题

(1) 麻痹性痴呆患者出现阿-罗(Argyll-Robertson)瞳孔的原因是什么?
(2) 简述麻痹性痴呆与血管性痴呆的鉴别诊断。

七、推荐阅读材料

[1] Friedrich F, Aigner M, Fearns N, et al. Psychosis in neurosyphilis — clinical aspects and implications [J]. Psychopathology,2014,47(1):3 - 9. doi:10.1159/000350059. Epub 2013 May 22. Review. PubMed PMID:23711816.

[2] Bhai S, Lyons J L. Neurosyphilis Update:Atypical is the New Typical [J/EB/OL]. Curr Infect Dis Rep, 2015 May, 17(5):481. doi:10.1007/s11908 - 015 - 0481 - x. PubMed PMID:25896752.

(林 翔 李 霞 肖世富)

朊蛋白病（克雅病）

一、病历资料

1. 现病史

男性，65 岁，退休，已婚，因"进行性记忆力下降、言行紊乱 3 月"来院就诊。3 个月前出现明显记忆力下降，经常出门就忘记要做的事情，买菜要记一张字条。性格改变，猜疑心重，防备心理较强，称有人跟踪自己，不愿外出，称家里面有窃听器，外出也不安全，曾服用阿立哌唑，无明显效果。讲话有时不连贯。45 天前因猜疑加重到我院门诊，服用喹硫平等药物，无明显效果。1 月前因患者自诉楼下有人呼喊自己，欲从窗户跳出，被家人制止，送入上海市精神卫生中心，住院 1 周余，出现波动性意识障碍。后转入综合医院神经内科，怀疑"边缘性脑炎"，予丙种球蛋白冲击治疗无效。

患者自发病以来，饮食、夜眠可，二便无殊，体重无明显变化，在外无冲动外跑行为，有在幻听支配下的消极行为。

2. 既往史

高血压史 20 年，平时服用瑞舒伐他汀（可定）3/4 片 qd、拜阿司匹林 1 片 qd 等药物，血压控制可。

3. 个人史

中专毕业后入单位工作，从事采购工作，15 年前退休。已婚，夫妻感情和睦，育有一个儿子。无抽烟史，每天半两白酒，病前性格温顺。

4. 家族史

两系三代无精神障碍史。

5. 体格检查

（1）体格检查：T 36.6℃，P 110 次/min，R 23 次/min，BP 150 mmHg/80 mmHg。

（2）神经系统体格检查：波动性意识不清，语言不流利，吐字不清晰，饮食增多，未及吞咽障碍，理解能力差，体格检查时需反复说明才能明白，存在不完全混合性失语，双眼球各方向运动可，未及眼震，伸舌居中，四肢肌力 5 级，双上肢腱反射对称存在，双上肢肌张力对称，未及明显增高，协同运动时肌张力增高，Hoffman 征（一），掌颏反射（一），抓握反射（一），双下肢膝反射对称，双侧踝反射对称存在，未及踝阵挛及髌阵挛，双下肢未引出明确 Babinski 征，双侧痛觉对称存在，深感觉未及异常，颈软，克氏征（一），闭目难立（一），共济运动、直线行走不配合。

6. 实验室和辅助检查

（1）血常规、尿常规、大便常规、生化、PRP、HIV、甲乙丙肝炎、甲状腺功能、贫血指标、脑脊液常规、脑脊液生化、脑脊液免疫球蛋白、血清抗核抗体、血清免疫球蛋白、肿瘤标志物、尿滥用物质检查均无异常。

(2) 心电图、胸部 X 线检查均无异常。

(3) 腹部 CT 检查:慢性胆囊炎伴胆囊内结石,肝脏多发小囊肿。全身骨显像:未见异常。

(4) 脑电图检查:异常脑电图。θ、δ 频域功率增高,α 频域功率减弱。

(5) 同位素(RI)检查:脑萎缩,额颞区皮层弥散相存在高信号影。

7. 精神检查

(此例为不合作患者)波动性意识不清,定向不完整,接触被动欠合作,对答不切题,存在言语性幻听,思维迟缓,重复言语,存在被跟踪感及不安全感,情感反应不协调,时常感到莫名紧张,意志要求减退,认知功能下降,MMSE 7 分,自知力无。

二、诊治经过

(1) 促智治疗:予美金刚滴定加量治疗,第一周予美金刚 5 mg qn,第二周予美金刚 10 mg qn。

(2) 对症治疗:喹硫平逐渐加量稳定情绪。控制精神症状。喹硫平 25 mg bid,3 天后喹硫平 50 mg bid。

(3) 加强护理:做好患者看护工作,防跌倒,保证患者良好进食。

(4) 本病无特效治疗,90% 病例会 1 年内死亡。

三、病例分析

1. 病史特点

(1) 病史:3 个月内快速进展性认知功能下降,伴有幻听、猜疑等精神病性症状。

(2) 体格检查:波动性意识障碍,不完全混合性失语,存在幻视、被害妄想、被跟踪感。

(3) 实验室检查:提示其他躯体疾病所致认知功能下降的检查,包括贫血指标、甲状腺功能、免疫指标、梅毒螺旋体抗体、HIV、脑脊液、肿瘤标志物均无明显异常。

(4) 影像学检查:头部 MRI 检查示额颞区皮层弥散相存在高信号影,表现为缠绕额叶皮层周围,符合丝带征表现(见图 8-1)。提示"克雅病"。

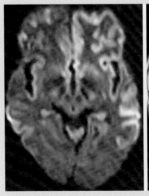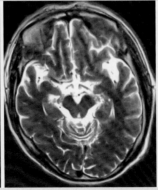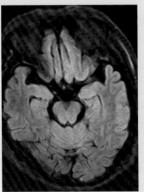

图 8-1 头部 MRI 表现

(5) 电生理检查:脑电图检查:异常脑电图。θ、δ 频域功率增高,α 频域功率减弱(见图 8-2)。从脑电图中具体可见到弥散的三相波存在,为诊断"克雅病"提供诊断依据。

2. 诊断与诊断依据

1) 诊断

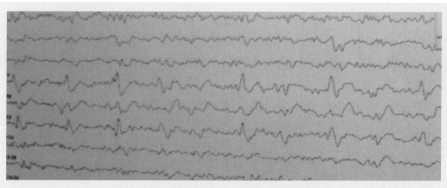

图8-2 脑电图检查示特征性三相波表现

朊蛋白病(克雅病)可能。

2)诊断依据

(1)在2年内发生的进行性痴呆,该患者在3个月即进展为重度痴呆。

(2)神经系统体征:患者存在波动性意识障碍、不完全混合性失语。但无典型肌阵挛、视力障碍、小脑症状和无动性缄默。

(3)脑电图存在特征性三相波表现。

(4)磁共振弥散相存在特征性丝带征表现。

(5)未行无脑组织活检。

3. 鉴别诊断

(1)路易体痴呆:患者存在精神病性症状,表现幻听及被害妄想,认知功能下降,协同运动时肌张力增高,不应除外路易体痴呆,但患者并未发现典型的视幻觉,存在波动性意识障碍,但无波动性认知功能障碍,影像学、电生理学检查均不支持该病。

(2)额颞痴呆:患者存在认知功能下降,精神病性症状,性格改变,需考虑该诊断。影像学一般表现为局限于额颞叶的脑萎缩,脑电图不会出现三相波。

(3)皮层基底节变性:患者存在皮层症状,包括痴呆和精神病性症状,但无明确基底节部位症状,如椎体外系异常,脑电图及影像学检查也不支持该诊断。

(4)边缘性脑炎:患者出现快速进展性痴呆,需要考虑自身免疫性疾病,如边缘性脑炎,该患者血清学免疫血指标及免疫抑制剂治疗无效可予鉴别。

(5)血管性痴呆:患者表现为亚急性病程,存在波动性意识障碍、不完全混合性失语,有高血压病史20年,需要考虑血管性因素,头部影像学检查以资鉴别。

(6)阿尔茨海默病:是最常见的老年痴呆性疾病,多为隐匿性发病,慢性病程,患者的快速进展性痴呆并不符合,海马磁共振检查可予鉴别。

四、处理方案及基本原则

(1)本病尚无特殊治疗,90%的病例于1年内死亡,病程迁延数年者很罕见。

(2)患者存在猜疑等精神病性症状,可采用抗精神病药对症治疗。

五、要点与讨论

(1)患者的核心症状为快速进展性痴呆,而在快速进展性痴呆中62%的可能为朊蛋白病,38%为非朊蛋白病。

（2）神经系统体征、脑电图、头部磁共振成像检查对于朊蛋白病的诊断都十分重要。

（3）因朊蛋白病目前尚无有效治疗，而从可治性疾病角度考虑，一定先要排除自身免疫性、血管性、感染及中毒代谢等原因。

（4）朊蛋白病中有10％为家族遗传型，询问家族史也十分重要。

六、思考题

（1）简述朊蛋白病包括的类型？

（2）简述朊蛋白病的鉴别诊断？

七、推荐阅读材料

[1] Prusiner S B. Prions [J]. Proc Natl Acad Sci USA，1998，95：13363 - 83.

[2] Geschwind M D，Shu H，Haman A，et al. Rapidly progressive dementia [J]. Ann Neurol，2008，64：97 - 108.

[3] Gao C，Shi Q，Tian C，et al. The epidemiological, clinical, and laboratory features of sporadic Creutzfeldt-Jakob disease patients in China：surveillance data from 2006 to 2010 [J]. PLoS One，2011，6：e24231.

（孙　琳　李　霞　肖世富）

案例 9

路易体痴呆

一、病历资料

1. 现病史

患者,女性,64岁,家庭主妇,已婚,因"运动迟缓、反应迟钝半年,凭空视物、行为异常3个月"来院就诊。患者于半年前无明显诱因出现动作缓慢、起床迈步转身费力,呈弯腰驼背姿势,时有肢体不自主抖动,以安静时为甚,并伴有反应迟钝,记忆力下降明显,初期提示后能想起要做的事情,表现时好时坏,有时糊涂,有时如常。后渐出现整日呆坐于家中,言语减少,不愿与家人沟通,看见家人生病也没什么反应,无法进行日常家务活动。曾就诊于某省级三甲医院,诊断为"帕金森综合征,焦虑伴抑郁状态可能",予"苄丝肼/左旋多巴(多巴丝肼)、金刚烷胺、阿普唑仑"等治疗后,患者动作缓慢、肢体抖动有所好转。3个月前,无明显诱因患者出现明显视幻觉,经常称天花板上爬满各种动物,鞋子里有活虾在游动,床前站立有很多人等。就诊于当地医院,考虑"老年性精神分裂症"。给予药物(奋乃静、奥氮平等)治疗后,患者症状加重,出现行为异常,表现为不能言语,拒绝进食,活动明显减少,表情更为呆滞。

患者自发病以来,饮食欠佳,夜眠减少,长期便秘,无冲动伤人及消极言行。

2. 既往史

无特殊。

3. 个人史

小学4年级后在家务农,23岁结婚后为家庭妇女,夫妻感情尚可,否认吸烟饮酒病史,否认物质滥用。病前性格:内向。

4. 家族史

否认两系三代以内精神障碍史。

5. 体格检查

卧位血压:124 mmHg/69 mmHg,立位血压:120 mmHg/61 mmHg,神志清楚,体格检查欠配合,表情淡漠,不语,脑神经(-),四肢肌力5级,四肢腱反射对称减弱,四肢肌张力呈齿轮样增高,阵发性肢体不自主抖动,静止时明显,双上肢轮替动作笨拙,双侧巴宾斯基征未引出。

6. 实验室和辅助检查

(1)血常规、尿常规、大便常规、生化、PRP、HIV、甲乙丙肝炎、甲状腺功能、贫血指标、脑脊液常规、脑脊液生化、脑脊液免疫球蛋白、血清抗核抗体、血清免疫球蛋白、肿瘤标志物、尿滥用物质检查均无异常。

(2)铜蓝蛋白检查:正常。

（3）心电图、胸部 X 线片、腹部超声检查无异常。

（4）脑电图检查：中度异常（慢波活动增多）。

（5）头部 MRI 检查：双侧额顶叶散在腔隙性脑梗死。海马磁共振检查未见明显萎缩。

7. 精神检查

（此例为不合作患者）意识清，仪态欠整，接触被动，合作欠佳，存在幻视，如天花板上爬满各种动物，鞋子里有活虾在游动，床前站立有很多人，思维反应迟缓，思维内容暴露不畅，未引出被害妄想等，情感反应不协调，无求治要求。

二、诊治经过

（1）促智治疗：改善认知，安理申 2.5 mg qn，一周后加为 5 mg qn。期间复查心电图，未出现传导阻滞、窦缓等异常。

（2）对症治疗：喹硫平控制精神症状，可避免高效价抗精神病药物引起锥体外系副反应。思瑞康 25 mg bid，三天后，思瑞康 50 mg bid，三天后，思瑞康 50～75 mg，三天后，思瑞康 50～100 mg，直至行为紊乱好转，夜眠改善。

（3）加强护理：做好患者看护，注意饮食营养情况，防跌倒。

三、病例分析

1. 病史特点

（1）病史：老年患者，半年前首发动作迟缓，渐出现认知功能下降及幻视。

（2）神经系统体格检查：锥体外系症状，包括动作迟缓、不自主运动、四肢肌张力呈齿轮样增高。由锥体外系症状导致的共济问题。

（3）实验室检查：提示其他躯体疾病所致认知功能下降的检查，包括贫血指标、甲状腺功能、免疫学指标、梅毒螺旋体抗体、HIV、脑脊液、肿瘤标志物均无明显异常。

（4）影像学检查：头部 MRI 检查示海马区未见明显萎缩。脑电图中度异常，慢波增多。

2. 诊断与诊断依据

1）诊断

路易体痴呆。

2）诊断依据

（1）患者出现波动性认知功能障碍，而记忆障碍在初期经提示能回忆，并非典型的近事遗忘。并有额叶功能障碍，包括淡漠。

（2）存在帕金森样运动障及形象鲜明的幻视。

（3）神经系统体征：波动性认知功能障碍，锥体外系症状。

（4）脑电图及磁共振成像检查无特异性表现，但海马磁共振成像检查未见无明显萎缩。

3. 鉴别诊断

（1）阿尔茨海默病：患者存在记忆力下降，但经提示后能回忆，且认知功能障碍呈波动性，与典型阿尔茨海默病的近事遗忘不同。且患者早期即表现额叶症状，如淡漠、行为异常。海马磁共振成像检查未见明显萎缩同样不支持该病。

（2）额颞痴呆：患者存在额颞叶紊乱，包括认知功能障碍、行为异常。但患者还存在锥体外系症状及鲜明的幻视，不符合额颞痴呆表现。

（3）帕金森病：患者存在帕金森样症状，而且帕金森晚期患者会出现认知功能障碍，但患者半年内即出现痴呆,从时间上不支持该诊断,同时患者又有丰富鲜明的幻视,治疗帕金森病药物减量亦无改善,也不符合帕金森病的诊断。

(4) 克雅病:患者存在痴呆及锥体外系症状,病情进展较快,需考虑该诊断,但克雅病的锥体外系多见于肌阵挛,并且脑电图和磁共振成像检查弥散相都有典型表现支持。

(5) 皮层基底节变性:患者存在认知功能障碍及锥体外系症状,符合皮层基底节定位,但患者认知功能障碍为波动性,并有鲜明的幻视,用皮层基底节变性无法解释。

(6) 血管性痴呆:患者存在波动性症状,磁共振成像检查显示存在散在性腔隙性梗死,但患者临床症状及神经系统体征用磁共振成像检查缺血病灶不能解释。

(7) 边缘性脑炎:患者总体病程只有半年,进展较快,需考虑自身免疫性疾病,但患者的血清学指标并不支持。而且患者的症状并不局限于边缘系统,故不支持该诊断。

四、处理方案及基本原则

(1) 本病尚无特效治疗,但可以用胆碱酯酶抑制剂改善认知功能及行为障碍。但对镇静剂及易产生锥体外系不良反应的抗精神病药物特别敏感,需慎用。

(2) 患者的鲜明幻视可考虑用非典型抗精神病药物加以控制。

五、要点与讨论

(1) 本病与帕金森病十分相近,帕金森病患者在使用抗帕金森病药物的时候也会出现幻视等不良反应,而在后期也会出现认知功能障碍。故鉴别诊断十分重要。

(2) 路易体痴呆不同症状的神经生化表现不同,这也影响治疗用药,黑质纹状体损害多巴胺含量降低,额叶认知功能障碍其 Meynert 核乙酰胆碱含量下降,但海马区除外,有幻觉的患者乙酰胆碱系统损害更严重,没有幻觉的患者 5-羟色胺系统损害会更严重,故对治疗有提示意义。

六、思考题

(1) 简述帕金森病与路易体痴呆的鉴别。

(2) 路易体痴呆与阿尔茨海默病认知功能障碍的不同点是什么?

七、推荐阅读材料

[1] Broadstock M, Ballard C, Corbett A. Latest treatment options for Alzheimer's disease, Parkinson's disease dementia and dementia with Lewy bodies [J]. Expert Opin Pharmacother, 2014, 15(13):1797 - 1810.

[2] Goldman J G, Williams-Gray C, Barker R A, et al. The spectrum of cognitive impairment in Lewy body diseases [J]. Mov Disord, 2014,15;29(5):608 - 621.

(孙 琳 李 霞 肖世富)

案例 10

谵妄（附加痴呆）

一、病历资料

1. 现病史

患者，男性，83岁，高中文化，退休职员，汉族，已婚，因"记忆力减退5年余，兴奋吵闹、言行紊乱1周"来院就诊。患者2010年3月起无明显诱因下出现记忆力下降，前事后忘，经常忘了吃药或者重复吃药，东西放好也常找不到，出门时忘带钥匙，买东西常忘了拿回来。2012年起逐渐出现日常生活能力下降，家里有些电器已经用不来，烧饭常会烧糊，做事缺乏条理，有些家务已经无法做。外出会迷路，好几次由街道民警送回家。2012年5月曾在外院就诊，头颅MRI检查示脑萎缩，当时MMSE评分19分，诊断为阿尔茨海默病，服用多奈哌齐5 mg/d，1月后加至10 mg/d治疗。2014年初因病情无明显改善来我院就诊，复查MMSE为15分，WMS为48分，提示记忆力中度缺损；WAIS为62分，提示轻度智能缺损，加用美金刚治疗。

2015年3月6日患者因发热到外院就诊，诊断为肺部感染，在外院住院治疗期间出现兴奋吵闹，有时不停叫喊，神情紧张，害怕，大汗淋漓，尤其是夜晚明显，不认识家人，骂人摔东西，甚者把补液针头拔掉，撕被子，白天则时睡时醒。清醒时对其前一晚发生的事予以否认。因不配合治疗，家属感到管理困难故送入我院治疗。

2. 既往史

30多年前曾有阑尾炎手术史，余无特殊。有慢性支气管炎病史十余年。

3. 个人史

兄弟姐妹6个，排行老二。母孕期正常，足月顺产，自幼发育良好，适龄入学，中专毕业，在食品公司上班，工作能力可，目前退休。29岁结婚，夫妻关系好，有两个女儿，一个儿子。偶尔饮酒，吸烟史40余年，每天10支左右。无毒品接触史。否认冶游史。病前性格暴躁。

4. 家族史

否认两系三代以内精神异常史。

5. 体格检查

BP 130 mmHg/90 mmHg，R 16次/min，T 38.4℃，HR 92次/min，心律齐，未及杂音，肺部听诊左下肺可闻及细湿啰音。腹平软。神经系统体检无明显定位体征。

6. 实验室和辅助检查

（1）门诊血常规示 WBC 12.3×10^9，N 83%，生化常规、甲状腺功能、叶酸、维生素 B_{12} 浓度、梅毒筛查试验等未见异常。脑电图检查未见异常。

（2）头颅 MRI 检查：脑萎缩。

（3）胸片检查提示左下肺炎症。

（4）心理测试：MMSE 为 15 分；CDT 2 分；WMS 为 48 分，提示记忆力中度缺损；WAIS 为 62 分，提示轻度智能缺损。

7. 精神检查

（此例为不合作患者）意识清晰度下降，着病员服，平躺在床上，仪态欠整。面部表情紧张，接触欠合作，数问一答，对答有时不切题，言语零乱，有重复言语，时间、地点、人物定向差。存在幻视，称看到有鬼来抓他，还有很多动物在墙上爬。情绪激动，有时突然大叫几声，或者不停吵闹。智能检查不配合，自知力无。

二、诊治经过

1. 初步诊断

谵妄，附加于痴呆。

2. 诊疗经过

（1）喹硫平 12.5 mg qd，观察 1 周。第 2 周症状改善不明显，加至 25 mg qd 有所缓解。

（2）积极控制肺部感染，补液支持抗感染治疗。

（3）继续使用多奈哌齐加美金刚治疗认知障碍。

三、病例分析

1. 病史特点

（1）患者，男性，83 岁，中专文化。

（2）发病前无明显诱因，5 年前出现认知功能下降，缓慢起病，进行性加重。最初为记忆力减退，逐渐出现日常生活自理能力下降。

（3）1 周前因肺部感染渐渐出现兴奋吵闹、言行紊乱、冲动骂人等表现，尤其是夜晚明显。

（4）体格检查 T 38.4℃，肺部听诊左下肺可闻及细湿啰音。

（5）神经心理测验：MMSE15 分，CDT 2 分，WMS48 分，提示记忆力中度缺损；WAIS 为 62 分，提示轻度智能缺损。

（6）实验室检查：血常规检查示 WBC $12.3×10^9$，N 83%；外院胸片提示左下肺炎症；外院头颅 MRI 检查示：脑萎缩。

（7）风险评估：患者有认知功能下降的病史 5 年，近 1 周表现兴奋吵闹，言行紊乱，并有冲动言行，评估有冲动风险。

2. 诊断和诊断依据

1）诊断

谵妄，附加于痴呆。

2）诊断依据

（1）患者意识清晰度下降，注意力不集中。

（2）言语零乱，理解能力损害，有定向障碍，存在幻视。

（3）精神运动紊乱，兴奋吵闹，言行紊乱。

（4）睡眠-觉醒周期紊乱，白天时睡时醒，夜间症状加重。

（5）情绪紊乱，紧张、恐惧、易激惹。

（6）本次病程1周，病前有肺部感染史，入院体格检查 T 38.4℃，肺部听诊左下肺可闻及细湿啰音。外院胸片检查提示左下肺炎症。

（7）患者有认知障碍病史5年，缓慢起病，进行性发展。表现为记忆力下降，定向障碍，失认，日常生活能力下降。神经心理测验 MMSE 为15分，CDT 2分，WMS48分，WAIS 为62分。头颅 MRI 检查显示脑萎缩。

3. 鉴别诊断

（1）痴呆伴发精神行为障碍（BPSD）：BPSD 患者也可能出现兴奋吵闹，言行紊乱，冲动表现，但一般没有意识障碍，也没有昼轻夜重的特点。而且并非由躯体疾病引起，没有相应的症状、体征及实验室依据。而本患者意识清晰度下降，症状昼轻夜重，起病前有明确的肺部感染病史，并有相应的症状、体征及实验室依据。故不支持该诊断。

（2）急性而短暂的精神病性障碍：起病急，存在幻觉或妄想或其他精神症状，但一般没有意识障碍，也并非由脑器质性和躯体疾病引起。而本患者起病急，但意识清晰度下降，起病前有明确的肺部感染病史，并有相应的症状、体征及实验室依据。故不支持该诊断。

（3）情感障碍：情感障碍患者急性发病期也可能出现兴奋吵闹、言行紊乱、冲动等表现，但往往同时有情绪高涨、夸大、自我感觉良好等表现，一般没有意识方面的问题，也没有相应的脑器质性疾病和躯体疾病。而本患者整个病程中没有情绪高涨、夸大、自我感觉良好等表现，且意识清晰度下降，起病前有明确的肺部感染病史，并有相应的症状、体征及实验室依据。故不支持该诊断。

四、处理方案与基本原则

（1）护理和观察：加强巡视，严密观察，防范患者冲动伤人毁物或自伤，避免刺激患者，必要时予以约束。注意病房安静，加强安全护理，监测生命体征，防止意外发生。

（2）病因治疗：去除引起谵妄的潜在因素是首要的治疗原则和治疗成败的关键。本患者应积极控制肺部感染，采用补液支持抗感染治疗，防止并发症发生。

（3）对症治疗：兴奋躁动不仅影响患者本人和他人休息，而且常常导致意外发生。药物应用原则要根据患者的脑器质性疾病和躯体疾病及老年患者对药物耐受性差等特点综合考虑，用药要小心谨慎。一般短期应用小剂量抗精神病药物。痴呆患者可以使用促认知药物。

五、要点与讨论

（1）谵妄的典型临床表现以广泛的认知功能障碍、注意力障碍、意识障碍、睡眠-觉醒周期障碍、情绪和行为障碍为主。

（2）慢性脑器质性疾病影响认知功能出现痴呆时，往往是谵妄的易患因素。而痴呆患者出现谵妄时，又往往会加重认知功能障碍。

六、思考题

（1）如何对谵妄和痴呆伴发精神行为障碍进行鉴别？

（2）如何鉴别谵妄和痴呆？

七、推荐阅读材料

［1］任艳萍,蔡焯基,马辛.老年性谵妄临床特征及相关因素分析［J］.中国神经精神疾病杂志,2000,26(5):268-271.

［2］Edwards N. Differentiating the three D's：delirium,dementia,and depression［J］. Med Surg Nurs,2003,12(6):347-357.

［3］Philippe L,Philippe V,Pierre-Hugues C. Relationship between delirium and behavioral symptoms of dementia［J］. International Psychogeriatrics,2013,25(4):635-643.

(朱敏捷　李　霞　肖世富)

案例 11

精神活性物质所致精神障碍

一、病历资料

1. 现病史

患者,男性,23岁,无业,未婚,因"言语内容凌乱,多疑,被害,行为怪异6月余,加重2天"来院就诊。6月前患者断续出现言语内容凌乱,偶有自言自语,家人感觉其有时会言不达意,当时尚能从事正常生活,与人交往无殊,故未给予特殊关注。最近2月患者症状逐渐加重,行为怪异,经常紧锁家门,神情紧张,时常翻看床下或电话,问其原因称有人在家里装有窃听装置,监听自己的谈话内容,自己目前被卷入到一项国家重要活动中。白天在家中将窗帘拉起,解释为外面有人在监视自己的一举一动,闭门不出。进食不规律,体重较以往有所减轻。家人觉其反常,强行将其带至当地精神卫生机构治疗。具体诊断不详,给予奥氮平等药物治疗(具体剂量不详)。患者声称自己没病,这些药物都是有人要加害于己,拒绝使用。2 d前患者突然表现紧张、不安,开车外出,因超速闯红灯被交警扣押。患者解释为有人在追杀自己,自己为了逃命才会超速,闯红灯。交谈过程中,患者不时回头观望,神态紧张,请交警保护自己。警察觉其言行反常,通知其家属带其外出就诊,同时进行尿毒品检测。结果显示:甲基苯丙胺阳性。今在家属和警察陪同下来诊。

2. 既往史

否认重大躯体疾病史。

3. 个人史

第2胎,母孕期正常,足月顺产,体格发育无殊,智力发育如常。8岁读书,学习成绩一般,初中毕业,间断打工。性格较内向。

4. 家族史

否认两系三代以内精神障碍史。

5. 体格检查

BP 120 mmHg/80 mmHg, HR 102 次/min,神经系统检查未见阳性体征。

6. 实验室和辅助检查

血常规、生化常规检测无殊;脑电图检查结果正常。心电图检查结果显示窦性心动过速。

7. 精神检查

(1) 意识:意识清晰,时间、地点、人物定向完整。

(2) 仪态:头发凌乱,衣着尚得体,无怪异姿态。

(3) 面部表情:神态显紧张,警觉性高,不时左右观看,请医生保护自己。

（4）接触交谈：合作，对答简单，一问一答，内容尚切题。交谈过程中反复给医生强调，"你们一定要保护好我，不要让他们伤害我"。自述在 1 年前因玩"德州扑克"赌博提神所需，在朋友劝说下开始使用冰毒，断续使用，每次"半条"，频繁时候每周用 2～3 次。自己感觉吸食冰毒以来，脾气性格较以往暴躁，容易发火。而且遇到事情容易多想。进食较以往减少，睡眠减少。

（5）情感：情感反应欠协调，表现紧张不安。

（6）感知觉：存在思维化声，称自己感觉已经没有秘密可言，心里的想法不说出来，周围人也都知道，是通过某人的声音将自己的想法传播开来，缺乏安全感。

（7）思维：思维联想速度较慢，存在关系妄想、被害妄想、物理影响妄想及被跟踪感。外出时感觉周围有人议论自己，跟踪自己。怀疑家里的窗帘、空调和电话中都已经被某组织安装了窃听装置。自己的个人安全时刻受到威胁。

（8）意志行为：意志要求减退，对未来生活没有明确计划。在前述妄想支配下有过消极观念，但无具体行动。称所有的秘密都已被别人知道，被他人监听，活着有时感觉毫无意义。吸食冰毒后性欲增强。

（9）睡眠：睡眠时间较少。

（10）食欲：减退，体重下降。

（11）智能：正常，智力水平与受教育背景相符。

（12）自知力：缺乏，承认吸食冰毒后脾气有所改变，但不认为前述猜疑等症状与吸食冰毒相关。

二、诊治经过

1. 初步诊断

苯丙胺类物质所致精神障碍。

2. 治疗经过

（1）常规补液，营养支持治疗。

（2）抗精神病药物：奥氮平：第 1～3 天：5 mg/d 起始，根据耐受性情况，10 天内增量至 20 mg/d，持续治疗至出院（8 周末）。

（3）米氮平：15 mg/d，改善睡眠，促进食欲，持续治疗至 6 周末，后逐渐减量，停药。

（4）尼麦角林（思尔明）：20 mg bid，改善认知功能，持续治疗至出院（8 周末）。

三、病例分析

1. 病史特点

（1）男性，23 岁首发。

（2）全病程特点为持续进行性加重。

（3）首发表现为言语内容乱，偶发自言自语，后逐渐发展至敏感、多疑，行为紊乱，疑心被害等症状。

（4）风险评估：患者目前表现为猜疑、被害，在精神病性症状驱使下可能会出现冲动、伤人行为。此外，患者受症状影响，同时还存在消极观念，可能会出现自伤（杀）行为，故评估高风险。

（5）既往史及本次发作期间均无躯体疾病或脑器质性疾病存在的证据。

2. 诊断与诊断依据

1）诊断

根据《精神障碍诊断和统计手册》（第 5 版）（DSM - 5）诊断为：苯丙胺使用障碍。

2）诊断依据

使用苯丙胺类物质具有显著临床意义的损害，在既往 12 个月内表现下述症状：

（1）对使用兴奋剂有强烈的渴求。

（2）使用苯丙胺引起人际交往问题，但仍然继续使用。

（3）由于兴奋剂的使用而减少娱乐或者社交活动。

3. 鉴别诊断

精神分裂症：患者当前存在明确的精神病性症状（思维化声、关系妄想、被害妄想等），并出现意志活动的减退。症状表现符合精神病性障碍标准。但患者在上述症状出现前，有明确的物质滥用使用史，且精神症状的出现和物质滥用有着时间上的先后关系。患者虽伴有精神病性症状，但是与周围环境尚和谐。故排除精神分裂症诊断。

四、处理方案及基本原则

1. 护理和临床观察要点

因患者受到妄想等精神病性症状的影响存在高自伤或伤人风险，故须加强安全护理和动态临床观察，谨防消极及其他病理性异常行为。如，冲动、出走等。此外，患者在外进食情况较差，应注意患者进食情况及电解质水平，必要时应及时静脉补充，维持水、电解质平衡。

2. 药物治疗1

对于精神活性物质所致精神障碍，临床通常选用小剂量第2代抗精神病药物对症治疗，根据病情进行剂量的调整。若患者出现明显的兴奋躁动，抗精神病药物不能控制的情况下，实验室检测指标合格的情况下可以考虑合并电抽搐治疗。

3. 药物治疗2

部分患者在停止使用精神活性物质后，可能会出现情绪低落、抑郁等症状。可以考虑给予抗抑郁剂舍曲林（左洛复）或者安非他酮治疗。可以缓解抑郁情绪的同时，有降低渴求的作用。

五、要点与讨论

（1）苯丙胺类物质滥用者出现精神病性症状，应与精神分裂症患者的精神病性症状进行鉴别，考虑患者是否有明确的药物滥用史，必要时应进行尿毒品检测和毛发检测。

（2）苯丙胺滥用者部分是出于"自我治疗"目的使用毒品，因此在关注戒除毒品的同时，考虑患者的心理健康状况及情绪问题。药物治疗的同时合并心理干预。

六、思考题

针对合成毒品滥用患者戒断期的护理及干预注意事项有哪些？

七、推荐阅读材料

［1］江开达. 精神病学［M］. 2版. 北京：人民卫生出版社，2011，142 - 159.

［2］赵敏，郝伟. 酒精及药物滥用与成瘾［M］. 北京：人民卫生出版社，2012，117 - 135.

（杜　江）

案例 12
阿片类病例

一、病历资料

1. 现病史

患者,男性,28岁,未婚,无业,因"反复大量饮用联邦止咳露近5年"来院就诊。2008年年底(23岁)患者在朋友怂恿下出于好奇开始使用联邦止咳露(复方磷酸可待因口服液)、复方磷酸可待因溶液(奥亭),服用后自感舒适,起初用量较小,每天大约2瓶,2月后自觉舒适感有所下降,故开始增加使用剂量,现每天平均使用6~7瓶止咳露,或奥亭30~50包,每日花费近千元,患者每日编造各种理由找家长要钱,因压力巨大,患者多次试图戒掉,但停止使用后出现周身不适、失眠、腹痛、腹泻等症状,遂再次复饮。据家属反映,患者长期使用止咳露后性格改变明显,以前随和、孝顺,现在变得自私,不讲礼貌,完全不关心家人,要求不予满足就大发脾气,整日游手好闲,工作效率明显下降。在家属要求下,患者来我院要求戒断治疗,故收治入院。

病程中,夜眠尚可,食欲缺乏,二便无殊,近2个月来体重减轻5 kg。末次使用可待因时间:2013.03.12,11am,剂量:3瓶(125 ml×3),口服。

2. 既往史

2周前左侧肋骨骨折,恢复中。余无殊。

3. 个人史

无殊。病前性格温和。

4. 家族史

否认两系三代以内精神障碍史。

5. 体格检查

躯体及神经系统未查及阳性体征。

6. 实验室和辅助检查

脑电图检查正常,心电图检查正常,血常规、生化常规等检查未见异常。

7. 精神检查

(1)意识:清晰,时间、地点、人物定向完整。

(2)仪态:整洁,衣着得体,无怪异姿态。

(3)面部表情:面色苍白,表情显烦躁不安。

(4)接触交谈:交谈尚合作,一问一答,对答简单,当问及觅药相关问题时,患者避重就轻,部分问题拒绝回答。

(5) 情感:情绪稍显低落,情感反应与周围环境一致。

(6) 感知觉:未引出错觉、幻觉及感知觉障碍。

(7) 思维:思维连贯,未及明显思维内容、属性及逻辑障碍。

(8) 意志行为:自感精力减退、易疲劳。意志要求存在,无消极言行。

(9) 性症状:性欲减退。

(10) 睡眠:睡眠时间欠规律,停止饮用咳嗽药水后出现失眠,入睡困难。

(11) 食欲:减退,体重下降。

(12) 智能:正常,智力水平与受教育背景相符。

(13) 自知力:存在。

二、诊治经过

1. 初步诊断

阿片类物质依赖综合征。

2. 治疗经过

(1) 美沙酮替代递减治疗:50 mg/d 起始,在 2 周内逐渐减少乃至停止用药。

(2) 舍曲林:起始剂量 50 mg/d,逐渐加量至 75 mg/d,维持治疗。

三、病例分析

1. 病史特点

(1) 男性,28 岁,无业。

(2) 存在固定吸食及觅药行为。

(3) 药物使用剂量不断加大。

(4) 停止使用后出现戒断反应:周身不适、嗜睡、腹痛腹泻等。

(5) 社会功能受损,无法工作,影响家庭关系,造成家庭经济困难。

2. 诊断与诊断依据

1) 诊断

阿片类物质依赖综合征。

2) 诊断依据

符合"依赖综合征"诊断标准中的 5 条:在过去 1 年里体验过或表现出:

(1) 对使用该物质的强烈渴望或冲动感。

(2) 对活性物质使用行为的开始、结束及剂量难以控制。

(3) 当活性物质的使用被终止或减少时出现生理戒断症状。

(4) 耐受性。

(5) 获取、使用该物质所花费的时间逐渐增加。

3. 鉴别诊断

(1) 焦虑障碍:患者既往存在紧张、出汗、心动过速等症状,故需考虑该诊断,但上述症状均出现在戒断后,使用咳嗽药水后上述症状即可缓解,故可排除诊断。

(2) 抑郁发作:患者存在情绪易激惹,食欲、体重下降,性欲下降,社会功能受损,故需考虑该诊断,但患者是在长期大量饮用止咳露后继发出现的,考虑为药物作用,故予以排除。

四、处理方案及基本原则

1. 护理和临床观察要点

因患者存在戒断症状,故须加强动态临床观察,谨防严重躯体情况发生。

2. 药物治疗

对于阿片类依赖宜首选美沙酮替代递减疗法。开始时,以适宜的用量控制戒断症状。初始计量需参考成瘾者滥用毒品的纯粹度、滥用量、滥用途径及戒断症状的轻重程度和身体状况综合地考虑。首次剂量后应注意观察戒断症状控制的程度,瞳孔变化,以及对美沙酮的耐受情况。一般规定在 2～3 周内逐渐减少乃至停止用药。多采用先快后慢的药物递减幅度。停药前应注意加强对稽延性阶段症状用其他用药物来对症治疗。

3. 心理治疗

药物治疗有肯定的疗效,但不能解决戒毒后的心理依赖,心理依赖还应通过心理治疗来解决。

五、要点与讨论

(1) 耐受性:患者必须增加使用剂量方能获得所需的效果,而使用原来的剂量达不到患者所追求的效果。

(2) 戒断现象:可待因属于短效药物,一般在停药 8～12 h 出现戒断症状,48～72 h 内症状严重,持续 7～10 d。表现为:血压升高,脉搏增加,体温升高,鸡皮疙瘩,瞳孔扩大,流涕,震颤,腹泻,呕吐,失眠等。

(3) 治疗考量:分为急性期的脱毒治疗和脱毒后防止复吸及社会心理康复治疗。

六、思考题

(1) 阿片类物质成瘾的症状及危害是什么?
(2) 如何鉴别焦虑障碍与戒断症状?
(3) 对于此类患者如何进行支持治疗?

七、推荐阅读材料

[1] 江开达.精神病学[M].2 版.北京:人民卫生出版社,2011,142 - 159.

[2] ICD - 10 精神与行为障碍分类标准.WHO.2010.

(吕雪婵)

案例 13

大麻类物质所致精神病性障碍

一、病历资料

1. 现病史

患者,男性,23岁,大学文化程度,无业,未婚,因"断续使用大麻后出现猜疑被害,情绪低落1年余"来院就诊。患者1年余前(大学三年级)因好奇通过互联网购买大麻吸食,用后感觉心情舒畅。起初断续使用,半年后使用频率逐渐增加,每周平均4~5次,每次0.3 g左右,使用方式包括大麻烟卷及大麻饼干。2014年初开始怀疑同学害自己,走在路上总感觉被周围人关注,紧张不安,怀疑窗外有人盯着自己看。继而开始担心自己患有艾滋病,并出现心情低落,为改善情绪增加大麻的使用频率。2014年6月患者在家中食用一块半大麻饼干(具体量不详),合并饮用1/3听(约110 ml)啤酒后出现幻觉,自称看见有人坐在书桌前看书,有人在跳芭蕾舞,凭空听到有人跟他讲话,感觉极度恐惧、紧张。家属发现其神情紧张、行为异常,经询问原因后得知其吸食大麻并,于是对其进行看管,强制在家1周戒断,后趁家人不备外出后再次开始复吸,用后出现乱发脾气,摔东西,用刀威胁其父母索要大麻等。2014年12月9日听到声音命令其从六楼跳下,自己爬到六楼房顶,被家属发现,急送我院。

2. 既往史

否认重大躯体疾病史。

3. 个人史

无殊,病前性格内向。

4. 家族史

否认两系三代以内精神障碍史。

5. 体格检查

未发现异常体征。

6. 实验室和辅助检查

(1) 心电图检查:窦性心律,ST段弓背向下抬高0.05~0.15 mV(V_4~V_6)。

(2) 头颅CT、脑电图检查正常,血常规、生化常规等检查未见异常。

7. 精神检查

(1) 意识:清晰,时间、地点、人物定向完整。

(2) 仪态:整洁,衣着得体,无怪异姿态。

(3) 面部表情:有时双目紧闭,神情恐惧紧张,与之接触则更显得紧张不安,警觉性高,不时旁顾左右,问及则称"有人在监视我"。

（4）接触交谈：多问少答，偶有大喊大叫，简单对答切题，言语表达尚流畅，语速无明显加快。

（5）情感：情感反应与周围环境欠协调。对住院环境也感到不安。对未来和前途感到悲观失望。病史中曾有情绪低落，自述当时少言懒动、凡事皆无兴趣和乐趣、做事没自信、睡觉增多，但在使用后情绪能缓解，自信心增强，心情愉悦。

（6）感知觉：存在幻听，称听到有人和我说话，命令我做事情。跳楼也是有人让我跳下去的。

（7）思维：思维连贯，存在关系妄想、物理影响妄想，总怀疑周围人议论自己，怀疑家里有人安装监听装置，监视自己行为。

（8）意志行为：意志要求减退，对未来生活无规划。情绪低落时曾有过消极言语，无具体行动。

（9）睡眠：睡眠欠规律。

（10）食欲：减退，体重下降。

（11）智能：正常，记忆力、计算力尚正常。

（12）自知力：部分存在。

二、诊治经过

1. 初步诊断

大麻类物质所致精神病性障碍。

2. 治疗经过

入院后予氟哌啶醇（5 mg）肌注控制兴奋躁动，奥氮平 5 mg/d、逐渐加量至 15 mg/d 控制其精神症状。左洛复 50 mg/d 起，逐渐加量至 100 mg/d 改善抑郁情绪，尼麦角林（思尔明）营养脑细胞、改善脑循环。

患者肌酸激酶增高明显，可能之一为兴奋躁动导致的横纹肌溶解，予大剂量补液治疗防止急性肾衰竭的发生。

入院第 3 天后精神症状缓解，猜疑减轻。入院第 9 天复查肌酸激酶、心电图均恢复正常，结合认知行为治疗每周 2 次。2 周后精神症状消失，接触交谈正常。4 周后临床治愈出院。

三、病例分析

1. 病史特点

（1）男性，23 岁，大学文化程度，吸食大麻 1 年余。

（2）因生活无聊，在朋友诱惑下吸食大麻，用量逐渐增加。后逐渐出现精神病性症状，多疑、妄想、幻觉。随着使用时间延长，患者出现用量逐渐增加，停止使用后会出现戒断症状，个人意志要求减退。

（3）风险评估：患者存在情绪低落及命令性幻听，在当下情绪状态和幻听影响下，患者可能会出现消极观念或自杀行为，故评估存在自伤（杀）风险。

2. 诊断与诊断依据

1）诊断

根据国际疾病分类标准编码《ICD-10》诊断为"大麻类物质所致精神病性障碍"。

2）诊断依据

在既往 12 个月内出现了 3 种或 3 种以上下列症状：

（1）出现耐受，需要大大增加大麻使用量才能达到预期效果；同样的计量产生的药效大大减弱。

（2）停止使用后出现戒断症状。

（3）长期、大量使用大麻，且使用期限超过自己所预期的（即用药失控）。

（4）持续的药物渴求，或是曾经试图戒毒但最后失败。

（5）为获取大麻、使用大麻及大麻的药效中恢复过来花费大量的时间。

（6）使用大麻导致重要的社会、职业功能受损，娱乐活动减少。

（7）在知道使用大麻会导致身体、精神疾病的发生或加重的情况下，仍继续使用大麻。

四、处理方案及基本原则

1. 护理和临床观察要点

因患者存在情绪低落、命令性幻听等精神病性症状影响，入院前曾出现过跳楼自杀行为。故须加强安全护理和动态临床观察，谨防消极及其他异常行为。

2. 改良电抽搐治疗（MECT）

患者当前存在自杀高风险，故首先考虑 MECT 控制消极行为。

3. 药物治疗

抗精神病药物奥氮平控制精神症状，抗抑郁剂控制戒断后的情绪低落。对于失眠患者可以采用镇静类药物帮助睡眠。

五、要点与讨论

（1）随着大麻在某些国家的合法化，大麻滥用也呈现出逐渐增多的趋势。我国也无例外，青少年成为大麻滥用的高危人群。因此，在强调合成毒品危害的同时，大麻滥用的预防也应被关注。

（2）大麻滥用后症状表现丰富，除了幻觉、妄想等精神病性症状，部分患者还会有"时间凝固感"，自述感觉时间停滞不前，沉浸在当下。因此，在访谈时应注意症状挖掘。

（3）多数患者出于"自我治疗"目的用药，因此应注意关注原发问题，在药物治疗的同时给予心理干预。

六、思考题

（1）大麻类物质所致精神病性障碍的症状学表现有哪些？

（2）大麻类物质所致精神障碍和精神分裂症所致的精神障碍，在鉴别时候应着重收集哪些信息？

七、推荐阅读材料

［1］郝伟，江开达. 精神病学［M］. 5 版. 北京：人民卫生出版社，2004.

［2］王祖承. 精神病学［M］. 北京：人民卫生出版社，2001.

［3］Martin-Soelch C M, Leenders L M, Chevalley A F, et al. Reward mechanisms in the brain and their role in dependence：evidence from neurophysiological and neuroimaging studies ［J］. Brain Reviews，2001；36：139－149.

（杜哲一）

案例 14

多药滥用

一、病历资料

1. 现病史

患者，男性，42岁，经理，已婚，因"饮酒20余年，合并使用氯硝西泮1年"来院就诊。患者男性，42岁，个体户。患者20岁开始饮酒，刚开始为应酬性饮酒，多饮啤酒、黄酒等，每周饮酒2～3次，后酒量渐进增大，几乎天天饮酒，并改喝白酒，一次约250g。2005年后出现不喝酒时感到头昏、手抖、乏力、心慌、多汗、入睡困难等，饮酒后上述症状即缓解。因此，患者随身携带酒壶。2008年患者出现精神症状，告诉家人墙壁上有很多虫子在爬，感到门外有人在骂他，严重时直接把家里的凳子砸出去。性格变得易于激惹，情绪难以控制，无故朝家人乱发脾气，家人曾多次带其至当地医院住院治疗，诊断为酒精使用障碍，一般系统治疗后1月左右出院。

患者出院不久后便再次复饮，患者自行查阅资料得知地西泮（安定）可以帮助戒断，一年前开始在家自行服用氯硝西泮，感觉服用氯硝西泮后能帮助控制情绪，并且在没有饮酒的情况下能明显缓解焦虑情绪，遂开始逐渐增加剂量，目前用至20～30粒/qd，同时伴有饮酒行为。若未有饮酒或服用氯硝西泮则睡眠差，心情烦躁不安。曾因醉酒摔伤一次，导致右上肢骨折。家人为帮其戒断再次送入院。

本次起病以来，夜眠差，胃纳少，体重明显减轻，二便可，否认存在消极言语，承认有冲、毁物言行。本次发病期间无发热、外伤等。

2. 既往史

否认重大躯体疾病史。病前性格开朗。

3. 个人史

G_2P_2，足月顺产，自小生长发育如常。适龄上学，成绩一般，高中毕业。毕业后做销售工作，工作能力可，与同事关系好。25岁时结婚，婚后夫妻感情一般。饮酒20余年，目前饮白酒500g左右/日。吸烟20余年，1包1日。无工业毒物及疫区接触史。病前性格：外向开朗。

4. 否认两系三代以内精神障碍史

5. 体格检查

体格检查：T 36.7℃，P 89次/min，R 20次/min，BP 120 mmHg/80 mmHg；氧饱和度97％。神清，精神略显萎靡，接触合作，对答切题。消瘦，皮肤巩膜未见黄染。两肺呼吸音粗，未闻及明显的干湿啰音。HR 89/min，律齐，各瓣膜区未闻及杂音。腹部凹陷，未见明显皮肤瘀斑，未见肠型及蠕动波。肠鸣音4次/min，未闻及气过水声。肝肋下1指，脾肋下未触及，无压痛，Murphy征（－），麦氏点无压痛及反跳痛。腹水征（－），肝区叩痛（－）。双下肢无水肿。

6. 实验室和辅助检查

头颅 CT、脑电图检查正常,智商测定正常,血常规检查未见明显异常,血生化检查显示丙氨酸氨基转移酶(ALT)72 U/L,无冬氨酸氨基转移酶(AST)62 U/L,γ-谷氨酰转移酶(GGT)278 U/L,血钾 2.9 mmol/L。甲乙丙肝炎表面抗原均阴性(−)。胸片检查显示两肺纹理增粗。

7. 精神检查

(1) 意识:清晰,时间、地点、人物定向可。

(2) 仪态:整洁,无怪异姿态。接触交谈:合作,对答切题,言语表达流畅、有序,语速无明显加快。

(3) 情感:情感反应协调,情绪略显低落,对自己目前的状态感到无可奈何。对既往病程的异常情感体验描述为:刚使用后感觉情绪高涨、心身愉悦,但不久感到焦虑、易紧张,并有手抖、出汗、入睡困难等表现。

(4) 感知觉:承认既往曾出现过数次幻视及幻听,有时看到墙上有虫子在爬,听到门外有人骂他,但住院治疗后上述症状得以缓解。否认目前存在明显的感知觉障碍。

(5) 思维:思维联想速度较慢,承认既往曾出现片段的被害妄想,感觉有人要来追杀他,否认目前存在思维内容及属性等障碍。

(6) 意志行为:自行要求来院治疗,存在意志要求。否认存在明显的消极言语,承认平素有冲动、毁物等言行。睡眠减少,入睡困难,夜眠浅。食欲缺乏,体重下降明显。

(7) 智能:正常,智力水平与受教育背景相符。

(8) 自知力:存在,有较强治疗意愿。

二、诊治经过

1. 初步诊断

酒精依赖合并氯硝西泮依赖。

2. 治疗经过

入院后完善各项检查、评估药物使用情况并制定治疗计划。对患者进行 ASSIST 筛查,结果显示酒精得分 28 分(高风险),苯二氮草类得分 17 分(中风险)。制定治疗计划为:选用长半衰期药物——地西泮替代治疗,考虑患者为酒精及氯硝西泮(氯硝安定)依赖,故计划在 10 d 内完成递减。并同时予以保肝、纠正水电解质紊乱、维生素及叶酸的补充。

第 1 天予以地西泮 10 mg tid,第 3 天减量至 7.5 mg tid,10 d 左右逐渐减量至完全停药。患者停止饮酒后出现情绪焦虑同时给予抗焦虑药坦度螺酮(希德)10 mg tid,缓解焦虑情绪。

三、病例分析

1. 病史特点

(1) 男性,42 岁酒精及氯硝西泮合并使用。

(2) 患者首先大量使用酒精后出现戒断症状,使用氯硝西泮自行戒断。但在长期使用后不仅未摆脱酒精依赖,同时出现对氯硝西泮的依赖。

(3) 全病程特点为渐进性,随着长期使用,耐受性逐渐增加、相关症状逐渐增多,包括性格改变、睡眠障碍、意志行为和社会功能受损等。

(4) 风险评估:既往存在幻觉、妄想,但否认目前存有上述症状,承认在外有冲动毁物行为,故评估存在冲动风险。

(5) 既往史及本次发作期间均无躯体疾病或脑器质性疾病存在的证据。

2. 诊断与诊断依据

1）诊断

酒精依赖合并苯二氮䓬类依赖。

2）诊断依据

在过去一年中出现下列标准中至少3条：

（1）对使用酒精及苯二氮䓬类的强烈渴望或冲动感。

（2）对酒精及苯二氮䓬类使用行为的开始、结束及剂量难以控制。

（3）当酒精及苯二氮䓬类的使用被终止或减少时出现生理戒断症状，其依据为：该物质的特征性戒断综合征；或为了减轻或避免戒断症状而继续使用。

（4）耐受的依据，为了达到过去较低剂量的效应，需要使用更高剂量的酒精及苯二氮䓬类。

（5）使用频率、剂量均增加。

（6）因使用酒精和苯二氮䓬类而逐渐忽视其他的快乐或兴趣，在获取或使用该物质或从其作用中恢复过来所花费的时间逐渐增加。

（7）固执地使用而不顾其明显的危害性后果；功能损害显著：社会功能显著受损。

3. 鉴别诊断

情感性精神障碍：患者病史中存在对情绪难以控制，易激惹，对家人乱发脾气，同时对自己目前的状态感到无可奈何、不满；需要考虑情感性精神障碍。但纵观患者全病程22年，患者情感症状与其使用酒精存在明显联系，长期大量使用饮酒导致患者情绪及性格发生转变，目前尚未达到情感障碍（包括抑郁或躁狂发作）的诊断标准，故不支持本诊断。

四、处理方案及基本原则

（1）在处理多药滥用时，首要任务是确定多种滥用药物的使用剂量。应当详细回顾患者既往药物使用情况，对物质使用障碍的患者应用ASSIST量表进行系统的评估。应注意观察不同药物戒断症状出现的顺序。处置多药滥用患者时，治疗原则是优先处理可能造成严重戒断问题的物质（如酒、苯二氮䓬类）。中度到重度的酒精戒断症状通常认为可能危及生命，需及时处理。当然其他物质的戒断反应也应及时监测并加以治疗，但应有优先顺序。比如，在使用替代疗法（如使用美沙酮、丁丙诺啡治疗阿片类物质依赖、尼古丁治疗烟草依赖等）之前，应积极控制酒精戒断症状。苯二氮䓬类药物作为酒精戒断治疗的首选药物，是最常用的替代酒精的药物。但是由于该患者同时使用氯硝西泮（苯二氮䓬），而对于长期时候用苯二氮䓬类（BZDP）的患者在戒断时一般都采用剂量递减法，对于使用半衰期较短的药物者，建议先换成半衰期较长的药物，然后在逐渐递减该药物。综上考虑该患者情况，予以地西泮替代递减治疗。

（2）心理支持疗法：心理支持疗法在酒精依赖及苯二氮䓬类依赖和戒断的治疗中不可或缺。在治疗过程中会出现的或轻或重的戒断症状，接受心理干预有助于减轻焦虑、应对压力。心理支持不仅仅贯穿于治疗期间，因为药物依赖的治疗是一个长期的过程，为防止复发应在患者出院后加强心理支持。

五、要点与讨论

（1）多药依赖多种药物指的是多种药物的依赖。多种药物依赖通常更严重，精神和躯体疾病共病情况复杂，治疗困难，预后差。

（2）多药使用的原因包括：①联合药物的效果（例如，通过酒精和苯二氮䓬类合用）；②克服药物的不良反应[例如,镇静剂(如酒精)与兴奋剂合用];③替代其他药物(例如,使用苯二氮䓬替代酒精)。

(3)酒精使用的减少或停用会对其他合并药物的使用有一定的影响。因此,在制定治疗计划时应同时考虑酒精和其他使用的药物。

(4)在处理多药滥用患者酒依赖戒断症状时,首要任务是确定苯二氮䓬类的使用剂量。临床医生应当详细回顾既往治疗史,注意症状的重叠出现会增加戒断症状观察和评估的复杂性。

(5)治疗考量:酒精与苯二氮䓬类这两种物质均可以调节 γ -氨基丁酸(GABA)功能;同时停药可增加症状严重程度与癫痫发作的风险。两者合并的患者需要更高剂量地西泮,并考虑逐渐增加地西泮剂量。多药滥用的患者需要密切的监护,增加心理支持及药物治疗。

六、思考题

(1)针对此类患者应注意哪些检测和评估?

(2)多药使用的原因有哪些?

(3)针对酒精合并苯二氮䓬类依赖的患者首选的药物治疗是哪种?治疗方案包括哪些?

七、推荐阅读材料

Haber P,Lintzeris N,Proude E,et al. Guidelines for the treatment of alcohol problems [J]. 2009,153-158

(王文政)

海洛因依赖综合征

一、病历资料

1. 现病史

患者,男性,41岁,初中文化,职员,已婚已育,因"反复吸食海洛因15年"来院就诊。1999年7月患者在朋友聚会时,经朋友怂恿,因好奇首次使用海洛因,烫吸使用,具体用量不详,用后自觉胃肠不适。后又多次在朋友劝说下使用,自觉用后感觉舒适,有"上头"感觉,飘飘欲睡,使用剂量也较以往有所增加。自2001年起患者开始注射使用,从起初的肌内注射逐渐到后期的静脉注射,使用频率逐渐增加,由起初每天1次到每天3次左右,停止使用则会出现浑身难受,表现胸闷、心悸、打哈欠、流涕、忽冷忽热、恶心、呕吐等不适,使用海洛因后上述症状立刻缓解。现患者使用频率达到每天5次左右,因为使用海洛因导致工作不能规律进行,爱人与其离婚,虽然想戒断,但多次戒断均不能坚持,今在家属劝说下来诊。

末次吸食海洛因时间:2014年10月8日早晨6:00,0.15 g静脉注射,9日晨自行服用美沙酮约10 ml(入院时间2014年10月9日)。

本次起病以来,精神萎靡,胃口欠佳,二便无殊,半年来体重无明显变化。

2. 既往史

2014年4月发现血糖升高,目前饮食控制,未服用降糖药。否认其他重大躯体疾病史。

3. 个人史

无殊。病前性格较孤僻。

4. 家族史

两系三代无精神障碍史。

5. 体格检查

躯体及神经系统未查及阳性体征。

6. 实验室和辅助检查

头颅CT、脑电图检查正常,智商测定正常,血常规、生化常规等检查未见明显异常。甲肝、乙肝、丙肝、戊肝、梅毒、HIV检查阴性。尿毒品吗啡阳性。

7. 精神检查

(1) 意识:清晰,时间、地点、人物定向完整。

(2) 仪态:整洁,衣着得体,无怪异姿态。

(3) 面部表情:正常,无怪异表情。

（4）接触交谈：尚合作，一问一答，对答切题，言语表达流畅、有序，语速无明显加快。

（5）情感：情感反应与周围环境协调，对周围事物漠不关心，缺少兴趣。

（6）感知觉：未见明显幻觉、妄想等感知觉障碍。

（7）思维：思维联想速度较慢。

（8）性症状：性欲减退。

（9）食欲：胃纳差，体重无明显减轻。

（10）智能：正常，智力水平与受教育背景相符。

（11）自知力：存在。

二、诊治经过

1. 初步诊断

海洛因依赖综合征。

2. 治疗经过

（1）美沙酮替代递减治疗：初始 20 mg bid，根据耐受性情况，在 10 d 内逐渐减量至停药。

（2）丁丙诺啡替代治疗：第 10 天起，初始计量 0.4 mg tid，根据耐受情况，逐渐加至 1.6 mg tid。

（3）辅助治疗：济泰片 2 粒 bid，氨酚羟考酮片（泰勒宁）5 mg tid。

（4）心理治疗：小组咨询，每次 1 h，内容包括了解常见滥用药物及认识其危害、纠正对自己药物滥用问题的错误认知、认识自己的危险情景及情绪变化、学会拒绝和远离吸毒伙伴、建立新的朋友圈。

三、病例分析

1. 病史特点

（1）男性，26 岁首次接触海洛因。

（2）发病特点：15 年前在好奇心驱使下首次注射使用海洛因，后断续使用，初始为海洛因有害使用，至 4 年前由逐渐增加使用次数，发展为每天使用增加剂量，并常不能控制使用的场合和剂量，达到海洛因依赖的程度。

（3）病程：总病程 4 年余。

（4）风险评估：无明显抑郁情绪，无明显自杀、伤人倾向，自杀、伤人风险低。

2. 诊断与诊断依据

1）诊断

海洛因依赖综合征。

2）诊断依据

符合《ICD-10》精神活性物质依赖综合征的诊断标准：

（1）存在 5 条依赖核心症状：对海洛因的使用有强烈渴望，常不能控制使用海洛因行为的开始、结束及使用剂量，海洛因使用被终止时出现生理戒断症状，使用次数和剂量逐渐增加，对周围事物漠不关心、缺乏兴趣。

（2）病程 4 年余。

3. 鉴别诊断

该病例诊断明确无须进行鉴别诊断。

四、处理方案及基本原则

1. 护理和临床观察要点

因患者停止使用海洛因可能出现戒断症状,故须加强护理和动态临床观察,防偷吸、冲动、外出等。

2 药物治疗

主要包括替代治疗及非替代治疗。常用的替代治疗药物包括美沙酮和丁丙诺啡,使用剂量根据患者情况而定。使用美沙酮替代递减治疗后,转为丁丙诺啡便于出院后维持治疗,丁丙诺啡的减量或停药由患者与医师共同商量评估决定。非替代治疗为缓解患者脱毒时引起的主观或客观上的不适,包括济泰片、可乐定、中草药、针灸等。

3. 心理社会干预

主要为急性期脱毒治疗后的社会心理康复治疗。这类患者回归社会后,常易因各种因素导致复吸,单独药物治疗对于药物依赖是不够的,应结合心理社会干预帮助其保持操守、回归社会。一般使用动机强化治疗、认知行为治疗、社区强化方法、个体咨询、家庭咨询等方法来强化依赖者戒毒动机,提高其自信心与自我效能,提高药物维持治疗的依从性等,从而最终达到使其保持操守,建立健康的生活方式的目的。因此,除在住院期间给予心理康复治疗外,建议出院后继续接受社区心理干预。

五、要点与讨论

(1) 人口学特征:男性、中年、文化程度低、无业、未婚是海洛因依赖的高发人群。

(2) 典型依赖形成过程:有害使用—增加剂量和(或)次数/改变使用方式(最终为静脉注射)—依赖。

(3) 治疗依据:海洛因的使用动机、海洛因的使用剂量及方式、戒断症状的出现与严重程度、是否伴发精神障碍等对治疗方案的选取具有重要指引价值。

六、思考题

(1) 海洛因戒断的症状主要有哪些? 如何治疗?

(2) 伴发精神症状的海洛因依赖该如何治疗?

(3) 如何使维持治疗的海洛因依赖者远离复吸?

七、推荐阅读材料

[1] 郝伟. 精神病学[M]. 5 版. 北京:人民卫生出版社,2004.

[2] 郝伟. 复方丁丙诺啡纳诺酮制剂临床使用指南[M]. 北京:科学出版社,2014.

[3] 世界卫生组织. ICD-10[M]. 北京:人民卫生出版社,1993.

（赵　燕）

案例 16
酒精依赖综合征

一、病历资料

1. 现病史

患者，男性，52 岁，离异，无业，因"反复饮酒 21 年，停酒后意识模糊、言行紊乱 1 天"来院就诊。患者 31 岁开始社交性饮酒，开始量少，半年后每天 40 度左右白兰地 200~250 g，有晨饮习惯，每天饮酒 3~4 次，停酒后出现强烈想喝酒、手抖、心慌等不适。因长期饮酒导致工作能力下降，被单位调换轻松岗位后仍不能胜任，1 年前被辞退在家。被辞退后患者不继续找工作，而是每天在家喝 20 度左右黄酒 1 000~1 500 g，后来发展至不吃饭只喝酒，不愿意外出，不关心家人；夜眠差，白天嗜睡，易烦躁，偶有觉得不开心、做任何事情都没有意思；食欲缺乏，近 2 月来基本不吃正餐，仅饮水或吃零食；手抖，双下肢无力，行走困难；经常腹泻、稀便、恶心。1 天前患者到外地未饮酒，归来后出现意识模糊，不认识家人，说自己的儿子是爸爸，日夜颠倒；称看过奇怪的东西，有小鹿从床前跑过；摸索动作，喃喃自语，称自己现在工厂里过得很好。家属感其异常送入我院。

发病来，意识模糊，胃口饮食差，日夜颠倒，大小便无明显异常，否认既往消极、冲动行为。

2. 既往史

发现脂肪肝 5 年，肝酶升高 2 年，平时未服药。否认高血压等其他慢性疾病。病前性格开朗。

3. 个人史

排行老二，有一哥哥，母孕期无异常，自幼生长发育同同龄人，初中毕业后工作，工作能力一般，性格开朗、冲动。否认吸烟及毒物接触史。

4. 家族史

否认两系三代以内精神障碍史。

5. 体格检查

体格检查：T 37.6℃，R 21 次/min，BP 130 mmHg/80 mmHg，HR 96 次/min，氧饱和度 98%。身高 170 cm，体重 50 kg。神志模糊，双瞳等大等圆，直径 4 mm，对光反射迟钝。心律齐，心音有力。双肺呼吸音粗，未及干湿啰音。腹软，肝脾肋下未及，未及腹部包块。四肢肌力 V⁻ 级，肌张力不高，双侧键反射对称＋，双上肢可及细微震颤，病理征阴性，双侧指鼻不准，双上肢轮替笨拙，直线不能完成，闭目难立。

6. 实验室和辅助检查

WBC 9.62×10^9/L，N 70.1 %，Hb 129 g/L，PLT 310×10^9/L。ALT 90 U/L，AST 81 U/L，TB 9.8 μmol/L，Cr 51 μmol/L，BUN 4.3 mmol/L，血糖 5.9 mmol/L，K^+ 3.20 mmol/L，Na^+ 140 mmol/L。尿

毒品检测:无异常。EKG 检查:窦性心律,T 波改变。B 超检查:脂肪肝,胆囊结吉,胰脾肾未见异常。X 线胸片检查未见明显异常。

7. 精神检查

(1) 意识:神志模糊,时间、地点、人物定向不全。

(2) 接触:问答基本切题,接触合作。

(3) 仪态:仪态整齐,可见伸手空中摸索动作。

(4) 感知觉:存在幻视、言语性幻听,自称看到鬼,听到祖先和自己说话,未引出感知觉综合障碍。

(5) 思维:思维联想速度无异常,未引出妄想、思维被洞悉感、思维逻辑障碍及强迫性思维。

(6) 情感:易激惹,未见明显情绪高涨或低落,表现忙碌,有摸索动作,情感反应欠协调。

(7) 意志行为:意志要求存在,未见消极、冲动、外跑行为。

(8) 认知:近事记忆、远事记忆、理解力、计算尚可。

(9) 自知力:自知力缺乏。

二、诊治经过

1. 初步诊断

(1) 伴有谵妄的酒精戒断状态。

(2) 酒精依赖综合征。

(3) 脂肪肝,肝酶升高,低钾血症。

2. 治疗经过

(1) 急性期针对谵妄伴酒精戒断状态:①地西泮一次给予 15 mg,后根据病情需要,继续给予 5～20 mg/h,使患者处于轻度嗜睡但可唤醒的状态;合适的剂量至少稳定 3 d;②补充维生素 B_1 500 mg bid,补钾、补液等营养支持;③此过程在安静环境中进行,对患者生命体征、症状、异常指标进行检测。

(2) 慢性期保持酒精戒断:①地西泮替代递减治疗,病情稳定至少 3 d 后,开始地西泮逐渐减量,每天减 1 粒;②补充维生素,茴拉西坦改善脑代谢;③心理干预,动机强化及认知行为干预;④长期门诊随访,戒酒互助小组。

三、病例分析

1. 病史特点

(1) 男性,饮酒史 21 年,近 1 年来 20 度左右黄酒 1 000～1 500 g,有晨饮,停酒后有想喝酒、手抖、心慌等不适。近年来因为饮酒工作表现变差,饮酒成了生活的首要任务,其他的娱乐、与家人相处、工作、甚至吃饭都成了次要的事。停酒 1 d 后出现意识模糊,自称看到奇怪的东西,听到祖先和自己讲话,时间及地点定向错误。

(2) 入院后发现患者意识模糊,时间、地点、任务定向障碍,幻视、言语性幻听,易激惹,症状昼轻夜重。体格检查低热、四肢肌力 Ⅴ⁻ 级,肌张力不高,双侧键反射对称＋,双上肢可及细微震颤,病理征阴性,双侧指鼻不准,双上肢轮替笨拙,直线不能完成,闭目难立。实验室检查提示白细胞计数总数轻度升高,肝酶升高,低钾。

(3) 风险评估:未及消极观念,在精神症状支配下可能有冲动行为,健康恶化风险。

2. 诊断及诊断依据

1) 诊断

（1）伴有谵妄的酒精戒断状态。

（2）酒精依赖综合征。

（3）其他诊断：脂肪肝；肝酶升高；低钾血症。

2）诊断依据

（1）伴有谵妄的酒精戒断症状（依据《ICD-10》）是一种戒断状态并发谵妄的精神状态，酒精、苯二氮䓬类、阿片类物质戒断都可并发谵妄。

震颤、谵妄是一种时间短，但偶可致命的伴有躯体症状的中毒性意识模糊状态。包括酒精戒断伴有谵妄，指长期饮酒历史的严重依赖者戒断的结果，往往在酒戒断后起病，有时可出现在某次暴饮过程中。

典型的前驱症状包括失眠、震颤和恐惧。起病也可以戒断性抽搐为先导。经典的三联征包括意识混浊和精神错乱、生动幻觉和错觉及明显的震颤，也常出现妄想、激越、失眠或睡眠周期颠倒及自主神经功能亢进。

（2）酒精依赖综合征（依据《ICD-10》），过去 1 年中，至少有下面 3 条：①对使用酒精的强烈渴望或冲动感；②对酒精使用行为的开始、结束及剂量难以控制；③当酒精使用被终止或减少时出现生理戒断状态，如想喝酒、手抖、心慌；④耐受性，饮酒量逐渐加大；⑤喝酒是生活的首要任务，忽视其他的快乐或兴趣，每天花大量的时间喝酒；⑥知道喝酒有害自己身体健康还继续喝酒。

（3）其他诊断：脂肪肝，肝酶升高，低钾血症，共济失调：根据入院体格检查、实验室检查、腹部超声检查等确诊。

3. 鉴别诊断

器质性精神障碍：患者存在意识模糊、定向不全、言语性幻听、幻视，查体共济失调、上肢震颤，应当考虑。结合患者病史，长期慢性饮酒，停用后心慌、手抖等症状，复饮后这些症状消失，停用 1 d 后出现以上症状，且患者平时没有明显记忆力、计算力减退等神经认知减退表现，应当首先考虑谵妄伴酒精戒断状态，可进一步进行头颅 MRI 等检查明确。

四、处理方案及基本原则

1. 急性期治疗

酒精戒断性谵妄处理不当，有较高的致死性。酒精使用障碍的患者如果减少或停止饮酒后，大约有 50% 会出现酒精戒断症状。酒精戒断症状常在停用后 8 h 出现，72 h 达到高峰，在 5～7 d 后显著减少。死亡原因通常包括高热、心律失常、戒断性癫痫并发症或者合并的内科疾病。具体治疗措施如下：

（1）收 ICU 治疗，密切监护病情，患者存在发热、白细胞计数升高、低钾，对异常指标复查。

（2）主要采用苯二氮䓬类药物治疗，最好静脉给药，使患者处于轻度嗜睡但可唤醒的状态；同时监测患者的生命体征直至谵妄消除（大约需要 3 d）。为控制目标症状，第 1 天用药的剂量最大（例如，地西泮一次给予 15 mg），地西泮根据病情需要，继续给予 5～20 mg/h；劳拉西泮根据病情需要，每隔 15 min 通过静脉或肌内注射或口服 8 mg。

（3）对苯二氮䓬类药物治疗无效的患者中（尤其是插管的患者），可以给予丙泊酚（异丙酚）治疗，比如采用 0.3～1.25 mg/(kg·h)，最高可到 4 mg/(kg·h)，最多可持续 48 h。

（4）静脉注射维生素 B_1，每次 500 mg，1～2 次/d，持续 3 d；对患者进行监测，避免过度补水、补钾。

（5）对症处理控制激越，改善睡眠。

2. 慢性期保持酒精长期戒断

（1）完善酒精及其他物质滥用评估（包括物质种类、剂量、使用方式、使用场景、一起使用的人、既往治疗情况）。

（2）然后对躯体健康、精神健康进行评估。酒精依赖患者常合并营养不良,特别是维生素缺乏,甚至导致脑病、神经认知损伤、共济失调、周围神经病变、酒精性肝病等,且长期使用可能会损伤患者精神健康(如,抑郁情绪、情绪不稳定、猜疑等),应该对酒精依赖患者进行全面评估以便进一步治疗。

（3）酒精躯体戒断治疗:地西泮替代递减治疗,待患者病情稳定至少 3 d 后,地西泮逐渐减量。

（4）补充维生素:特别是维生素 B_1,甲钴胺片、维生素 B_1 口服、茴拉西坦等改善脑代谢。

（5）心理干预:动机强化治疗结合认知行为治疗,强化患者戒断酒精的动机,纠正患者既往关于饮酒的错误认知,训练患者社交技巧、应对挫折、时间管理等技巧,建立积极人际关系网络,促进社会回归。

（6）鼓励长期随访,加入戒酒互助小组。

五、要点与讨论

从古至今,酒精在世界及我国广泛使用,酒精使用带来躯体损伤(如肝脏、心脏、神经系统)及精神损伤(如长期依赖、酒精戒断、酒精所致精神病性障碍、酒精所致情绪障碍、睡眠障碍等),同时也损伤使用者社会功能、家庭功能。其至在青少年中,酒精是被滥用最多的精神活性物质。酒精使用障碍在临床中面临 3 个主要问题:

（1）在初级卫生机构、综合医院,对酒精使用问题进行筛查,并进行简单干预。许多在初级卫生机构、综合医院就诊患者,常因为躯体疾病而非酒精问题就诊(如肝硬化、心脏病等),但这人群普遍合并饮酒问题,对这些人饮酒问题进行快速筛查,如简单询问是否饮酒? 饮酒模式? 或是使用简单筛查量表,如 ASSIT,可以筛查出有饮酒问题的患者,并建议他们戒酒或是将严重饮酒问题的患者转介至专业戒酒机构,这对于躯体疾病的预防有重要意义。

（2）对于急诊部门,可能会碰到酒精相关的急症,如醉酒、谵妄伴酒精戒断,需要相关人员能够及早识别,并进行处理。对于意识模糊,定向不全,伴有幻视、精神病性症状患者,对他们饮酒问题进行筛查,如果患者不能配合可以通过询问送诊人,对于停酒后数天出现以上症状患者需要考虑谵妄伴酒精戒断状态,该病病死率高。需要对受试者进行监护,全面评估生命体征、水电解质情况、肝肾功能、血常规等,使用苯二氮䓬类药物静滴或口服,使患者处于轻度嗜睡但可唤醒的状态;症状稳定至少 3 d 再将地西泮逐渐减量。

（3）对于长期慢性饮酒要求戒酒的患者,医生应明白依赖是一个慢性复发性疾病,需要急性期脱毒治疗,还需要长期保持戒断的干预。对于酒精依赖,可使用地西泮替代递减,也可以使用阿坎酸、戒酒硫等药物。同时酒依赖患者容易合并营养不良,特别是维生素 B 缺乏,注意及时补充。长期需要心理社会干预保持酒精戒断,目前有如动机激励访谈、认知行为治疗等方法,也有戒酒自助小组等组织,这些都利于保持酒精长期戒断。

六、思考题

（1）伴有谵妄的酒精戒断状态诊治原则是什么?

（2）酒精依赖综合征的治疗原则是什么?

（3）临床中会面临哪些酒精相关问题及如何处理?

七、推荐阅读材料

[1] 赵敏,郝伟,肖泽萍. 酒精及药物滥用与成瘾[M]. 北京:人民卫生出版社,2012.

[2] National Collaborating Centre for Mental Health (OK). Alcohol-use disorders: diagnosis,

assessment and management of harmful drinking and alcohol dependence. The British Psychological Society and. The Royal College of Psychiatrists，2011.

（钟　娜）

可卡因依赖综合征

一、病历资料

1. 现病史

患者,男性,29岁,自由职业,未婚,因"间断吸食可卡因6年,情绪低落3月伴耳闻人声、猜疑1周"来院就诊。2010年9月(24岁)患者在国外读书期间受他人引诱开始吸食可卡因,通常在聚会时吸食,每周约1～2次,鼻吸为主,每次约2～3条(每条20～30 mg),吸食后情绪高涨,心情愉悦,精力旺盛,自觉很自信,睡眠需求减少。持续约半年后承认存在渴求感,吸食次数明显增加,频率增加至每天4～6次,吸食后3～4 h内情绪从高涨滑落为低落、高兴不起来,话少,甚至有消极厌世的想法,为了摆脱糟糕状态追求快感而重复吸食可卡因。长期吸食以来,食欲下降,生活节奏慵懒,睡眠时间减少,脾气变暴躁,常常与家人争吵,影响工作与社交。偶吸食冰毒、K粉,常同时伴随大量饮酒,约每天4～5瓶啤酒。

其后数年曾多次尝试当地戒毒治疗,包括心理咨询和匿名协会等。然而,最终都以失败而告终,最长保持戒断时间约1个月。2月前返回国内修养,不久后再次复吸,最近1周吸食量大,平均每日6次,每次2条,吸食量大时自称出现幻觉,包括感到被跟踪、感觉被监控、能听到被人咒骂的声音等,但很快消失。整日情绪低落,胃纳减少,睡眠规律颠倒。为了进一步康复治疗,来我院就诊,要求住院治疗。

本次起病以来,入睡困难,胃纳差,体重减轻,大小便无异常,曾有消极言语。本次发病期间无发热、外伤等。

2. 既往史

否认重大躯体疾病史。

3. 个人史

无殊。病前性格开朗。

4. 家族史

否认两系三代以内精神障碍病史。

5. 体格检查

(1) 体格检查:T 38.7℃,P 100次/min,R 24次/min,BP 140 mmHg/95 mmHg,氧饱和度95%。

(2) 消瘦,皮肤巩膜未见黄染。两肺呼吸音粗,未闻及干湿啰音。心率100/min,律齐,各瓣膜区未闻及杂音。腹部平软,未见皮肤瘀斑,未见肠型及蠕动波。肠鸣音4次/min,未闻及气过水声。肝肋下1指,脾肋下未触及,无压痛,Murphy征(一),麦氏点无压痛及反跳痛。腹水征(一),肝区叩痛(一)。双下肢无水肿。

6. 实验室和辅助检查

头颅CT、脑电图检查正常,智商测定正常,血常规、生化常规等检查未见异常。胸片检查显示两肺纹理增粗。

7. 精神检查

(1) 意识:清晰,时间、地点、人物定向完整。

(2) 仪态:衣着得体,无怪异姿态。

(3) 接触交谈:略显紧张,警觉性较高。对答切题,言语表达流畅、有序,语速无明显加快。

(4) 情感:情感反应协调,情绪低落,感到生活中乐趣全无,对于自己反复戒毒失败感到失望。对既往病程的异常情感体验描述为:刚使用时情绪高涨、开心、兴奋,但不久感到情绪跌落至谷底、凡事皆无兴趣和乐趣、缺乏自信、头脑反应迟钝、消极观念等。

(5) 感知觉:承认既往吸食可卡因时短暂出现幻听,自称能听到有人咒骂自己,但很快消失。否认目前及使用毒品前存在类似感觉。

(6) 思维:思维联想速度较慢,承认既往吸食可卡因时短暂出现被害妄想、被跟踪感,停止使用后很快消失。

(7) 意志行为:行为略显迟缓,自感精力减退、易疲劳。有消极言语,但无消极行为。吸毒初期性欲增强,现减退。

(8) 睡眠:睡眠减少,入睡困难。

(9) 食欲:减退,体重下降。

(10) 智能:正常,智力水平与受教育背景相符。

(11) 自知力:部分存在,有较强戒毒意愿。

二、诊治经过

1. 初步诊断

可卡因依赖。

2. 治疗经过

入院后给予安静的环境休息,避免打扰。贝那普利 10 mg qd 口服,控制血压。予以劳拉西泮 0.5 mg qn po,复方甘草合剂 10 ml tid po。3 d 后患者血压平稳,咳嗽咳痰减少,睡眠进一步改善,情绪无明显波动。入院 1 周后体重较入院前增加 2 kg。出院医嘱:贝那普利 10 mg qd po,控制血压。定期接受心理咨询。定期门诊随访。

三、病例分析

1. 病史特点

(1) 男性,24 岁首次吸食可卡因。

(2) 症状与吸食可卡因存在明显联系。使用后亢奋,但不久转变为情绪低落,为了摆脱沮丧感而重复吸食可卡因。

(3) 全病程特点为渐进性,随着长期使用,耐受性逐渐增加,相关症状逐渐增多,包括情绪低落、睡眠障碍、意志行为和社会功能受损等。

(4) 风险评估:当前存在抑郁症状,且存在消极观念,故评估存在自杀风险。

(5) 既往史及本次发作期间均无躯体疾病或脑器质性疾病存在的证据。

2. 诊断与诊断依据

1）诊断

可卡因依赖综合征。

2）诊断依据

在过去 1 年中出现下列标准中至少 3 条：

（1）对吸食可卡因的强烈渴望或冲动感。

（2）对可卡因使用行为的开始、结束及剂量难以控制。

（3）当可卡因的使用被终止或减少时出现生理戒断症状，其依据为：该物质的特征性戒断综合征；或为了减轻或避免戒断症状而继续使用。

（4）耐受的依据，为了达到过去较低剂量的效应，需要使用更高剂量的可卡因；使用频率、剂量均增加。

（5）因使用可卡因而逐渐忽视其他的快乐或兴趣，在获取或使用该物质或从其作用中恢复过来所花费的时间逐渐增加。

（6）固执地使用而不顾其明显的危害性后果。

（7）本次病程 3 个月，总病程 5 年。

（8）功能损害显著：社会功能显著受损。

3. 鉴别诊断

情感性精神障碍：患者当前存在明确情感低落、自我评价降低等抑郁症状群，需要考虑包括抑郁症在内的情感性精神障碍。纵观全病程（6 年），其精神病性症状与吸食可卡因存在明显联系，吸食可卡因后情绪明显高涨并又快速转变为低落，停用毒品期间无类似症状，故不支持本诊断。

四、处理方案及基本原则

（1）对于可卡因依赖综合征尚无专属药物治疗，主要给予支持性治疗。早期治疗主要是合理饮食、调节躯体电解质平衡。长期吸食可卡因，特别是以鼻吸为主的长期滥用者多出现心脏、呼吸道功能损害，应积极检查和观测。因患者多存在抑郁情绪、消极观念、人格问题等，存在较高自杀风险，故须加强安全护理和动态临床观察，谨防消极及其他病理性异常行为，如冲动、出走等；同时采取一些辅助药物进行对症治疗。如伴随明显激越或失眠症状的患者，可以使用一些短效的苯二氮䓬类药物。

（2）社会心理干预：需向患者强调可卡因依赖的治疗和康复是一个长期过程，接受社会心理干预有助于保持戒断。国外循证证据显示认知行为治疗（cognition-behavioral treatment，CBT）、动机促进性访谈（motivation interview，MI）、行为列联管理（contingency management，CM）及正念治疗（mindfulness）等有助于提高可卡因依赖的康复效果。目前，我国急需专业治疗队伍。

五、要点与讨论

（1）人口学特征：可卡因在北美、西欧等国颇为流行，是美国第二大流行的非法毒品，近年来我国的流行趋势逐渐上升。

（2）可卡因是中枢兴奋剂，可以显著增加主控兴趣和行为的脑区的多巴胺水平。单次使用可导致兴奋、精力充沛、多语，以及心率加快、血压上升等躯体表现。其中枢作用时间较苯丙胺类兴奋剂短。

（3）长期使用导致包括脑内奖赏系统在内的多个脑系统慢性改变，并导致成瘾。戒断症状主要表现为情绪低落、沮丧感等。长期使用还可导致不同程度的认知功能损害。同时常伴随牙齿、心、肺等重要脏器并发症和功能损害,但突然停用或减少使用时较少出现明显的躯体戒断症状。

（4）治疗考量:可卡因依赖如同其他物质依赖,被认为是慢性复发性脑病,但目前尚缺乏特效药物治疗。治疗原则包括:可卡因依赖的治疗是一个长期的过程,需要采取综合治疗策略。患者、医师、心理治疗师、家庭和社会应共同参与可卡因依赖的治疗、康复和预防。早期戒断时以支持性治疗为主,需关注心、肺等重要脏器并发症,积极观察和辅助治疗。急性戒断后辅助社会心理干预有助于保持戒断。

六、思考题

（1）针对此类患者应注意哪些检测和评估?
（2）可卡因依赖的治疗原则是什么?
（3）针对此类患者出院前的医嘱包括哪些?

七、推荐阅读材料

Galanter M, Kleber H D, Brady K. The American Psychiatric Publishing textbook of substance abuse treatment (Fifth edition. ed.)[M]. Washington, DC: American Psychiatric Pub, 2014.

（江海峰）

案例 18

镇静催眠药相关障碍

一、病历资料

1. 现病史

患者,女性,31岁,无业,未婚,因"滥用阿普唑仑2年"来院就诊。患者2012年因失眠服用阿普唑仑助眠,剂量逐渐增加,近1年来剂量增加到60~80粒/d,减药后出现多汗、震颤、烦躁、焦虑、坐立不安、手抖等症状,服药后缓解。2014年4月尝试停药2 d,出现时间、人物、地点定向不清,四肢震颤明显,不能行走,否认突发意识丧失、四肢抽搐等。2014年6月患者尝试自行逐渐减量,目前,用阿普唑仑28~50粒/d,自2014年11月起,患者出现每天服用阿普唑仑同时还饮用200 ml 19度清酒,自觉目前状况不佳,于2014年12月15日自愿来我院就诊。发病来,患者睡眠欠佳,进食可,近半年体重无明显减轻,两便无殊。无冲动、消极和外跑行为。

2. 既往史

否认重大躯体疾病史。

3. 个人史

无殊。病前性格内向。不吸烟,饮酒情况见现病史。

4. 家族史

否认两系三代以内精神障碍病史。

5. 体格检查

BP 100/70 mmHg,HR 96次/min,双手震颤(+),余躯体及神经系统未查及阳性体征。

6. 实验室和辅助检查

脑电图检查正常(智商测定正常),血常规、生化常规等检查未见异常。

7. 精神检查

(1)意识:清晰,时间、地点、人物定向完整。

(2)仪态:整洁,衣着得体,无怪异姿态。

(3)面部表情:大部分时间显得表情自然,与之接触则显得紧张不安。

(4)接触交谈:合作,主动,对答切题,言语表达流畅、有序。

(5)情感:情感反应协调,情绪显焦虑烦躁,伴有低落,兴趣要求存在,自我评价可,未见消极观念,未见情绪高涨。

(6)感知觉:未引出错觉,幻觉及感知觉综合障碍。

(7)思维:思维连贯,未引出明显思维内容,思维属性障碍及逻辑障碍。

（8）意志行为：意志要求存在。未见消极观念及消极行为，无冲动行为、木僵、违拗等怪异动作。

（9）智能：正常，智力水平与受教育背景相符。

（10）自知力：存在，希望得到很好的治疗。

二、诊治经过

1. 初步诊断

催眠药相关障碍。

2. 治疗经过

（1）地西泮：第1天：地西泮7.5 mg tid起始，根据使用其他催眠药的剂量确定地西泮起始剂量；第2天和第3天：根据患者的戒断症状，对患者的地西泮剂量进行滴定调整，直至控制戒断症状；第4～14天：开始递减地西泮剂量，每天减1粒，直至地西泮停药。

（2）丙戊酸钠缓释片：第1～3天：500 mg/d；第4～14天：750 mg/d。

（3）米氮平：第1～3天：15 mg/d；第4～14天：30 mg/d。

（4）舍曲林：第1～14天：50 mg/d。

（5）喹硫平：第1～14天：200 mg/d。

三、病例分析

1. 病史特点

（1）女性，31岁。

（2）以失眠为首发症状开始使用阿普唑仑。

（3）使用阿普唑仑两年余，剂量增加到60～80粒/d，为了自行减少安定剂量，入院前一月开始每天喝200 ml 19度清酒，将安定减至28～50粒/d。

（4）患者曾试图减量或停用阿普唑仑，但因戒断症状明显，自行戒断失败。

（5）患者在阿普唑仑减量过程中，出现多汗、震颤、烦躁、焦虑、坐立不安、手抖等症状；在阿普唑仑停用过程中，出现时间、人物、地点定向不清，四肢震颤明显，不能行走，否认突发意识丧失、四肢抽搐等症状。

（6）风险评估：当前表现为镇静类药物依赖伴有饮酒，且存在明显的情绪低落、焦虑症状，故评估患者存在一定风险。

（7）既往无躯体疾病或脑器质性疾病存在的证据。

2. 诊断与诊断依据

1）诊断

催眠药相关障碍。

2）诊断依据

目前符合"催眠药相关障碍"诊断标准：

（1）存在催眠药的摄入经常比意图的量更大或时间更长。

（2）有持续的欲望或失败的努力试图减少或控制催眠药的使用。

（3）大量的时间花在那些获得镇静剂，使用它或从其作用中恢复的必要活动上。

（4）对使用催眠药有渴求或强烈的欲望或迫切的要求。

（5）反复的催眠药使用导致不能履行在工作学校或家庭中的主要角色的义务。

（6）尽管催眠药使用引起或加重持续或反复的社会和人际交往问题，仍然继续使用催眠药。

（7）由于催眠药的使用而放弃或减少重要的社交职业或娱乐活动。

（8）尽管认识到该物质可能会引起或加重持续的或反复的生理或心理问题,仍然继续使用催眠药。

（9）耐受,使用剂量逐渐增大。

（10）戒断,长期使用催眠药后,停止或减少使用后数小时或数天,出现自主神经活动亢进(例如,出汗或脉搏超过 100 次/min)、手部震颤、失眠、焦虑等。

（11）病程 2 年超过 12 个月有以上症状。

（12）功能损害显著:生活、学习功能和现实检验能力均显著受损,导致入院。

3. 鉴别诊断

患者药物使用史明确,患者目前的症状和使用药物相关,无须鉴别。

四、处理方案及基本原则

（1）护理和临床观察要点:因患者大剂量使用催眠药,阶段过程中使用大剂量长效催眠药进行替代递减治疗。因此,应注意防跌倒或过度镇静,加强安全护理和动态临床观察,注意戒断过程中癫痫发作。

（2）药物治疗 1:地西泮替代递减治疗;丙戊酸钠防癫痫发作。

（3）药物治疗 2:使用舍曲林(左洛复)、丁螺环酮、米氮平改善焦虑和抑郁情绪。

五、要点与讨论

（1）药物滥用病史特点:反复使用,停用后有明显的戒断症状。为控制戒断症状,继续反复使用,呈现使用-戒断-使用的特点。

（2）连续性使用,总病程达到 12 个月。

（3）共病问题:物质使用障碍患者大部分存在失眠、情绪障碍问题和神经症,为缓解失眠、焦虑、抑郁等情绪而长期服用催眠药,导致药物耐受和依赖。

（4）治疗考量:风险评估(如该病例存在自杀风险)、药物使用病程特点(使用—戒断—使用)、共病问题(失眠)等对治疗方案的选取具有重要指引价值。

六、思考题

（1）催眠类药物的作用机制?

（2）催眠类药物使用障碍的诊断过程中,需要采集哪些临床信息?

（3）催眠类药物使用的共病问题?

七、推荐阅读材料

[1] 赵敏.酒精及药物滥用与成瘾[M].北京:人民卫生出版社,2012.

[2] 郝伟.成瘾医学精要[M].北京:人民卫生出版社,2014.

（孙海明）

案例 19

(紧张型)精神分裂症

一、病历资料

1. 现病史(姐姐提供病史)

患者,女性,38岁,家庭主妇,已婚未育,因"少语少动9个月,加重伴拒食拒药1月"来院就诊。入院9个月前,患者一名同学怂恿其信奉设在中国香港的一种宗教,据说信奉后能满足有小孩等心愿。患者去香港1周后返沪,就像换了一个人,出现少语少动,每天8小时站立不动,诵经、烧香、吃素,穿衣用具只用佛教的黄色和白色。称晚上害怕死去的人找她。半年前家人带其来我院心理咨询门诊就诊,诊断焦虑状态,予舍曲林(50 mg/d)治疗,服药2周后患者的活动及进食好转,与家人去杭州旅游,能操持家庭日常生活,并逐渐停药。停药后上述症状反复,并出现言语内容家人觉难以理解。例如,称自己是佛祖的后代,前世是男的;又称有一个持续的声音告诉自己有菩萨保佑不用吃东西,也不用吃药,每日只吃菜心、苹果等类似佛教莲花的东西;认为白水是供奉菩萨的,故拒饮白水,口渴时喝菜心汤、苹果水;不肯出门,整日躺在床上不语不动,也不肯洗脸、洗澡、刷牙,每日需家人喂食及护理。患者病情时而缓解,能进食饮水讲话,称"姐姐每天来护理她辛苦了"。时而又少语少动,并且拒绝到医院就诊。家人觉患者难以管理送我院,门诊于当日收入院。

发病以来,患者饮食差,睡眠可,二便基本如常,无消极言语或行为,无冲动外跑行为。

2. 既往史

否认重大躯体疾病史。否认糖尿病、高血压、心脏病等疾病史。

3. 个人史

幼年生长发育正常。适龄上学,高中毕业;成绩一般;5年前曾经到英国工作(普通操作工),病前性格开朗。否认烟酒毒品使用史,否认冶游史。

4. 家族史

否认两系三代以内精神障碍病史。

5. 体格检查

躯体检查及神经系统未查及阳性体征。

6. 实验室和辅助检查

头颅CT、脑电图检查正常,血常规、生化常规等检查未见异常。

7. 精神检查(此例为不合作患者)

(1)意识:清楚,闭眼,对询问以点头或摇手表示。

(2)仪态:仪态欠整。

（3）面部表情：表情紧皱眉头。

（4）言语：不语，回答问题多用点头或摇手表示。

（5）行为动作：独坐在凳子上，右手紧抚腹部。

（6）合作程度：不合作。

二、诊治经过

1. 入院后精神状态变化

入院后给予常规的生化检查，由于患者拒食给予补液处理；抗精神病药物喹硫平和改良电抽搐治疗（MECT）治疗。入院第5天经治疗后缄默症状改善，开始主动进食。再次行精神检查：意识清，仪态尚整，接触被动，可引出言语性听幻觉，称"是一个持续的声音告诉自己是释迦牟尼"。承认之前拒食也是声音叫自己做的；声音的内容还有诬陷自己。存在被害妄想、关系妄想，称"邻居也参与了这个阴谋，他们在小区里"。思维完整性、连贯性受损；思维逻辑障碍，称"肚子里有个摄像头，希望这次住院能够取出来"。情感反应不协调，易激惹。在病房里有突发的冲动行为，坚持要医生把自认为的腹部的摄像头取出，记忆力可，智能可，自知力缺乏。

2. 初步诊断

精神分裂症（紧张型）。

3. 治疗经过

（1）入院后首先使用喹硫平，由于患者在治疗过程中随着缄默状态缓解，阳性症状暴露，情绪易激惹及突发冲动行为，故换为奥氮平继续治疗。

（2）第1~2周：喹硫平100 mg/d起始，根据耐受性情况，1周内增量至400 mg/d，2周内增量至700 mg/d。

（3）第3~12周：根据疗效和耐受性，患者缄默状态缓解，妄想程度减轻，但幻听依旧顽固存在，故给予换用奥氮平5 mg/d起始，加至20 mg/d。

三、病例分析

1. 病史特点

（1）女性，38岁首发。

（2）全病程特点为发作-缓解，缓解期存在功能状况受限。

（3）本次病程9个月，初始表现为情绪的变化，行为的异常，但家人未予注意，直至明显的生活不能自理，方才引起重视，送入医院治疗。经治疗后症状暴露：有听幻觉，被害妄想，关系妄想，思维逻辑障碍伴继发行为异常症状。

（4）风险评估：患者当前表现为精神运动性抑制症状群，有命令性幻听，生活功能明显受限，故评估高风险。

（5）既往史及本次发作期间均无躯体疾病或脑器质性疾病存在的证据。

2. 诊断与诊断依据

1）诊断

精神分裂症。

2）诊断依据

（1）症状标准：①幻觉妄想影响其情绪及行为；②被害妄想、物理影响妄想、命令性幻听；③情感反应与周围环境欠协调。

（2）病程标准：总病程 9 个月，加重 2 月余。

（3）严重程度：社会功能及日常生活明显受损；自知力受损。

（4）排除标准：根据病史及体格检查，目前可排除器质性精神障碍或精神活性物质所致精神障碍。

3. 鉴别诊断

（1）偏执性精神病：患者有妄想，认为有人害自己，议论自己，中年起病，需要排除偏执性精神病，但偏执性精神病特点是幻觉少见，以偏执性妄想多见，并且妄想对象较单一，内容系统，有一定逻辑性及合理性，而结合该患者，妄想内容荒谬，对象广泛，以幻觉为主，故不支持诊断。

（2）分离转换障碍：患者是五姊妹中最小、结婚晚、年龄偏大、期望生育、有焦虑史，故也可能是否有该诊断可能。但与分离转换障碍不符合的是该患者生活事件诱因不明确，没有确切的分离性或转换性症状，没有明显的表演性、暗示性及情感的幼稚肤浅。目前诊断证据不足。

（3）文化因素所致精神障碍：患者本次症状加重前曾信仰宗教，本次拒食为仅食用形似佛教莲花的食品。但交谈中未见患者大谈宗教，表现出的与宗教有关的妄想，均为幻听中的人告诉患者的，均为继发于幻听的内容，幻听的声音来源并非与宗教有关，并且患者也有大量的精神病性症状与宗教无关。例如，小区的人在谈论自己、肚子里有摄像头等，且患者声称已停止念佛等宗教活动，故该诊断目前证据不足。

（4）精神活性物质所致精神障碍：患者既往有吸烟、饮酒史。曾有国外生活、工作史。但患者否认吸食毒品，且入院尿检毒品筛查阴性，无其他证据支持，故可予排除。

（5）器质性精神障碍：患者女性、中年起病、首次出现精神病性症状，并有进食不佳，体重减轻。但患者临床体检及实验室检查 EEG、头颅 CT、甲状腺功能、激素水平等检查结果未见证据支持，故可予排除。

四、处理方案及基本原则

1. 护理和临床观察要点

因患者存在听幻觉，其院外行为受到幻听等精神病性症状的影响，且拒绝进食，并已经有消瘦营养不良等情况，故须加强安全护理和动态临床观察，谨防异常行为，如冲动、出走等。

2. 改良电抽搐治疗(MECT)

患者当前因听幻觉出现拒绝进食行为，故需要改善拒食症状较快的 MECT 方案。获取家属书面签署《知情同意》后实施。后续治疗中仍需根据病情变化及时与患者及家属沟通和病情告知。

3. 药物治疗

对于精神分裂症的治疗，目前首选非典型抗精神病药物，该患者主要以幻觉妄想为主的阳性症状，利培酮及奥氮平都可以在急性期治疗，结合患者进食不佳的情况，故选用奥氮平口服治疗。

五、要点与讨论

（1）精神分裂症的患病率在 1‰～1.5‰ 之间。男性起病年龄较早，一般在 15～25 岁；女性多在 25～35 岁发病，且预后也较男性好。

（2）精神分裂症紧张型以前常见，目前在发达国家已经较少见，紧张型的典型表现就是木僵：活动缓慢，经常保持一个姿势；或者选择性失语：对提问选择性的回答或不作反应。有些患者可以不回答但可以用肢体表示或者用笔写在纸上。还有患者可以摆出不协调的姿势，像蜡像一般，能持续几小时甚至几日，称为蜡样屈曲。

（3）精神分裂症的紧张型可以突然转换成激越,即木僵状态和兴奋状态的转换,故对其进行监护和保护是非常必要的。另外,患者由于进食不佳及肌张力的增高,需要警惕患者出现营养不良、衰竭及高热现象。监测水、电解质水平,血常规及生化功能,需预防下肢的血管栓塞,观察肢体的水肿与否及相关的检查。

（4）治疗方面:①抗精神病药物的治疗:经典和非经典的抗精神病药物都是通过阻断脑内的多巴胺受体,治疗都是有效的;②苯二氮䓬类药物:该类药物可以有效缓解紧张状态;③改良电抽搐治疗(MECT)能快速有效地治疗紧张状态,精神分裂症的紧张型是电休克治疗的适应证。

六、思考题

（1）精神分裂症紧张型的病程与症状学鉴别要点有哪些?

（2）精神分裂症紧张型的治疗过程中注意要点是什么?

七、推荐阅读材料

［1］江开达.精神病学[M].2版.北京:人民卫生出版社,2011:142-159.

［2］American Psychiatric Association. Diagnostic and Statistical Manual of Mental Disorders, Fifth Edition (DSM-5) [M]. Arlington: American Psychiatric Association, 2013.

［3］World Health Organization. The ICD-10 Classification of Mental and Behavioural Disorders: Clinical descriptions and diagnostic guidelines [EB/OL]. http://www. who. int/classifications/icd/en/bluebook. pdf (Accessed on October 29, 2013).

［4］Narayanaswamy J C, Tibrewal P, Zutshi A, et al. Clinical predictors of response to treatment in catatonia [M]. Gen Hosp Psychiatry, 2012.

［5］Bartolommei N, Lattanzi L, Callari A, et al. Catatonia: a critical review and therapeutic recommendations [J]. Journal of Psychopathology, 2012, 18:234-246.

［6］Rosebush P I, Mazurek M F. Catatonia and it's treatment [M]. Bull: Schizophr, 2010.

（蔡亦蕴　施慎逊）

案例20

(偏执型)精神分裂症

一、病历资料

1. 现病史

患者,男性,48岁,技校毕业,已婚,因"猜疑、耳闻人语、言行异常10年,加重2月"来院就诊。患者于2004年10月(38岁)被同事殴打后渐起心中不悦,少语,失眠,不愿上班。11月中旬开始出现情绪急躁,自言自语,紧张害怕,担心自己及家人存在危险,并反复询问父母是否发现周围存在怪异现象。夜晚不敢入睡,担心有人来捉拿自己。伴有一些奇怪动作,有时甚至失控大笑。家人觉其异常,于2005年12月15日首次到当地门诊就诊,服用氯丙嗪治疗后,患者上述症状逐渐减轻,并逐渐恢复工作,但由电器厂的技工转任仓库管理员工作。

此后患者一直未就诊,并且经常有怪异体验,如听到耳边经常有人与自己谈论证券,感觉脑子里有人操作电脑,画股票示意图,担心证券公司有人陷害自己,窃取自己脑子里的想法。甚至感觉有人跟踪自己,有人用仪器控制大脑,用电针来刺激自己,因而感觉浑身刺痛。曾多次到综合医院检查均未发现明显异常。2012年病情明显加重,症状表现与上述相类似,曾在当地医院住院治疗,先后给予奋乃静(6 mg/d)、舒必利(0.2 g/d)及氯丙嗪(400 mg/d)治疗,上述症状消失后出院。

患者自上次出院后即不愿服药或者间断服药,工作能力逐渐下降,并长期呆在家中不愿上班。近2个月,患者病情再次加重,有明显自言自语,冲动发脾气,甚至怀疑家人也不怀好意,因而反复外跑、冲动毁物,家属感觉管理困难而急送本院住院治疗。

2. 既往史

否认重大躯体疾病史。

3. 个人史

无殊。

4. 家族史

舅舅有精神分裂症病史,曾在本院住院治疗,最后自杀死亡。

5. 体格检查

躯体及神经系统未查及阳性体征。

6. 实验室和辅助检查

脑电图检查正常,智商测定正常,血常规、生化常规等检查未见异常。

7. 精神检查

(1)意识:清晰,时间、地点、人物定向完整。

（2）仪态：整洁，衣着得体，无怪异姿态。

（3）面部表情：大部分时间表情比较平淡，对周围环境不太关心，对自己的处境显得无所谓。仅在提到其妄想内容时，表情紧张神秘。

（4）接触交谈：合作，对答切题，言语增多，言语表达流畅、有序，语速适中。

（5）感知觉：承认存在真性及假性言语性幻听，听到有人在"隔空传音"，并坚信这个声音在空中被广播，传递违法乱纪的内容，所有人都可以听到，只不过别人不愿多管闲事而已。同时脑内也可发声，说自己患有"电脑病"等。

（6）思维：思维连贯，承认存在明显的被害妄想，感觉周围有一群人跟踪监视自己，甚至自己的父母也被人买通陷害自己，自己被送进精神病医院也是这个组织在背后策划的。承认存在被控制感，被洞悉感及插入性思维，声称犯罪组织利用电脑编程来控制自己的思维，自己的想法与犯罪组织是相通的，有时脑内甚至会出现一些不属于自己的想法。

（7）情感：情感反应欠协调，多数时间表现比较兴奋。

（8）意志行为：存在怪异的行为，病理性意志增强，患者为了"震慑对手"，入院前每天在家里的电脑上练习打单词，持续三四个小时，让女儿学习"二进制"编码，希望以此与害他的人相对抗。

（9）智能：正常，智力水平与受教育背景相符。

（10）自知力：缺乏。

二、诊治经过

1. 初步诊断
偏执型精神分裂症。

2. 治疗经过
（1）第1～2周：自1 mg/d起始剂量，逐渐增加至4 mg/d，患者的兴奋激越症状逐渐缓解。第3～4周，继续4 mg/d治疗，患者的幻听及妄想等症状明显减轻。

（2）第5～6周：根据患者的疗效及耐受性，增加利培酮剂量为5 mg/d，持续2周后，患者的幻觉及妄想等症状消失，自知力初步恢复。同时，患者因为出现锥体外系症状而加用盐酸苯海索4 mg/d对症处理。

（3）第7～8周：继续上述药物及剂量继续治疗，患者的自知力进一步恢复，并计划近期出院后门诊随访。

三、病例分析

1. 病史特点
（1）患者，男性，38岁首次发病，起病年龄较晚。

（2）发作间歇期缓解不彻底，病程具有明显的反复发作特点。

（3）临床表现主要为幻觉妄想综合征，本次患者存在明显的言语性幻听，被害妄想，被控制感，被洞悉感及插入性思维等症状。

（4）既往史及本次发作期间均无躯体疾病或脑器质性疾病存在的证据。

2. 诊断与诊断依据
1）诊断

偏执型精神分裂症。

2）诊断依据

符合精神分裂症偏执型的诊断标准：

（1）以相对稳定的、偏执性妄想为主要表现，患者有明显的被害妄想、被控制感、被洞悉感及插入性思维。

（2）幻听症状较为突出，患者同时有真性言语性幻听及假性言语性幻听。

（3）总病程 10 年，本次病程为 2 个月。

（4）社会功能受损，患者对自身疾病缺乏认识。

3. 鉴别诊断

（1）躁狂发作：患者处于轻度兴奋状态，有一定攻击行为，且病理性意志增强，故需与躁狂发作相鉴别。但躁狂发作患者表现为协调性精神运动性兴奋，情感高涨、思维联想加速及言语活动增多为主要表现，心境与言语行为是协调一致，且发作间歇期往往正常。而本患者存在明显的幻觉妄想等精神病性症状，虽然有轻度的兴奋，但不协调，且思维内容明显荒谬，故可以排除。

（2）偏执性精神病：患者以妄想为主要症状，故需与偏执性精神病相鉴别。偏执性精神病患者的妄想具有明显的系统性及现实基础，有时难辨真伪，并且这类患者通常没有幻觉症状。而本患者妄想内容丰富而荒谬，同时存在明显的言语性幻听，社会功能也显著受损，故不符合偏执性精神病特点。

四、处理方案及基本原则

（1）遵从精神分裂症的基本治疗原则、药物治疗原则及急性期治疗原则。

（2）药物治疗是精神分裂症急性期的首要治疗原则。通常首选第 2 代抗精神病药物，如利培酮、奥氮平、喹硫平、阿立哌唑、齐拉西酮及氨磺必利等，本例患者就是选用利培酮治疗。部分地区也可以首选第 1 代抗精神病药物治疗。

（3）如果患者处于明显兴奋激越、消极、冲动等，或者为难治性精神分裂症，可以考虑使用 MECT 治疗。

（4）护理和临床观察要点：因患者存在高冲动风险且其院外行为受到妄想等精神病性症状的影响，故须加强安全护理和动态临床观察，谨防消极及其他病理性异常行为，如冲动、出走等。

五、要点与讨论

（1）偏执型精神分裂症是精神分裂症中最常见的临床类型。

（2）常于青壮年起病，起病年龄相对晚于青春型和紧张型。

（3）以幻觉、妄想等精神病性症状为主要表现。

（4）抗精神病药物治疗是精神分裂症的首要治疗选择，通常首选第 2 代抗精神病药物，某些地区也可以首选第 1 代抗精神病药物。

（5）预后相对较好，但患者容易反复多次发作，往往需要长期治疗。

六、思考题

（1）偏执型精神分裂症的主要临床表现有哪些？

（2）偏执型精神分裂症的治疗原则及具体方案？

七、推荐阅读材料

［1］江开达.精神病学［M］.2 版.北京：人民卫生出版社，2011.

［2］American Psychiatric Association. Diagnostic and Statistical Manual of Mental Disorders ［M］. 5th ed. （DSM－5） Arlington：American Psychiatric Association，2013.

［3］World Health Organization. The ICD－10 Classification of Mental and Behavioural Disorders：Clinical descriptions and diagnostic guidelines ［EB/OL］. http：//www. who. int/ classifications/icd/en/bluebook. pdf （Accessed on October 29，2013）.

（朱　光　刘登堂）

案例 21

(青春型)精神分裂症

一、病历资料

1. 现病史

患者,男性,18 岁,高三学生,未婚,因"言行紊乱加重 3 个月,总病程 6 个月"来院就诊。患者于 6 个月前无明显诱因渐起夜眠差,存在明显的入睡困难,脑内会想一些奇怪的问题,如:"鸡为什么叫鸡而不叫鸭""人为什么不能有 72 种变化"等,不愿与家人讲话,偶有自语,家属未重视,也未就诊。3 个月前病情明显加重,半夜起床学鸡叫或学狗叫,多次无故外跑,甚至无法独自返回家中。行为明显异常,如有时吃草、纸、木头,甚至喝自己的小便,有时赤身裸体,乱蹦乱跳,行为幼稚、愚蠢。经常自言自语,但言语内容令人费解,无法进行有效交流。情绪变幻莫测,明显不稳,时而大笑,时而大哭,家属劝解无用。入院前有明显的冲动、毁物行为,打骂父母,砸坏玻璃。家属感管理困难而急送入本院,门诊以"精神分裂症"收入院。

2. 既往史

否认重大躯体疾病史。

3. 个人史

无特殊,病前性格害羞、孤僻。

4. 家族史

否认两系三代以内精神障碍史。

5. 体格检查

躯体及神经系统未查及阳性体征。

6. 实验室和辅助检查

头颅 CT、脑电图检查正常,智商测定正常,血常规、生化常规等检查未见异常。

7. 精神检查

(1) 意识:清晰,时间、空间、人物定向完整。

(2) 仪态:衣冠不整,脏、乱。

(3) 面部表情:表情有些做作,多变,有时痴笑,扮鬼脸。

(4) 接触交谈:接触不合作,言语显得凌乱,无法进行有效交流。

(5) 感知觉:回答问题显得反复,可疑存在言语性幻听,如"听到人、蟋蟀、蚊蝇讲话声音,过几分钟又听不到了"。

(6) 思维:思维凌乱,交流明显困难,达到思维破裂程度,如"黄河社社长,卫生委员,区代表,艺术家董××，天安门，去东北……"。存在可疑的被害妄想，自称有人要解剖自己，有同学要害他，有老神仙不让自己吃饭，但进一步追问时又阐述不清。

（7）情感：显得肤浅而多变，检查中有莫名地哭泣，情感明显不协调。

（8）意志行为：行为显得幼稚、缺乏目的性，病史中存在明显行为紊乱，入院后需要约束保护，甚至生活需要照顾。病史中存在意向倒错行为，如吃食草木、喝小便等。无消极言语及行为。

（9）智能：检查不合作，初步估计正常。

（10）自知力：缺乏。

二、诊治经过

1. 初步诊断

青春型精神分裂症。

2. 治疗经过

奥氮平联合改良电抽搐治疗（MECT）：

（1）患者存在明显行为紊乱，生活需要照顾，且有冲动攻击行为，故考虑抗精神病药物与 MECT 联合治疗方案。MECT 治疗方案为：第 1～2 周，3 次/周，第 3～4 周，2 次/周。奥氮平起始剂量为 10 mg/d，夜间顿服，1 周后调整为 20 mg/d。

（2）治疗 2 周后患者病情明显好转，4 周后患者临床症状消失，继续治疗 3 月后出院。

三、病例分析

1. 病史特点

（1）患者男性，18 岁首次起病，青春期呈亚急性起病。

（2）临床主要表现为思维、情感及行为的"解体"及不协调，存在明显的情感不协调、思维破裂及愚蠢幼稚行为。即"瓦解"或"解体"症状。

（3）可疑存在片断的幻觉、妄想等症状，但不突出、不明显。

（4）既往史及本次发作期间均无脑器质性疾病、躯体疾病存在及使用成瘾物质的证据。

2. 诊断与诊断依据

1）诊断

青春型精神分裂症。

2）诊断依据

目前符合青春型精神分裂症的诊断标准：

（1）以思维、情感及行为的明显不协调或解体为主要临床表现，有明显的思维破裂、情感不协调及行为紊乱。

（2）存在可疑的幻觉与妄想等症状。

（3）总病程 6 个月，本次病程为 3 个月。

（4）社会功能受损，患者对自身疾病缺乏认识。

3. 鉴别诊断

（1）躁狂发作：该患者情感兴奋、话多，有时忙碌，故需与躁狂发作相鉴别。但躁狂发作是以协调性精神运动性兴奋为主要临床表现，能够进行有效交流，具有一定感染性。而该患者主要表现为不协调性精神运动性兴奋，患者思维及情感存在明显不协调，行为明显紊乱，甚全有意向倒错等紊乱行为，故暂时不考虑躁狂发作诊断。

（2）精神发育迟滞：患者存在愚蠢、幼稚行为，情感显得肤浅，需与精神发育迟滞相鉴别。但精神发育迟滞是指精神发育过程受阻，患者的智能差，且社会适应能力差，但该患者已正常初中毕业，目前在高三学习，发病前智能正常，且有正常的社会适应能力，目前主要表现为思维、情感及行为的不协调及解体，故不支持精神发育迟滞诊断。

四、处理方案及基本原则

（1）遵从精神分裂症的基本治疗原则、药物治疗原则及急性期治疗原则。

（2）药物治疗是精神分裂症急性期的首要治疗原则。通常首选第 2 代抗精神病药物，如利培酮、奥氮平、喹硫平、阿立哌唑、齐拉西酮及氨磺必利等，本例患者首选具有一定镇静作用的奥氮平治疗。

（3）目前患者处于明显不协调性精神运动性兴奋状态，有冲动、激越及紊乱行为，故同时使用 MECT 治疗。

（4）护理和临床观察要点：因患者存在明显的行为紊乱，解体症状突出且显著影响患者的自我照顾能力，甚至有意向倒错行为，故须加强安全护理和动态临床观察，谨防冲动，加强生活照顾。

五、要点与讨论

青春型精神分裂症通常起病较早，以情感、思维及行为的明显不协调或解体症状为主要表现。

六、思考题

（1）青春型精神分裂症的主要临床表现有哪些？
（2）青春型精神分裂症的治疗原则及具体方案是什么？

七、推荐阅读材料

［1］江开达.精神病学［M］.2 版.北京：人民卫生出版社，2011.

［2］American Psychiatric Association. Diagnostic and Statistical Manual of Mental Disorders ［M］. 5th ed.（DSM-5）Arlington：American Psychiatric Association，2013.

［3］World Health Organization. The ICD-10 Classification of Mental and Behavioural Disorders：Clinical descriptions and diagnostic guidelines ［EB/OL］. http://www. who. int/ classifications/icd/en/bluebook. pdf（Accessed on October 29,2013）.

（陈天意　刘登堂）

案例 22

（紧张型）精神分裂症

一、病历资料

1. 现病史

患者，男性，24岁，大学生，未婚，因"言语动作减少，呆滞卧床加重2个月，总病程2年"来院就诊。2年前患者无明显诱因渐起呆滞不语，常独坐一旁，双眼盯着屋顶一角发呆，动作明显迟缓，有时甚至坐在饭桌旁发呆而不吃饭，后来出现连续数天卧床。学校通知家属后曾在当地住院治疗，具体诊断及治疗不详，约1月后好转出院。出院后坚持服药半年，病情基本稳定，继续上学。约2月前患者病情反复，上课时不做笔记，发呆，动作变慢，吃一顿饭要一个多小时，常常拿着碗筷发呆，有时无故走到厕所旁边站住不动，家属感其病情加重遂即送当地住院治疗。住院2周后患者病情突然发生变化，患者显得兴奋话多、但内容较为凌乱，持续1周后患者出现整天卧床，不吃饭不喝水，甚至也不上厕所，无论周围人怎么叫他都没有反应。家属将患者从外院转入我院治疗。

2. 既往史

否认重大躯体疾病史。

3. 个人史

无特殊，病前性格胆小。

4. 家族史

否认两系三代以内精神障碍史。

5. 体格检查

躯体及神经系统未查及阳性体征。

6. 实验室辅助检查

头颅CT、脑电图检查正常，血常规、生化常规检查等未见异常。

7. 精神检查（此例为不合作患者）

（1）意识：清晰。

（2）仪态：欠整，服饰脏。

（3）面部表情：呆板，缺乏变化，对外界刺激无反应。

（4）接触交谈：接触被动，多问不答，无法进行有效交流。也不执行医生的指令，如"请伸出舌头"等。

（5）感知觉：未引出错觉、幻觉及感知综合障碍。

（6）思维：处于不合作状态，不回答医生的任何问题，无法了解其思维内容。

（7）情感：情感显得淡漠，对外界刺激毫无反应，对医生问答也不应答。

（8）意志行为：患者处于木僵状态，不语、不动、对外界刺激无反应，也不执行医生的任何指令，处于被动违拗。

（9）智能：检查不合作。

（10）自知力：缺乏。

二、诊治经过

1. 初步诊断

紧张型精神分裂症。

2. 治疗经过

舒必利联合改良电抽搐治疗（MECT）：

（1）患者处于木僵状态，无法进行有效交流，且生活需人照顾，故考虑抗精神病药物与 MECT 联合治疗方案。MECT 治疗方案为：第 1～2 周，3 次/周，第 3～4 周，2 次/周。药物选用舒必利，起始剂量为 100 mg/d，1 周内调整至 800 mg/d。

（2）治疗 1 周后患者病情明显好转，能进行有效交流，患者对于自己的行为能够回忆，但述说不清原因，2 周后患者临床症状消失，继续治疗 3 月后出院。

三、病例分析

1. 病史特点

（1）患者男性，22 岁首次起病，亚急性起病。

（2）临床主要表现为紧张综合征，紧张性木僵与紧张性兴奋交替发作，目前处于木僵状态，不吃不喝不动，对周围环境也没有反应，不回答医生的任何提问。

（3）无论病史，还是患者病情好转后的交流，均可引出明显的抑郁或焦虑情绪。

（4）既往史及本次发作期间均无脑器质性疾病、躯体疾病存在及使用成瘾物质的证据。

2. 诊断与诊断依据

1）诊断

紧张型精神分裂症。

2）诊断依据

符合紧张型精神分裂症的诊断标准：

（1）以紧张综合征为主要表现，紧张性木僵与紧张性兴奋交替发作，目前主要表现为紧张性木僵。

（2）既往史及本次发作期间均无脑器质性疾病及躯体疾病的证据。

（3）总病程 2 年，本次病程 2 个月，为发作性病程。

（4）社会功能受损，患者对自身疾病缺乏认识。

3. 鉴别诊断

（1）器质性精神障碍：脑器质性疾病患者可以出现木僵，需予以鉴别。脑炎、脑肿瘤、癫痫、脑外伤或急性中毒等器质性疾病均可引起木僵，但这些患者往往有明确的脑器质性疾病史及相应的实验室证据。临床上，除了木僵外，常常表现为急性脑病综合征或慢性脑病综合征。而该患者为发作性病程，病情缓解后不残留任何症状，既无器质性疾病，也无相应的实验室指标证据，躯体及神经系统检查均未发现阳性体征，故暂时不考虑器质性精神障碍的诊断。

（2）抑郁发作：部分抑郁症患者会出现抑郁性木僵，需予以鉴别。但抑郁性木僵一般抑制程度较轻,夜间多数能缓解。此外,患者往往会流露出一些抑郁或消极的情绪体验,木僵稍微好转后患者会主动述说自己病情。本患者病情好转后并未引出明显的抑郁或焦虑情绪,故可以排除。

四、处理方案及基本原则

(1) 遵从精神分裂症的基本治疗原则、药物治疗原则及急性期治疗原则。

(2) 药物治疗是精神分裂症急性期的首要治疗原则。舒必利是木僵患者常用的治疗药物。

(3) 木僵是 MECT 的主要是适应证之一,在排除器质性疾病及躯体情况许可情况下尽快使用MECT。

(4) 护理和临床观察要点:注意生活照顾及防冲动。木僵状态时注意生活照顾及躯体情况等,注意水、电解质平衡,必要时鼻饲肠道营养。兴奋时注意防止冲动、避免发生意外。即使患者处于木僵状态也要注意防止冲动,因为紧张性木僵可以突然转变为紧张性兴奋,出现冲动伤人、毁物行为。

五、要点与讨论

(1) 紧张型精神分裂症以紧张综合征为主要表现,紧张性木僵与紧张性兴奋交替发作。

(2) 除了抗精神病药物治疗治疗外,MECT 有助于快速缓解患者的木僵状态。

六、思考题

(1) 精神分裂症的常见分型及其临床特点是什么?

(2) 试述木僵的类型及其临床表现。

七、推荐阅读材料

[1] 江开达.精神病学[M].2 版.北京:人民卫生出版社,2011.

[2] 徐一峰.精神分裂症[M].北京:人民卫生出版社,2012.

（朱　光　刘登堂）

案例 23

(单纯型)精神分裂症

一、病历资料

1. 现病史

患者,男性,25岁,无业,因"生活懒散、言语减少、社交退缩12年"来院就诊。患者生长在单亲家庭,幼年时经常埋怨自己家庭环境不好,性格自卑、内向,与同龄人交流较少,但尚有几个好朋友,学习成绩可。2003年(13岁)读初中时住校,因言语少,不与同学交流,生活疏懒,自理能力差,在老师建议下家长至当地心理咨询中心门诊就诊,考虑"情绪障碍",予舍曲林50 mg/d治疗,1月后无原因自行停药。后患者停止住校,每日走读,尚能遵守学校规定按时上学,在母亲督促下完成作业,学习成绩一般,在校一直表现孤僻,话少。2005年患者考入当地中专,再次住校,半学期后出现不愿上学,不愿出门情况,并逐渐严重,无故旷课次数越来越多,旷课时整日在寝室中不声不响地玩手机;多次被抓到旷课,问其原因不答话,反复询问时称自己脑子缺氧,什么都学不进去;不搭理室友,基本不与任何同学交往;不愿料理个人卫生,刚刚上中专时每周洗澡,后需母亲来校督促才刷牙、洗澡;学习能力逐渐下降,三年级时期末考试前不复习,多门课程考了10分以下(百分制),遂被勒令退学,退学时显得无所谓。退学回家后不去工作,整日关紧房门拉紧窗帘待在自己房里,不与人联系;后逐渐发展至母亲叫其吃饭、洗澡等都不予回应,甚至连续数周不与家人说话,去年1年只洗了一次澡;数次外出游荡,整夜不归。母亲感难以管理送至上海市精神卫生中心,门诊拟"精神分裂症"收入院。

本次发病以来胃纳、二便、夜眠可,无冲动、消极行为,有外出游荡行为。

2. 既往史

否认重大躯体疾病史。

3. 个人史

无殊。病前性格内向、自卑。

4. 家族史

否认两系三代以内精神障碍史。

5. 体格检查

躯体及神经系统未查及阳性体征。

6. 实验室和辅助检查

头颅CT、脑电图检查正常,智商测定在正常范围,血常规、生化常规等检查未见异常。

7. 精神检查

(1) 意识:意识清晰;时间、地点、人物可点头摇头作答,定向完整。

（2）仪态：衣着欠整洁，低头独自坐于病室角落。无怪异姿态。

（3）面部表情：面无表情，眼神回避与医务人员接触。

（4）接触交谈：接触被动，数问一答，回答时内容简单，词汇贫乏。

（5）注意力：注意力尚集中，未见随境转移现象。

（6）感知觉：未发现错觉、幻觉和感知综合障碍。

（7）思维：思维贫乏，语汇量明显减少，偶尔用点头、摇头示意回答。未发现思维散漫、妄想、思维逻辑障碍及思维属性障碍。

（8）情感：情感淡漠，兴趣丧失，对任何事都显得无所谓，对亲情冷漠。自我评价一般，未发现情绪低落或情绪高涨，无消极观念。

（9）意志行为：意志要求缺乏，对将来无任何计划、打算，得过且过，生活疏懒、行为退缩，个人卫生料理差。

（10）性症状：无明显的性欲增强或减退的表现。

（11）睡眠：睡眠节律紊乱，有时整晚不睡，有时白天大睡。

（12）智能：基本正常。

（13）自知力：缺乏。否认有精神异常，拒绝配合治疗。

二、诊治经过

1. 初步诊断
单纯型精神分裂症。

2. 治疗经过
选择权威《指南》对精神分裂症阴性症状有 A 级证据的第 2 代抗精神病药物氨磺必利治疗。从 50 mg bid 起始，根据耐受性情况，逐步滴定至有效剂量，长期维持治疗。

三、病例分析

1. 病史特点
（1）男性，13 岁起病。

（2）起病缓慢、隐匿，持续病程，逐渐加重。

（3）表现为日益加重的孤僻、被动、生活懒散、情感淡漠，活动减少、行为退缩。

（4）幻觉、妄想等阳性症状在整个病程中并不明显。

（5）风险评估：疾病对社会功能有较大影响，患者衰退明显，生活无法自理，存在健康风险。

（6）既往史及本次发作期间均无躯体疾病或脑器质性疾病存在的证据。

2. 诊断与诊断依据
1）诊断

单纯型精神分裂症。

2）诊断依据

（1）隐匿起病，逐渐加重的精神分裂症"阴性"症状：接触被动，言语减少，活动减少，情感淡漠，思维贫乏，意志要求减退。

（2）既往缺乏任何幻觉、妄想或其他精神病性发作的病史。

（3）总病程 12 年。

（4）社会功能损害显著：明显社会退缩，生活、学习功能基本丧失，对所有事物丧失兴趣，自知力无。

3. 鉴别诊断

（1）抑郁发作：患者当前存在精神运动迟滞、言语活动减少、兴趣丧失，与重度抑郁发作有相似之处，但该患者无情绪低落，而表现为情感淡漠；纵观病程主要表现为隐匿起病，逐渐进展的活动减少，思维贫乏，意志要求减退等阴性症状，持续进展型病程12年，可排除抑郁发作。

（2）精神发育迟滞：患者起病于18岁之前，开始主要表现为社会适应能力差，发病后社交能力及生活自理能力均达不到社会期望的同龄人标准，后因成绩差而未完成中专学业，精神发育迟滞需考虑；但该患者小学期间学习成绩可，发病后随着阴性症状的逐步加重，其认知功能和社会功能（包括学习能力）也逐渐下降，考虑上述表现系精神分裂症导致的功能衰退所致，故予排除。

四、处理方案及基本原则

1. 完善检查

患者长期慢性病程，入院后完善血、尿、粪常规，肝肾功能、电解质、心电图检查了解一般躯体情况；头颅CT检查排除器质性病变。

2. 护理和临床观察要点

患者精神衰退，生活疏懒，日常个人卫生需反复督促，在外有无目的外出游荡情况，故须加强个人生活照顾，谨防外跑出走等病理性异常行为。

3. 药物治疗

患者目前以淡漠、被动、退缩等精神分裂症阴性症状为主，可选择对阴性症状有循证证据的第2代抗精神病药氨磺必利、奥氮平、喹硫平、阿立哌唑或齐拉西酮等作为治疗药物。

五、要点与讨论

（1）人口学特征：首发年龄13岁，系单纯型精神分裂症好发年龄。

（2）纵向病史特点：隐匿起病，持续缓慢加重为特点，无明显缓解期。

（3）发作特征：逐渐加重的精神分裂症"阴性"症状：接触被动，言语减少，活动减少，情感淡漠，思维贫乏，意志要求减退。病程中缺乏任何幻觉、妄想或其他"阳性"精神病性症状。

（4）当前（横断面）临床相：前述精神分裂症"阴性"症状群，伴有显著的个人行为改变。

（5）治疗考量：慢性病程，治疗困难。宜选用针对阴性症状有循证证据的第2代抗精神病药长期维持治疗。

六、思考题

（1）单纯型精神分裂症的人口学、病程与症状学特点是什么？

（2）单纯型精神分裂症与残留型精神分裂症相鉴别，需要采集哪些临床信息？

（3）单纯型精神分裂症早期识别与处理方法是什么？

七、推荐阅读材料

[1] 沈渔邨. 精神病学[M]. 4版. 北京：人民卫生出版社，2005.

[2] Falkai P, Wobrock T, Lieberman J, et al. World Federation of Societies of Biological

Psychiatry（WFSBP）Guidelines for Biological Treatment of Schizophrenia. Part 3：Update 2015 Management of special circumstances：Depression，suicidality，substance use disorders and pregnancy and lactation [J]. World J Biol Psychiatry，2015,16(3)：142 - 70.

[3] Thibaut F. Acute treatment of schizophrenia：introduction to the Word Federation of Societies of Biological Psychiatry guidelines [J]. Psychiatr Danub，2014,26(1)：2 - 11.

（房　圆　诸索宇）

案例 24
精神分裂症后抑郁

一、病历资料

1. 现病史

患者,男性,20岁,无业,未婚,因"猜疑、自语自笑9月,情绪低落、眠差2周"来院就诊。患者2013年12月,读大学二年级时无明显诱因出现猜疑现象,认为同学老师等有针对他的言语行为,认为同学咳嗽、咳痰是看不起他的表现;能听出同学谈话时含沙射影对自己贬低;认为自己睡觉时室友对自己做了手脚,在自己身体里安装了监视器,自己走到哪里就有陌生人跟到哪里,心里不踏实;在寝室中不与室友沟通,整日躲在床上自言自语,无故自笑;常旷课,后进展至不去上课。同学及老师感其行为异常,通知家属,建议休学。患者回家后闭门不出,整日在家玩电脑游戏,时常对着电脑屏幕表情愉悦,喃喃自语,家属问其为何高兴,患者矢口否认;对父母讲能在家中能听到室友说自己坏话,在与室友讲理。家属感觉难以理解,2014年4月将其带至上海市精神卫生中心心理咨询门诊就诊,门诊拟"精神分裂症"收入病房,入院后明确诊断精神分裂症,予奥氮平治疗,逐渐加量至20 mg qd,患者自语自笑、猜疑被害等情况缓解,但住院期间始终觉得窗外有人在盯着自己看。住院期间未见明显的药物不良反应,住院2月在家属要求下出院。

出院后患者坚持门诊随访,能按时服药,在家中规律作息,家人监督下严格控制上网时间,平时可帮助家人简单打理生意,进行家务劳动。但患者被盯着看的感觉仍有残留,不肯独自在家,晚上不敢出门。2周前(出院3月后),无明显诱因下患者开始出现情绪低落,早上较严重,觉得帮助打理生意力不从心,自己是个没用的人,无法照顾自己和家人,活着也没什么意思;眠差,晚上入睡需2 h以上;对玩电脑游戏也丧失了兴趣。自行前往门诊复诊,拟"精神分裂症后抑郁"第2次收入院。

本次发病以来胃纳、二便可,夜眠差,无冲动、外跑行为,有消极言语,无消极行为。

2. 既往史

否认重大躯体疾病史。

3. 个人史

无殊。病前性格内向。

4. 家族史

否认两系三代以内精神障碍史。

5. 体格检查

躯体及神经系统未查及阳性体征。

6. 实验室和辅助检查

头颅 CT、脑电图检查正常,智商正常人中下水平,血常规、生化常规等检查未见异常。

7. 精神检查

(1) 一般情况:意识清晰;时间、地点、人物定向完整;仪态整洁,衣着得体,无怪异姿态;接触合作,一问一答,回答中肯,但思考时间稍长,作答时内容较简单,语速较慢;注意力集中,未见随境转移现象。

(2) 感知觉:现未及感知觉障碍;既往存在评论性幻听,在家时称听到"室友讲自己坏话",并在幻听影响下自言自语与其对话。

(3) 思维:思维联想速度减慢,残留被监视感,总感觉在"被盯着看";既往发病初期存在较丰富的原发性思维内容障碍,包括关系妄想、被害妄想、物理影响妄想、被跟踪感、被监视感,存在思维逻辑障碍。

(4) 情感:晨重夜轻的情绪低落,伴兴趣丧失;自我评价低,自信心下降,"觉得自己是个没用的人,无法照顾自己和家人";存在消极观念,"觉得活着没什么意思";在残留妄想基础上继发有恐惧感,因感到被盯着看而独处时感到害怕;情感反应尚协调。既往发病初期情感不协调性兴奋,无故自笑。

(5) 意志行为:本次发病意志要求存在,因痛苦体验而自行来院就诊,行动稍迟缓,有消极言语,尚无消极行为。既往发病初期意志要求减退,基本无求治欲望,并在幻觉、妄想支配下有自语自笑等怪异行为。

(6) 性症状:发病以来性欲减退,对异性兴趣减低。

(7) 睡眠:眠差,晚上入睡需 2 h 以上,时有早醒,醒后难以再次入睡,总睡眠时间减少,白天精力差,感到困倦。

(8) 智能:正常,智力水平与受教育背景相符。

(9) 自知力:不全,承认患有"精神分裂症",及自己发病初期妄想是荒谬的,但被监视感仍顽固存在,看似接受医护人员解释,但仍存在恐怖情绪,行为方面不肯独自在家,晚上不敢出门。

二、诊治经过

1. 初步诊断

精神分裂症后抑郁。

2. 治疗经过

(1) 患者以往使用奥氮平 20 mg/d,精神症状获大部分缓解,但仍有阳性症状残留,本次经充分告知、获家属书面知情同意后于 2 周内将剂量滴定至 30 mg/d,持续治疗至出院(12 周末);根据疗效和耐受性,及时调整剂量、处理不良反应。

(2) 患者目前同时存在抑郁发作,给予起效较快、疗效较好、药物相互作用较少的 SSRI 类抗抑郁药艾司西酞普兰 10 mg/d,视抑郁改善情况最高滴定至 20 mg/d。持续治疗至出院(12 周末)。

(3) 如消极观念加重或出现消极行为,应合并改良电抽搐治疗。

三、病例分析

1. 病史特点

(1) 男性,19 岁读大学二年级时首发。

(2) 病程特点为持续发作性,抑郁症状出现在精神分裂症初次急性发作且精神分裂症症状未完全缓解之后。

(3) 初发符合精神分裂症诊断标准,存在评论性幻听,持久的原发性妄想等,予抗精神病药物治疗后好转,自知力部分恢复,但被监视感仍然存在。

（4）目前症状符合抑郁发作诊断标准。抑郁症状在精神分裂症症状依然存在情况下出现,表现为心情低落,兴趣减退,活动迟缓及自我评价低,自我效能感下降,睡眠障碍和消极观念。

（5）目前抑郁发作病程2周,抑郁发作出现在精神分裂症发病急性发作9个月后。

（6）风险评估:当前表现为抑郁症状群,且存在自杀观念等自杀相关症状,故评估高自杀风险。

（7）既往史及本次发作期间均无躯体疾病或脑器质性疾病存在的证据。

2. 诊断与诊断依据

1）诊断

精神分裂症后抑郁。

2）诊断依据

（1）过去1年内曾患过符合"精神分裂症"诊断标准的分裂性疾病:①存在评论性幻听;关系妄想、被害妄想、物理影响妄想、被跟踪感、被监视感;②精神分裂症病程9月;③功能损害显著:生活、学习功能和现实检验能力均显著受损,导致入院。

（2）目前符合"精神分裂症后抑郁"诊断标准:①出现在精神分裂症急性期之后,某些精神分裂症症状依然存在;②存在3条抑郁发作核心症状:情绪低落、兴趣缺乏、精力减退;③存在3条抑郁发作主要症状:自我评价降低、自信下降;消极观念;睡眠障碍;④抑郁病程2周;⑤抑郁症状带给患者痛苦体验,患者自行来院就诊,社会功能部分受损。

3. 鉴别诊断

（1）抑郁发作:患者当前存在情绪低落、兴趣缺乏、精力减退3条抑郁发作核心症状及自我评价降低、消极观念、睡眠障碍等抑郁发作主要症状,情感反应相对协调,符合抑郁发作诊断标准;但纵观病程,患者1年内明确诊断为精神分裂症,且目前仍有被监视感,精神分裂症症状依然存在情况下出现抑郁发作,故首先考虑诊断精神分裂症后抑郁。

（2）分裂情感性精神障碍:患者目前情感症状和精神病性症状同时存在,应考虑分裂情感性精神障碍,但患者初发症状主要表现为精神病性症状,无情感障碍,精神症状部分缓解后出现情感症状,且情感症状突出,从病程分析不满足"同时出现,又同样突出"的分裂情感性精神障碍的临床定义和诊断标准,故予排除。

四、处理方案及基本原则

1. 完善检查

患者服用抗精神病药物奥氮平数月,入院完善血、尿、粪常规检查,肝肾功能、电解质、心电图、血糖、血脂检查了解躯体一般健康情况。

2. 护理和临床观察要点

因患者存在消极观念,且精神分裂症症状被监视感依然存在,故须加强安全护理和动态临床观察,谨防消极及其他病理性异常行为,如冲动、出走等。

3. 药物治疗

（1）首次精神分裂症急性发作期予奥氮平治疗,最高剂量20 mg/d维持治疗至今,精神病性症状大部分缓解,评估奥氮平治疗有效。但患者被监视感长期残留,可考虑将奥氮平加量观察2~4周后进一步评估药物疗效。

（2）患者目前存在明确抑郁症状群,选择性5-羟色胺再摄取抑制艾司西酞普兰作为合并治疗方案。

五、要点与讨论

（1）人口学特征：首发年龄 19 岁，系精神分裂症高发年龄，但非单相抑郁症高发年龄，对精神分裂症和抑郁发作鉴别有指引价值。

（2）患者抑郁症状出现在精神分裂症初次急性发作之后，且精神病性症状未完全缓解，符合精神分裂症后抑郁发病特点。

（3）纵观病程：抑郁发作在精神分裂症发病 1 年内出现，且抑郁发作时患者某些精神病性症状依然存在。

（4）当前（横断面）临床相：明确抑郁发作症状群为主，精神病性症状群较轻，需重点把握精神病性症状群与心境症状的发病时间顺序和相互联系。

（5）治疗考量：患者既往存在明确的精神分裂症，未完全缓解，需抗精神病药物继续治疗，在排除药源性抑郁基础上可继续目前抗精神病药物加量使用；患者目前抑郁症状群突出，可选择常用的 SSRI 类抗抑郁剂。

六、思考题

（1）精神分裂症后抑郁与伴精神病性症状的抑郁发作的人口学、病程与症状学鉴别要点有哪些？

（2）精神分裂症后抑郁与药源性抑郁相鉴别，需要采集哪些临床信息？

（3）如何评价抗抑郁药在精神分裂症后抑郁中的作用？

七、推荐阅读材料

［1］郑瞻培，王善澄，翁史旻.精神医学临床实践［M］.2 版.上海：上海科学技术出版社，2013：335－339.

［2］Falkai P，Wobrock T，Lieberman J，et al. World Federation of Societies of Biological Psychiatry（WFSBP）Guidelines for Biological Treatment of Schizophrenia. Part 3：Update 2015 Management of special circumstances：Depression，Suicidality，substance use disorders and pregnancy and lactation［J］. World J Biol Psychiatry，2015,16（3）：142－170.

［3］Martínez Serrano J，Medina Garrido M L，Consuegra Sánchez R，et al. In defence of the diagnosis of simple schizophrenia：reflections on a case presentation［J］. Rev Psiquiatr Salud Ment，2012,5（1）：53－62.

（房　圆　诸索宇）

案例 25
持久的妄想性障碍

一、病历资料

1. 现病史

患者,女性,50岁,初中,离异,农民,因"猜疑受迫害、反复上访、滋事14年,加重2年"来院就诊。患者与丈夫于1985年结婚,婚后2年夫妻关系逐步发生裂痕,后丈夫有外遇,两人关系更加恶劣,从争吵到打架。1999年夫妻打架后数天患者出现左眼无光,经法医鉴定左眼视觉功能无异常,鉴定结论与外伤无关。2000年被法院判决离婚后,患者以虐待罪和故意伤害罪向县人民法院提出要求追究前夫刑事责任,并诉当年鉴定法医受贿作假,鉴定意见书系"公安局伪造的证据",是"一场骗局,是有意包庇其前夫"。法官以其证据不足驳回,患者认为法官与丈夫同姓故有宗族关系,故意做圈套徇私包庇。此后,患者频频以虐待罪及判决离婚不公要求公安机关追究前夫刑事责任。自2001年至今不断至各级公检法部门、纪委及信访部门上访,给各级领导写信,不断换用公用电话、手机拨打领导手机,有时一天数十次,甚至半夜打电话缠闹。上访时情绪激动、痛哭流涕、破口大骂,坚信其问题得不到解决是因前夫在基层有关系网,司法机关故意包庇他的罪行,并已形成黑势力关系网对其进行迫害。特别是近两年来共进京上访十余次,并到国家工作机关和首都一些著名景点寻衅滋事,严重扰乱了社会治安秩序,故在警察协助下强制入院,门诊拟以"持久的妄想型障碍"收治入院。

自起病以来,夜眠差,胃纳可,体重有所下降,大小便无异常,有冲动言语,无冲动伤人、毁物行为,无消极言行。

2. 既往史

否认重大躯体疾病史。

3. 个人史

自幼在原籍生活,初中毕业后在家务农。1985年经邻居介绍后与丈夫相识并结婚,婚后育有一子一女。病前性格:脾气倔强、强势、固执、爱钻牛角尖。

4. 家族史

母亲患精神分裂症,弟弟性格与患者相似。

5. 体格检查

躯体及神经系统未查及阳性体征。

6. 实验室和辅助检查

头颅CT、脑电图检查正常,智商测定正常,血常规、生化常规等检查未见异常。

7. 精神检查

（1）意识：清晰，时间、地点、人物定向完整。

（2）仪态：整洁，衣着得体，无怪异姿态。

（3）面部表情：对自己被强制住院表示不满，面带愤怒，目光凶狠。

（4）接触交谈：基本合作，主动言语明显增多，讲话时口沫四溅，手拿一叠资料主动给医生看，并叙述上访原由，哭诉称"我的经历很坎坷，我的身世可以拍成一部电影"，认为自己受了天大的委屈，因此要不断上访伸冤。

（5）情感：交谈过程中谈及一般情况时情绪尚稳定，谈及与前夫有关的问题时情绪易激动，情感波动明显，在谈及自己的经历时时而哭泣时而愤怒，甚至有谩骂前夫及公检法部门的激烈言辞，情感反应与内心体验一致。

（6）感知觉：幻觉、错觉及感知觉综合障碍均未引出。

（7）思维：言语较赘述，不停地诉说自己的"冤情"，有时需打断后才能切入新的主题。存在关系妄想、被害妄想，妄想内容与其情感体验相协调，谈话内容基本围绕司法部门徇私枉法，包庇前夫，要求追究前夫的刑事责任，叙述事件有"依据"；认为法官与丈夫同姓故有宗族关系，已形成关系网，联合起来迫害她。

（8）意志行为：在妄想影响下病理性意志要求增强，反复上访、滋事，不达目的誓不罢休。

（9）性症状：与丈夫离异，无明显的性欲增强或减退的表现。

（10）睡眠：上访期间精力充沛，有时整夜不睡，平常睡眠基本正常。

（11）食欲：胃纳差，体重有所下降。

（12）智能：正常，智力水平与受教育背景相符。

（13）自知力：无。坚信自己是受害者，是被迫害的对象，坚决要求对前夫及司法机关相关人员追究法律责任。

二、诊治经过

1. 初步诊断

持久的妄想性障碍。

2. 治疗经过

迄今为止对本病尚缺乏十分有效的治疗方法，患者也往往拒绝治疗。

（1）药物治疗：选择第 2 代抗精神病药物利培酮治疗，剂量范围：2～6 mg/d，从 1～2 mg/d 开始缓慢增加，可减少因不良反应而中断治疗的风险，提高依从性。如有明显的激越攻击行为，可合并使用苯二氮䓬类药物。其他常用的抗精神病药物，如奥氮平、喹硫平、氟哌啶醇等也可选用。对治疗依从性差的患者可选择长效制剂注射治疗，如：棕榈酸帕利哌酮注射液（善思达）、注射用利培酮微球（恒德）或癸氟奋乃静注射液等。

（2）心理治疗：可作为重要的辅助治疗手段进行，可减轻患者的疑虑，使其配合治疗。

三、病例分析

1. 病史特点

（1）中年女性，小学文化，精神疾病家族史阳性。

（2）病程特点为：在应激状态下缓慢起病，病程迁延，有缓慢发展的系统的、未泛化的妄想形成，妄想主题单一且持续进展，主要表现为：针对前夫和相关办案人员的关系妄想及被害妄想，社交和婚姻生活受到严重影响,在不涉及妄想时行为和外表基本正常。

（3）与不良的人格特征有关:偏执、敏感、多疑、一意孤行。随着病情的发展,其偏执的人格特征表现得更加明显。

（4）总病程14年,加重2年。

（5）无躯体疾病或脑器质性疾病存在的证据。

2. 诊断与诊断依据

1）诊断

持久的妄想性障碍。

2）诊断依据

（1）在性格缺陷的基础上遭遇应激事件后发展而来。

（2）妄想是在对事实的片面评价的基础上发展起来的,表现为持久的、系统的、未泛化的关系妄想及被害妄想,内容有一定的现实基础,并非完全脱离现实。

（3）有与妄想相协调的情感及意志行为,表现为谈及妄想相关问题时情绪不稳定,易激惹,病理性意志要求增强。

（4）持续性病程＞3月,总病程14年,加重2年。

（5）社会功能严重受损,尤其是社交和婚姻生活受影响,未涉及妄想的言语及行为基本正常,自知力缺乏。

3. 鉴别诊断

（1）偏执型精神分裂症:患者存在明确的关系妄想及被害妄想。在妄想支配下出现反复上访,社会及婚姻生活功能严重受损,无自知力,需考虑偏执型精神分裂症的诊断。但上述精神病性症状均是在一定的性格缺陷基础上遭遇了应激事件后逐渐发展而来的,妄想内容及出现时间与患者生活处境密切相关,具有逻辑性、系统性和现实性特点,内容相对固定、系统,对象也不泛化,在不涉及妄想时其言行基本正常,不支持该诊断。

（2）偏执型人格障碍:患者偏执的性格特征较为明显,有一定的性格缺陷,但患者存在明确的妄想,包括关系妄想及被害妄想,单用人格障碍无法解释,依据等级诊断原则,不支持该诊断。

（3）应激相关障碍:患者起病有一定的生活事件作为心理诱因,其精神障碍是在此基础上逐渐发展起来的,但强度并未达到足以引起精神障碍的强烈程度,妄想有系统性,故不考虑该诊断。

四、处理方案及基本原则

1. 护理和临床观察要点

因患者对强制住院不满,激惹性较高,激越较明显,有一定的冲动及外跑风险,故须加强安全护理和动态临床观察,谨防突发冲动行为及逃跑。

2. 药物治疗

以第2代抗精神病药物为主;如果患者拒绝或不配合治疗,可选择长效制剂注射治疗,如:棕榈酸帕利哌酮注射液（善思达）、注射用利培酮微球（恒德）或癸氟奋乃静注射液等。

3. 物理治疗

针对症状严重,药物疗效欠佳的患者,或患者同时伴有冲动伤人的行为,可考虑MECT治疗方案。

4. 心理治疗

经药物及物理治疗好转的患者,在维持期或巩固期可以考虑予个人支持心理治疗和家庭治疗,对于该病的康复是有必要的。但多数患者对治疗不信任,不能按期接受治疗。

五、要点与讨论

（1）人口学特征：首发年龄＞30 岁，多见于中年患者。

（2）遗传学特征：一级亲属患精神分裂症和人格障碍的比例较高。

（3）纵向病程特点：是一种原发性慢性精神障碍，并无智能障碍，症状可持续终身，是以持久的、系统的、固定的妄想为特征，偏执症状并非继发于其他精神疾病，在病程中可能会出现情感症状，如情绪易激惹、情感易波动。

（4）病史特点：本病与偏执型人格障碍有一定联系，约 40% 的中年以后起病的患者病前人格可以达到偏执性人格障碍的诊断标准。

（5）当前（横断面）临床相：明确目前存在的主要的精神病性症状，依据其症状表现进行相应的病情严重度及风险评估。本病患者多涉及民事诉讼及侵权赔偿，严重时会涉及刑事案件（如扰乱公共秩序），其对社会及自身家庭均有一定的危害性，严重时需要强制医疗。

（6）治疗考量：风险评估（该病例可能有较高的冲动风险及对社会的危害性）、纵向病程特点（慢性、持续进展）、横断面症状特点（系统的妄想）等对治疗方案的选取具有重要指引价值。

六、思考题

（1）持久的妄想性障碍的人格特征及妄想的特点是什么？

（2）持久的妄想性障碍与偏执型精神分裂症的人口学特征、病程特点及症状学鉴别要点有哪些？

（3）持久的妄想性障碍临床诊断及治疗的疑难点在哪里？

七、推荐阅读材料

[1] 郑瞻培，王善澄，翁史旻. 精神医学临床实践[M]. 2 版. 上海：上海科学技术出版社，2013：433 - 438.

[2] 郑瞻培. 偏执与相关精神障碍的临床和法律问题[J]. 上海精神医学，2005，17(4)：248 - 250.

[3] Erin B T，Jennifer S D. Paranoid thinking，suspicion，and risk for aggression：A neurodevelopmental perspective [J]. Development and Psychopathology，2012，Aug；24(3)：1031 - 1046.

[4] Triebwasser J，Chemerinski E，Roussos P，et al. Paranoid personality disorder [J]. Journal of Personality Disorders，2013，12，27(6)：795 - 805.

（韩慧琴　诸索宇）

案例 26

躁狂发作, 不伴精神病性症状

一、病历资料

1. 现病史

患者,男性,18岁,学生,因"兴奋躁动、活动增多2周"来院就诊。患者自幼不善言辞,学习成绩一般。2周前受班主任批评后,患者表现情绪兴奋,称自己有一个想法:可以利用一套新的化学方法解决石油危机,并且和同学滔滔不绝地介绍自己的新方法,说一定能够获得诺贝尔奖,并且说服同班同学旷课一起做实验。在化学实验室中和实验老师发生争吵,并且执意要进行自己设计的实验方案。化学老师和班主任劝说无效,打电话给父母,父母将其接回家中。父母称患者近2周来表现过于活跃,虽然他对于科学兴趣令父母欣慰,但是觉得他近1周变化比较大,与既往显著不同。一谈起自己的"石油计划"就滔滔不绝,并且写了整整200页的石油提取计划。叫自己的父母全力支持自己的研究计划,并说,如果不马上进行研究的话就会来不及的。激动时会破坏家里的物品,并且不服从管教,和父母对抗。相应的阴性表现,如没有幻觉等。父母见其无法管理,随送至我院门诊就诊,门诊以"躁狂发作"收治我科。

发病以来,患者睡眠减少、胃纳一般、体重无明显变化,大小便无异常;有冲动言行、无消极言行、无外跑行为。

2. 既往史

两年前发现甲亢,当时的表现概述,经他巴唑(甲疏咪唑)治疗后,甲状腺素水平一直维持正常水平。近来无发热、无颅脑外伤。

3. 个人史

病前性格特点内向、固执。否认精神活性物质使用史。学习成绩一般。

4. 家族史

否认两系三代以内精神障碍史。

5. 体格检查

躯体及神经系统未查及阳性体征。

6. 实验室和辅助检查

头颅CT、脑电图检查正常,智商:112分,血常规、生化常规、甲状腺素水平等检查未见异常。

7. 精神检查

(1) 意识:清晰,时间、地点、人物定向完整。

(2) 仪态:欠整洁,衣着得体,无怪异姿态。

(3) 面部表情:表情丰富多变,易怒。

（4）接触交谈:欠合作,主动,对答切题,言语增多,语速加快,思维联想增多,语调较高。

（5）情感:情绪高涨,情感反应与所处的环境不协调,但与个人的行为表现和思维内容协调,对住院表现对抗。

（6）感知觉:未引出感知觉异常。

（7）思维:思维联想速度加快,存在夸大观念,对未来和前途存在不合实际的夸大。但未达到妄想,未引出自罪妄想、被害妄想、被跟踪感,未引出思维属性障碍。思维联想增多,

（8）意志行为:明显行为增加,有激越表现。明显病理性意志增强;无消极言语、无消极行为。

（9）性症状:无明显性欲增强。

（10）睡眠:睡眠时间明显减少。

（11）食欲:无明显变化,体重未有明显变化。

（12）智能:正常,智力水平与受教育背景相符。

（13）自知力:缺乏,对自己的过度行为和对他人的扰乱并无认知,认为大家都是和他作对,影响他的科学计划。

二、诊治经过

1. 初步诊断

躁狂发作,不伴精神病性症状(《ICD-10》;F30.1)。

2. 治疗经过

（1）丙戊酸钠缓释片:0.5 g/d起始,根据耐受性情况,1周内增量至1.0 g/d,并监测血药浓度,并根据血药浓度调整剂量,持续治疗至8周末。

（2）氯硝西泮:第1~3天,1 mg肌内注射bid,辅助控制兴奋激越症状。

（3）喹硫平:100 mg/d起始,根据耐受性情况,1周内增量至600 mg/d。并根据病情,酌情增减剂量,最大剂量800 mg/d,持续治疗至8周末。

三、病例分析

1. 病史特点

（1）男性,18岁首发。

（2）病程特点为急性起病,症状主要表现为情绪高涨及易激惹,言语增多、行为增多,睡眠时间减少,目前持续2周。

（3）风险评估:入院前在外有激越表现,目前无冲动、自杀、自伤等消极言行。

（4）既往有甲状腺功能亢进,目前用他巴唑治疗。

2. 诊断与诊断依据

1）诊断

躁狂发作,不伴精神病性症状。

2）诊断依据

患者存在情感高涨、易激惹、精力旺盛、言语增多、行为增多、计划增多,睡眠需要减少的症状,自我评价高的症状;目前已严重影响患者的日常学习和社会生活,病程2周。注意力,思维联想加快。

3. 鉴别诊断

（1）甲状腺功能亢进所致精神障碍:甲状腺功能亢进患者可以出现兴奋话多、激越、行为增多、精力充沛等症状,故需要和本病相鉴别。但本患者2年前出现甲状腺功能亢进,经他巴唑治疗后甲状腺素水

平一直维持在正常范围内,且患者本次发病前后也未出现高代谢症候群、甲状腺肿及眼征等特征性症状和体征,不能用此解释。因此,目前考虑该病诊断依据不足。

(2) 急性而短暂的精神病性障碍:患者病史中表现为急性的言行紊乱的发作,有生活事件(老师批评)诱因,故需要和本病相鉴别。但是患者在病程中,并未存在急性应激;未出现明显的幻觉、妄想等精神病性症状。患者主要的临床表现为情感症状,并且已经达到躁狂发作的诊断标准,故暂不考虑本病。

(3) 品行障碍/人格障碍:患者病史中存在和老师对抗,并有冲动激越行为,故需要和该病相鉴别。但患者主要临床表现以情感高涨和自我评价增高为主,攻击性表现继发于情绪高涨和易激惹的情感背景;并且对于患者并未有反复而持久的违反社会规范的既往表现,故不支持本诊断。

四、处理方案及基本原则

1. 急性期治疗

目的是控制症状、缩短病程,完全缓解,以免复燃或恶化。疗程为 6～8 周。

(1) 护理和临床观察要点:患者情绪高涨易激惹,在外有激越表现,故应注意接触的方式方法,行为控制和环境设置;注意躯体状况和水电解质平衡;量表的评估。

(2) 完善相关检查,排除其他器质性因素的可能。

(3) 药物治疗:对于躁狂发作首选心境稳定剂治疗。关于心境稳定剂种类的选择,根据循证医学证据及《临床指南》推荐,可考虑碳酸锂或双丙戊酸盐单药治疗。因为该患者有甲状腺相关疾病,需要谨慎使用碳酸锂,故可选用丙戊酸钠缓释片。对于兴奋激越患者,可考虑非典型抗精神病药物单药治疗或与丙戊酸钠缓释片联合治疗。如果患者兴奋激越严重,可考虑联合苯二氮䓬类药物的肌内注射,但只建议短期使用。

(4) 心理治疗:包括支持性心理治疗、精神心理健康教育、家庭治疗、危机干预等,目的在于提高疗效、依从性等。

2. 巩固期治疗

目的是防止症状复燃、促使社会功能的恢复。主要治疗药物(如心境稳定剂)的剂量应等同急性期水平。疗程为 2～3 个月。

3. 维持期治疗

目的在于防止复发,维持良好社会功能,提高患者生活质量。

(1) 适当调整,适当减少剂量,或小心停用联合治疗中的非心境稳定剂药物。但经验提示,接近治疗剂量比低于治疗剂量的预防复发效果要好。

(2) 维持治疗应持续多久尚无定论。如过去为多次发作者,可考虑在病情稳定达到既往发作 2～3 个循环的间歇期或 2～3 年后,再边观察边减少药物剂量,逐渐停药,避免复发。

(3) 心理治疗:支持性心理治疗、认知行为治疗、精神心理健康教育、人际与社会节律治疗等。

(4) 注意监测:体重、血糖、血脂、血压、甲状腺功能、泌乳素水平、肝肾功能、胃肠道反应、嗜睡情况、锥体外系反应、骨折风险等。

五、要点与讨论

(1) 人口学特征:首发年龄<20 岁,呈急性病程。

(2) 病前人格特点:内向、固执。

(3) 纵向病史特点:首次急性发作。

（4）当前（横断面）临床相：激越表现，自我感觉好，但未达到情绪高涨、行为增多、言语增多等躁狂发作的表现。

（5）有甲状腺功能亢进病史。

（6）治疗考量：风险评估（如冲动伤人风险）、纵向病程特点（"既往无情绪相关问题"）、横断面症状特点（躁狂症状）等对治疗方案的选取具有重要指引价值。

六、思考题

（1）简述有关单次躁狂发作的诊断，在《ICD‐10》《DSM‐5》诊断标准中的差异。

（2）躁狂发作需要和哪些疾病相鉴别，鉴别要点是什么？

（3）躁狂发作的治疗方案是什么？病程和预后的特点是什么？

七、推荐阅读材料

［1］江开达.精神病学［M］.2版.北京：人民卫生出版社，2011，142‐159.

［2］精神与行为障碍分类 ICD‐10［M］.北京：人民卫生出版社，1993.

［3］精神障碍诊断和统计手册［M］.5版（《DSM‐5》）.北京：北京大学出版社，2014.

［4］Freeman A J. Mood Disorders. The Encyclopedia of Clinical Psychology ［M］. Wiley-Blackwell，2015.

［5］江开达，黄继忠.双相障碍［M］.北京：人民卫生出版社，2012.

［6］Yatham L N，Kennedy S H，Parikh S V，et al. Canadian Network for Mood and Anxiety Treatments (CANMAT) and International Society for Bipolar Disorders (ISBD) collaborative update of CANMAT guidelines for the management of patients with bipolar disorder：update 2013 ［J］. Bipolar disorders，2013，15(1)：1‐44.

（冯　强　洪　武）

案例 27

双相情感障碍,目前为轻躁狂发作

一、病历资料

1. 现病史

患者,男性,61岁,已婚,退休,因"话多、睡眠需要减少1周,总病程40年"来院就诊。患者40年前曾因发言表现不够好被他人讥笑。此后渐出现失眠,情绪低落,高兴不起来,话少,躺床上不愿动,自觉脑子反应慢,做事犹豫不决,不自信,偶有不想活的念头,但无行动,总觉别人在背后议论自己,说自己没用,是废物。当时即住院治疗,诊断"精神分裂症",予氯普噻吨(泰尔登)、电抽搐治疗3月余获"痊愈"出院,具体不详。出院后患者服药半年自行停药,后病情尚平稳,一般情况可,能坚持工作。10年后患者因工作问题不悦,继而情绪低落,闷闷不乐,不愿和人说话,称自己不如别人,觉前途黯淡,经常独自看书,生活懒散,眠差、多噩梦,再次入住我院,诊断"抑郁症",予氯普噻吨等药物治疗2月获"痊愈"出院。患者出院后按时服药,能坚持门诊随访,病情控制可,能正常工作、生活,与单位同事、周围邻居关系可。10年前,患者因家里房子买卖等问题,出现情绪低落,话少,不愿意做事情,觉疲劳,紧张、焦虑、恐惧,做事犹豫不决,刚做决定的事情,马上又反悔了,夜眠差,严重时每天仅睡2～3 h,易发脾气,故再次住院,诊断"不伴精神病性症状的重度抑郁发作",予氟西汀胶囊、改良电抽搐(MECT)治疗2月余获"痊愈"出院,出院后患者能按时服药,坚持门诊随访,病情稳定,工作可,并于5年前停药。本次于1周前,患者无明显诱因下出现话多,语速比平时快,心情愉悦,爱与人交往,睡眠减少,每天睡4～5 h,上述症状持续1周,家属觉其异常,与患者协商后带至我院门诊要求住院,门诊拟"双相情感障碍"收治入院。

本次发病以来,患者睡眠需要减少,胃纳可,两便正常,体重未及明显变化,否认消极言行,否认冲动打人行为,否认外跑。

2. 既往史

否认重大躯体疾病史。

3. 个人史

无殊。病前性格孤僻、倔强;从20岁起长期饮酒史,平均每日半斤红酒,无成瘾和依赖,否认有晨饮等行为。

4. 家族史

否认两系三代以内精神障碍史。

5. 体格检查

躯体及神经系统未查及阳性体征。

6. 实验室和辅助检查

肝功能指标高于正常范围。头颅 MRI、脑电图检查正常,血常规、除肝功能外其他生化常规等检查未见异常。

7. 精神检查

(1) 意识:清晰,时间、地点、人物定向完整。

(2) 仪态:整洁,衣着得体,无怪异姿态。

(3) 面部表情:愉悦,面带笑容。

(4) 接触交谈:合作,主动,对答切题,言语表达流畅、有序,语速显加快,自觉反应快,主动性言语多,积极回答医生的提问。

(5) 情感:情感反应协调,情感显高涨,欣快感,自我感觉良好,承认自信心增加,愿意做事情,精力较平时旺盛。承认既往存在情绪低落、少言懒动、凡事皆无兴趣和乐趣、缺乏自信、夜眠差、头脑反应迟钝、做事犹豫不决、没精力、疲劳、消极观念等。

(6) 感知觉:未及幻、错觉及感知觉综合障碍。

(7) 思维:思维联想速度较快,思维连贯,思维逻辑可,未及思维内容及思维属性障碍,未及强迫性及强制性思维。

(8) 意志行为:行为敏捷,自感精力充沛。无冲动毁物伤人行为。无外跑行为。

(9) 性症状:性欲增强,表示对女性较平时更感兴趣,愿意主动搭讪。

(10) 睡眠:睡眠需要较平时减少。

(11) 食欲:未见明显改变。

(12) 智能:正常,智力水平与受教育背景相符。

(13) 自知力:部分,承认既往抑郁体验,但觉本次没病。

二、诊治经过

1. 初步诊断

双相情感障碍,目前为轻躁狂发作。

2. 治疗经过为什么不处理肝功能异常?

(1) 碳酸锂片:0.5 g/d 起始,根据耐受性情况,1 周内增量至 1.0 g/d,并监测血药浓度,并根据血药浓度调整剂量,以保证血清碳酸锂浓度维持在 0.8~1.2 mmol/L 之间,持续治疗至第 8 周末。

(2) 喹硫平:100 mg/d 起始,根据耐受性情况,1 周内增量至 600 mg/d。并根据病情,酌情增减剂量,最大剂量 800 mg/d,持续治疗至 8 周末。

患者肝功能轻度高于正常指标,予戒酒,并定期复查肝功能指标,暂不予保肝药物治疗。

三、病例分析

1. 病史特点

(1) 男性,21 岁首发。

(2) 全病程特点为发作-缓解-发作,缓解期社会功能保持良好。

(3) 首发表现为抑郁症状群,病程中与情感高涨、言语增多、睡眠减少等状况交替发作。

(4) 本次发作病程 1 周,表现为轻躁狂症状群。

(5) 风险评估:当前表现为轻躁狂症状群,目前无明显冲动风险。

(6) 既往史有长期饮酒史,目前肝功能水平异常。

2. 诊断与诊断依据

1) 诊断

双相情感障碍,目前为轻躁狂发作。

2) 诊断依据

(1) 目前符合"轻躁狂发作"诊断标准:①目前心境高涨对个体来讲已达到肯定异常程度;②存在以下 4 条症状:语量增多,睡眠需要减少,性功能增强,社交活动增多;③本次病程 1 周;④功能损害显著:对个人日常生活及工作有一定影响。

(2) 既往数次抑郁发作:既往发作中存在情绪低落、精力减退、活动减少、自我评价低、眠差、消极观念等症状表现。

3. 鉴别诊断

(1) 环性心境:纵观病史,患者表现情绪不稳定,故考虑此诊断。环性心境的特点为心境持续不稳定,包括轻度低落和轻度高涨的众多周期,其中没有任何一次在严重程度或持续时间上符合双相情感障碍的标准,呈慢性病程。但患者既往发作达到重度抑郁发作的标准,且患者的病程呈发作-缓解-发作的特点,故不支持本诊断。

(2) 抑郁障碍:患者既往发作均表现为情绪低落、活动减少、精力下降、自我感觉差、思维迟缓等症状,故考虑此诊断。但本次患者表现心境高涨、自我感觉好、社交活动增多、语量增多、性欲增强等轻躁狂症状,故不支持本诊断。

四、处理方案及基本原则

1. 急性期治疗

目的是控制症状、缩短病程,完全缓解,以免复燃或恶化。治疗 6~8 周。

(1) 护理和临床观察要点:患者情绪高涨易激惹,在外有激越表现,故应注意接触的方式方法,行为控制和环境设置;注意躯体状况和水电解质平衡。

(2) 完善相关检查,排除其他可能的器质性因素。

(3) 药物治疗:对于轻躁狂发作首选心境稳定剂治疗。关于心境稳定剂种类的选择,根据循证医学证据及《临床指南》推荐,可考虑碳酸锂或双丙戊酸盐单药治疗,因该患者长期饮酒史,且肝功能异常,不建议使用丙戊酸钠缓释片,故考虑使用碳酸锂治疗。轻躁狂发作,除了心境稳定剂单药治疗外,也可用非典型抗精神病药物单药,或和心境稳定剂治疗。本患者选用喹硫平治疗。

(4) 心理治疗:包括支持性心理治疗、精神心理健康教育、家庭治疗、危机干预等,目的在于提高疗效、依从性等。

2. 巩固期治疗

目的是防止症状复燃、促使社会功能的恢复。主要治疗药物(如心境稳定剂)剂量应维持急性期水平不变。巩固 2~3 个月。

3. 维持期治疗

目的在于防止复发,维持良好社会功能,提高患者生活质量。

(1) 适当调整,或小心减去在联合治疗中的非心境稳定剂药物,或相应减少剂量。但经验说明,使用接近治疗剂量者比低于治疗剂量者的预防复发效果要好。

(2) 维持治疗应持续多久尚无定论。如过去为多次发作者,可考虑在病情稳定达到既往发作 2~3 个循环的间歇期或 2~3 年后,再边观察边减少药物剂量,逐渐停药,以避免复发。

(3) 心理治疗:支持性心理治疗、认知行为治疗、精神心理健康教育、人际与社会节律治疗等。

（4）注意监测：体重/肥胖、血糖、血脂、血压、甲状腺功能减退、泌乳素水平、肝肾功能、胃肠道反应、嗜睡、锥体外系反应、骨折风险等。

五、要点与讨论

（1）人口学特征：首发年龄<20 岁，首发年龄对抑郁症（单相）和双相障碍（抑郁发作）的鉴别有指引价值。

（2）纵向病史特点：发作-缓解-发作特点，缓解期无残留症状和（或）功能损害。

（3）既往发作特征：以情感低落为核心的抑郁症状群和以情感高涨为核心的轻躁狂发作（无显著功能损害）交替发作。

（4）当前（横断面）临床相：明确轻躁狂发作症状群，需重点把握躁狂发作与轻躁狂发作的区别与联系；有长期饮酒史，目前肝功能水平异常。

（5）治疗考量：风险评估（如该病例转相风险）、纵向病程特点（双相 Ⅱ 型）、横断面症状特点（轻躁狂症状）等对治疗方案的选取具有重要指引价值。

六、思考题

（1）轻躁狂发作的诊断标准有哪些？与躁狂发作有哪些区别？

（2）双相 Ⅱ 型障碍和抑郁障碍的鉴别中，需要采集哪些临床信息？

（3）抑郁症患者经抗抑郁治疗后出现轻躁狂发作，诊断上应如何考虑？

七、推荐阅读材料

［1］王祖承，方贻儒.精神病学［M］.北京：科技教育出版社，2011，152－177.

［2］世界卫生组织.精神与行为障碍分类 ICD－10［M］.北京：人民卫生出版社，1993.

［3］美国精神医学学会.精神障碍诊断和统计手册第五版（DSM－5）［M］.北京：北京大学出版社，2014.

［4］Yatham L N，Kennedy S H，Parikh S V，et al. Canadian Network for Mood and Anxiety Treatments (CANMAT) and International Society for Bipolar Disorders (ISBD) collaborative update of CANMAT guidelines for the management of patients with bipolar disorder: update 2013 ［J］. Bipolar disorders，2013，15(1)：1－44.

［5］方贻儒，吴志国，陈俊.双相障碍的诊治与研究——机遇与挑战［J］.上海交通大学学报（医学版），2014，34(4)：413.

［6］江开达，黄继忠.双相障碍［M］.北京：人民卫生出版社，2012.

（李宁宁　洪　武）

案例 28

双相障碍，目前为
不伴精神病性症状的躁狂发作

一、病历资料

1. 现病史

患者，女性，24 岁，职员，未婚，因"情绪低落与高涨交替发作 9 年，兴奋话多伴冲动 1 月余"来院就诊。2006 年 3 月初患者无明显诱因下出现情绪低落，觉得老师和同学在针对她，经常哭泣，觉得生活没有意思，不想出门，不想和他人讲话，容易发脾气，感觉身体疲乏无力，像"灌铅样"，暴食，贪睡等，在当地医院诊治，具体不详，症状改善，患者服药 1 年后自行停药，生活如常。2012 年 5 月初患者无明显诱因渐出现兴奋，话多，主动和他人交往，忙碌，经常乱买一些自己不需要的东西，说自己很有钱，说爷爷是国家主席，经常命令他人，要求得不到满足就会发脾气，在家有摔东西、甚至打父母等行为。于 2012 年 6 月第 1 次住我院诊治，诊断为"双相障碍-躁狂发作"，给予丙戊酸钠缓释片、碳酸锂、奥氮平及改良电抽搐等治疗，获"显进"出院。

患者出院后能坚持服药门诊随访，工作生活等社会功能恢复情况，2013 年 2 月患者因感体重增加，自行停药。2014 年 5 月患者男朋友提出分手后，渐出现话多，要畅游世界，花钱大手大脚，对家人要求多，发脾气，动手打母亲，感觉自己达到了理想状态，有很多计划，要做很多大事情，自己要当公主，连续 3 天未睡等。家属感到其病情严重，难以管理，故门诊拟"双相障碍"收入本病房。

自本次发病以来，患者饮食不规则，夜眠差，二便无殊，存在冲动言行，否认消极言行，否认外跑行为。

2. 既往史

否认重大躯体疾病史。

3. 个人史

病前性格外向；否认精神活性物质使用史。

4. 家族史

阿姨有双相障碍病史，采用的药物种类和剂量不详；否认近亲婚配史。

5. 体格检查

躯体及神经系统未查及阳性体征。

6. 实验室和辅助检查

头颅 CT、脑电图检查正常，智商 110 分，EKG 检查示正常，生化常规检查示血钾 3.3 mmol/L、肌酸激酶(CK)1 758 mmol/L,肌酸激酶同工酶(CK-MB)33 mmol/L,余血常规、生化常规等检查未见明显异常。

7. 精神检查

(1) 意识:清晰,时间、地点、人物定向完整。

(2) 仪态:欠整洁。

(3) 面部表情:大部分时间显得兴高采烈,眉飞色舞,表情变化快,自说自笑。

(4) 接触交谈:主动,对答切题,有时反问医生,语速快,语音高,语量多,滔滔不绝,尚能打断。

(5) 情感:情感反应协调,情绪高涨,诉"心情非常好",存在夸大观念,自我感觉良好,自以为是,自感精力充沛,认为"全身充满能量",对未来充满信心,称"一刻也停不下来"等。

(6) 感知觉:未引出错觉、幻觉及感知觉障碍。

(7) 思维:存在音联意联,"天下无不散的宴席,熙熙攘攘皆为利"等,思维联想加快,诉脑中想法"像子弹飞",有诸多计划要实施,"世界等着自己决策"。

(8) 意志行为:行为冲动,要求多,动作手势较多,自感精力充沛,有一定激惹性。主被动注意,表情动作。

(9) 性症状:性色彩增强,喜欢与异性搭讪。

(10) 睡眠:睡眠需要减少。

(11) 食欲:饮食不规则;进食量增加。

(12) 智能:正常,智力水平与受教育背景相符。

(13) 自知力:缺乏,不承认自己有问题。

二、诊治经过

1. 初步诊断

双相障碍,目前为不伴精神病性症状的躁狂发作。

2. 治疗经过

(1) 碳酸锂缓释片:第1周,起始600 mg/d,逐渐加到1 200 mg/d。第2周后,监测血药浓度,使血锂浓度维持在0.8~1.2 mmol/L之间。持续治疗8周。

(2) 喹硫平片:第1周,第1天100 mg/d,此后平均每天增加100 mg,1周左右增加到800 mg/d。第10天患者诉有心悸、头晕,测心率为98次/min,逐渐减至600 mg/d,无不适主诉,持续治疗8周。

三、病例分析

1. 病史特点

(1) 女性,24岁,复发。

(2) 病程为发作缓解型,缓解期社会功能保持良好。

(3) 15岁起病,起病年龄较早,首发表现为抑郁症状群,如情绪低落、兴趣下降等,并存在易怒、贪吃、贪睡、"灌铅样麻痹"等非典型特征,伴有精神病性症状。

(4) 本次病程1月余,主要表现为躁狂症状群,包括情绪高涨、思维奔逸、自我感觉良好、自信心足、精力充沛、忙碌、睡眠需要减少、性色彩增加、计划增多、冲动言行等。

(5) 风险评估:患者在外有冲动言行,目前存在高冲动风险。

(6) 既往体健,本次检查未见阳性躯体体征。

2. 诊断与诊断依据

1) 诊断

双相障碍,目前为不伴精神病性症状的躁狂发作。

2) 诊断依据

(1) 目前符合"复发性抑郁障碍,目前为不伴精神病性症状的重度发作"诊断标准:①存在 1 条躁狂发作核心症状:情感高涨;②存在 8 条躁狂发作主要症状:思维奔逸,言语增多,活动增多,精力充沛,自我评价高,鲁莽行为,性色彩增强,睡眠需要减少;③不伴有精神病性症状;④本次病程 1 月余;⑤社会功能严重受损。

(2) 既往存在抑郁发作和躁狂发作。

3. 鉴别诊断

(1) 应激相关障碍:患者本次发病存在一定诱因(其男友提出分手),发病在时间上具有一定相关性,需考虑本诊断。鉴别要点前者常在严重的、灾难性的生活事件后出现,有与应激相关梦魇,并常出现重新体验。而该患者生活事件较轻微,思维内容未围绕该生活事件,主要临床症状为情绪高涨、自我感觉良好、精力充沛等躁狂发作的核心症状,病程为复发-缓解型,故可排除。

(2) 精神分裂症:患者当前存在兴奋话多,言行紊乱,伴有夸大观念,需与精神分裂症青春型相鉴别。后者主要表现为思维、情感与周围环境不协调性为特征,而本患者情感协调,病程呈发作-缓解型,缓解期社会功能良好。故不考虑精神分裂症。

四、处理方案及基本原则

(一) 急性期处理

目的是控制症状、缩短病程,完全缓解,以免复燃或恶化。急性期处理周期为 6～8 周。

1. 护理和临床观察要点

因患者存在高冲动风险,故须加强安全护理和动态临床观察,严防冲动毁物。患者饮食不规则,须注意患者饮食情况。躯体情况处理:

(1) 低钾:躁狂发作急性期患者,由于进食差等原因极容易出现低血钾。该患者血钾为 3.3 mmol/L,可首选口服补钾(如氯化钾缓释片等),并需要加强进食,尤其是含钾高的食物,如猕猴桃、香蕉等,必要时也可静脉补钾。另外,还需排除可能引起低钾的原因。此外,还需注意观察躯体状况,防止低钾引起其他躯体问题,如监测心电图、呼吸、心率、肌力等,并定期检测血钾水平。

(2) 高肌酸激酶:患者肌酸激酶为 1 758 mmol/L,显著增高。但患者 CK-MB 未见明显增高,且未见其他心肌酶谱指标异常,EKG 检查正常,故考虑可能为处于躁狂状态时,肌肉过度运动和损伤导致。为防止出现继发性肾脏损伤,可给予碱化尿液治疗(口服或静脉滴注碳酸氢钠),并定期监测相关指标,直至躁狂症状缓解,相关指标恢复正常为止。此外,仍需完善相关检查,排除可能的其他器质性原因。

2. 精神症状处理

(1) 心境稳定剂:碳酸锂和丙戊酸制剂均可作为躁狂发作的首选药物。因考虑患者为年轻女性,考虑丙戊酸钠制剂容易出现肥胖、内分泌失调、脱发等表现,故考虑给予碳酸锂治疗。急性期治疗血锂浓度应维持在 0.8～1.2 mmol/L,维持治疗时血锂浓度应维持在 0.6～0.8 mmol/L。

(2) 非典型抗精神病药物:躁狂发作可选择心境稳定剂单药治疗,也可用非典型抗精神病药物单药治疗,也可考虑两者联合治疗。该患者目前急性期症状严重,为尽快帮助患者控制症状,考虑联合治疗。综合各类非典型抗精神病药物的疗效和代谢、内分泌等不良反应的循证证据,考虑给予喹硫平治疗。目标治疗剂量为 600～800 mg/d。

（3）苯二氮䓬类药物:患者目前处于躁狂发作急性期,可短暂给予镇静。宜尽可能口服药物治疗。若患者在上述药物基础上,仍存在明显兴奋躁动或睡眠障碍,可考虑短期使用苯二氮䓬类药物肌内注射。但需要注意观察患者呼吸、心率等生命体征,并注意药物的肌肉松弛作用。

（4）药物不良反应的监测:定期检测血锂浓度、心电图、血常规、生化常规、甲状腺素等指标。

（二）巩固期治疗

目的是防止症状复燃、促使社会功能的恢复。主要治疗药物(如心境稳定剂)剂量应维持急性期水平不变。巩固期治疗 2～3 个月。

（三）维持期治疗

目的在于防止复发,维持良好社会功能,提高患者生活质量。

（1）适当调整,或小心减去在联合治疗中的非心境稳定剂药物,或相应减少剂量。但经验说明,使用接近治疗剂量者比低于治疗剂量者的预防复发效果要好。

（2）维持治疗应持续多久尚无定论。如过去为多次发作者,可考虑在病情稳定达到既往发作 2～3 个循环的间歇期或 2～3 年后,再边观察边减少药物剂量,逐渐停药,以避免造成复发。

（3）心理治疗:支持性心理治疗、认知行为治疗、精神心理健康教育、人际与社会节律治疗等。

（4）注意监测:体重/肥胖、血糖、血脂、血压、泌乳素水平、肝肾功能、胃肠道反应、嗜睡、锥体外系反应、骨折风险等。

五、要点与讨论

1. 伴有辅检异常处理

患者心肌酶谱和血钾轻度异常,临床需要鉴别躯体疾病,并积极对症处理。不适体诉可涉及各系统器官,其中早醒、食欲缺乏、体重下降、性欲减退及抑郁心境晨重夜轻等生物学特征有助于诊断;躁狂发作的患者可能存在呼吸道感染征象,也需要检测血常规和肺部体征。

2. 首发症状和临床特点

双相障碍首发的症状往往是抑郁发作。本患者首次发作时,具有多种双相障碍的高危因素,如起病年龄早(15 岁起病),首次发作的抑郁症状具有睡眠、食欲增加、灌铅样麻痹等“非典型抑郁”的特征,且伴有精神病性症状,有双相障碍的家族史等。故而,临床上需要加强双相障碍的早期识别。

3. 治疗考虑

风险评估(如该病例冲动风险)、纵向病程特点(“发作缓解型”)、横断面症状特点(伴有生化检查异常)等应引起重视,选择治疗方案时,需要注意评估药物的疗效和不良反应,并加强监测。

4. 治疗依从性加强

患者依从性欠佳,在今后治疗过程需要加强宣教,使患者能够认识到规范治疗的重要性。

六、思考题

（1）躁狂发作急性期治疗原则和方案是什么?

（2）常用的心境稳定剂和非典型抗精神病药物,分别有哪些不良反应及不同药物间的比较?

（3）简述苯二氮䓬类药物和典型抗精神病药物在躁狂发作急性期使用的原则和注意事项。

七、推荐阅读材料

［1］江开达.精神病学［M］.北京:人民卫生出版社,2009,389－413.

［2］王祖承,方贻儒.精神病学［M］.北京:科技教育出版社,2011,152－177.

［3］方贻儒,汪作为.双相障碍临床研究现状与趋势［J］.上海精神医学,2011,14(7),41－43.

［4］Yatham L N, Kennedy S H, Parikh S V, et al. Canadian Network for Mood and Anxiety Treatments (CANMAT) and International Society for Bipolar Disorders (ISBD) collaborative update of CANMAT guidelines for the management of patients with bipolar disorder: update 2013［J］. Bipolar disorders, 2013,15(1):1－44.

［5］江开达,黄继忠.双相障碍［M］.北京:人民卫生出版社,2012.

（粟幼嵩　洪　武）

双相情感障碍,目前为混合发作

一、病历资料

1. 现病史

患者,女性,35 岁,幼儿园园长,已婚,因"情绪高涨与低落交替发作 3 月,加重伴烦躁、易怒 1 周"来院就诊。患者于 2015 年 3 月工作调动,领导对自己期望值高,自己下级不守时等各种原因,患者出现兴奋、冲动,不停打电话谈论工作上的事情,语速增快,每天只睡 4~5 h,骂同事,骂平常不会骂的话。大早上 5:30 即爬起来打电话骂人。尚可继续正常上班工作,工作能为尚未受到明显影响。2015 年 4 月初患者出现坐立不安,疏懒,不愿意动,不想说话,说话语速减慢,不开心,哭泣,嗜睡。曾出现消极观念,想要跳楼,但未行动。上述症状持续 1 周左右。2015 年 5 月 1 日起,患者再次出现兴奋,骂人,甚至打人,打妈妈,打儿子,言语增多,语速快,说话主题不固定,东拉西扯。想要外出旅游,要去新疆遭到丈夫反对,觉得老公不爱自己,不重视自己。同时又觉得自己没用,不开心,哭泣,想做的事情做不了。故家人难以管理,将患者带至我院住院治疗,门诊拟"双相情感障碍"收治入院。

自患病以来,患者食欲可,夜眠差,二便如常,体重无明显变化。存在消极观念、冲动言行,否认消极行为,否认外跑行为。

2. 既往史

否认重大躯体疾病史。

3. 个人史

无殊。病前性格开朗。

4. 家族史

否认两系三代以内精神障碍史。

5. 体格检查

躯体及神经系统未查及阳性体征。

6. 实验室和辅助检查

头颅 MRI、脑电图检查正常,智商测定正常,血常规、生化常规、甲状腺功能等检查未见异常。

7. 精神检查

(1) 意识:清晰,时间、地点、人物定向完整。

(2) 仪态:整洁,衣着得体,无怪异姿态。

(3) 面部表情:松弛、自然。

(4) 接触交谈:合作,主动,对答切题,言语表达流畅、有序,语速加快,自觉思维联想增多、脑中想法有"拥堵感",语量多,但谈及自己工作境遇又不住流泪、沮丧。

(5) 情感:情感反应协调,情绪高涨与情绪低落交替,感到生活中乐趣全无。对未来和前途感到悲观失望、存在消极观念。但又兴奋话多、思维联系加快、睡眠需求减少、精力旺盛、自觉能力超出常人、言语行为皆冒失、爱管闲事、行为忙碌等。

(6) 感知觉:否认错觉、幻觉及感知综合障碍。

(7) 思维:思维联想速度较快,但无音联意联,存在夸大妄想。否认被害妄想、被跟踪感。未出现强迫思维及强制性思维障碍。

(8) 意志行为:存在激越表现。病理性意志增强,言语增多;有消极言语,但无消极行为。主、被动注意增强。

(9) 性症状:性欲增强。

(10) 睡眠:时间睡眠减少。

(11) 食欲:正常。

(12) 智能:正常,智力水平与受教育背景相符。

(13) 自知力:有部分自知力,承认存在抑郁,但对自己躁狂表现认为这是自己处于良好的状态。

二、诊治经过

1. 初步诊断

双相情感障碍,目前为混合发作。

2. 治疗经过

(1) 奥氮平片:①第1~6周:5 mg/d起始,根据耐受性情况,1周内增量至20 mg/d,持续治疗至6周末;②第7~12周:继续巩固治疗,持续治疗至出院(12周末)。

(2) 丙戊酸钠缓释片:1 000 mg qd(结合体重和药物检测结果调整剂量)。

三、病例分析

1. 病史特点

(1) 女性,35岁,首次发作。

(2) 全病程特点:发作-缓解-发作,缓解期功能状况保持良好。

(3) 首发表现为躁狂发作症状群,表现为情感高涨、言语增多、夸大、行为忙碌、睡眠减少、易激惹等状况,同时病程中与情绪低落,自我感觉差,消极观念的症状交替发作。

(4) 上述2种状况近3个月中交替发作或同时存在。

(5) 本次发作病程3个月,表现为躁狂发作与抑郁发作交替出现,存在易激惹、冲动等不典型症状。

(6) 风险评估:患者存在消极观念,冲动言行。故存在消极、冲动风险。

(7) 既往史及本次发作期间均无躯体疾病或脑器质性疾病及物质滥用存在的证据。

2. 诊断与诊断依据

1) 诊断

双相情感障碍,目前为混合发作。

2) 诊断依据

目前符合"双相情感障碍"诊断标准:

(1) 符合躁狂发作的主要症状:存在持续的心境高涨、精力和活动增高,自我感觉良好,说话滔滔不绝、性欲增强，睡眠需要减少。

（2）存在抑郁发作核心症状——情感低落、兴趣动力减退。

（3）存在抑郁发作主要症状：自我评价降低、对前途和未来感到悲观、消极观念。

（4）本次病程 3 个月；两者交替发作或同时存在。

（5）功能损害显著：家庭生活、工作能力受损，导致入院。

3. 鉴别诊断

（1）环性心境障碍：该病的严重程度较轻，均未达到躁狂或抑郁发作的诊断标准。但该患者躁狂或抑郁发作均达到诊断标准，故不考虑。

（2）适应性障碍：患者在工作变更后出现情绪问题。但一般该病症状达不到焦虑症、抑郁症的诊断标准；症状围绕生活事件。而该患者符合躁狂及抑郁症诊断标准，故考虑为双相情感障碍的诊断。

四、处理方案及基本原则

1. 护理和临床观察要点

患者有消极观念，冲动言行。需加强安全护理和动态临床观察，谨防消极及冲动等行为。

2. 药物治疗

（1）对于双相障碍（勿论当前临床相）宜首选心境稳定剂治疗。根据该患者病程中情感低落和情感高涨交替发作及同时存在，支持双相情感障碍，目前为混合发作的表现，对于此类型发作，遵循证医学证据选择丙戊酸钠治疗。

（2）为了控制患者兴奋症状以防衰竭，可联合抗精神病药物治疗，故本病例给予奥氮平治疗。

五、要点与讨论

（1）人口学特征：首发年龄 35 岁。

（2）纵向病史特点：发作-缓解-发作特点，缓解期无残留症状和（或）功能损害。

（3）近 3 个月上述 2 种临床相交替出现或同时存在。

（4）当前（横断面）临床相：明确躁狂发作及抑郁发作症状群。

（5）治疗考量：风险评估（如该病例消极、冲动风险）、纵向病程特点（"混合发作"）、横断面症状特点（躁狂发作及抑郁发作同时存在）等对治疗方案的选取具有重要指引价值。

六、思考题

（1）双相情感障碍-目前为混合发作与环性心境的鉴别要点有哪些？

（2）双相情感障碍中的抑郁发作和抑郁症鉴别中，需要采集哪些临床信息？

（3）如何评价抗癫痫药和抗精神病药在双相情感障碍治疗中的作用？

七、推荐阅读材料

［1］沈渔邨. 精神病学［M］. 5 版. 北京：人民卫生出版社，2009.

［2］江开达.精神病学［M］.北京：人民卫生出版社，2009.

［3］世界卫生组织.ICD-10精神与行为障碍分类［M］.北京：人民卫生出版社，1993.

（丁　蕾　彭代辉）

案例 *30*

重度抑郁发作，伴精神病性症状

一、病历资料

1. 现病史

患者，女性，19岁，高二学生，未婚，因"情绪低落、敏感多疑5年，加重2月余"来院就诊。2010年（14岁）患者在一定心理诱因下渐起情绪低落，敏感多疑，认为同学说她不好，言语减少，睡眠欠佳，可正常学业，学习成绩较好。家属未在意。2012年3月因感学习压力大渐出现情绪低落、高兴不起来，注意力不能集中，学习力不从心，认为自己不如其他同学，认为同学背后说她、骂她，学习成绩下降，易发脾气，经常哭泣，在家里摔东西，认为父母故意装出很蠢的样子不理解自己，发脾气打母亲，有轻生念头，睡眠欠佳。2013年8月至当地医院就诊，诊断为"抑郁症"，予氟弗沙明2片qn、喹硫平2片qn、阿普唑仑片0.1 mg qn治疗，治疗后睡眠改善，情绪稍改善，但仍感周围同学对其不友善。2014年5月上述症状再次加重，出现情绪低落、整日哭泣，在家摔东西，对父母发脾气，2014年7月1日至当地医院就诊，诊断同前，药物调整为帕罗西汀片（赛乐特）12.5 mg早晨顿服治疗，1个月后加至早晨顿服20 mg，感病情缓解，情绪较前稳定，偶与父母哭诉不愿上学，与老师同学关系一般。

2个月前出现再次出现情绪低落，整日哭泣，无故对父母发脾气，觉得老师说话是在含沙射影说自己，在高中有小学同学背后议论自己，整个班级的同学都说自己不好，认为自己活不下去了，企图跳楼自杀，不愿意上学，认为自己比别人差，觉得脑子变慢了，不能安心学习。门诊拟诊"非典型抑郁"收入我科。

本次起病以来，睡眠欠佳，睡眠时间减少，早醒，胃纳差，体重有所减轻，二便如常，有消极言语、自杀行为，在家对母亲有冲动、伤人行为，无外跑行为。

2. 既往史

否认重大躯体疾病史。

3. 个人史

无殊。病前性格开朗。

4. 家族史

否认两系三代以内精神障碍史。

5. 体格检查

躯体及神经系统未查及阳性体征。

6. 实验室和辅助检查

头颅CT、脑电图检查正常，智商测定正常，血常规、生化常规等检查未见异常。

7. 精神检查

(1) 意识:清晰,时间、地点、人物定向完整。

(2) 仪态:整洁,衣着得体,无怪异姿态。

(3) 面部表情:大部分时间显得很苦恼,在问诊过程中谈及被同学议论的事情委屈流泪。

(4) 接触交谈:合作,主动,对答切题,言语表达流畅、有条理,语速无明显加快及减慢。

(5) 情感:情感反应协调,情绪低落,经常哭泣,感到活着没意思,对未来和前途感到悲观失望,消极观念,做事情的兴趣和乐趣减少,缺乏自信,头脑反应迟钝。同时存在易激惹情绪。

(6) 感知觉:未引出错觉、幻觉及感知觉综合障碍。

(7) 思维:思维连贯,存在关系妄想、牵连观念,认为老师和同学针对自己,妄想内容与其情感体验相协调。思维逻辑怪异,认为父母故意装出很蠢的样子骗自己。觉得自己脑子变慢了。

(8) 意志行为:自感精力减退、易疲劳,无法集中注意力学习。有消极言语及行为,冲动打母亲。

(9) 性症状:无性行为异常。

(10) 睡眠:睡眠时间减少,入睡困难,早醒,睡眠质量下降。

(11) 食欲:减退,体重下降。

(12) 智能:正常,智力水平与受教育背景相符。

(13) 自知力:缺乏,虽承认既往患有"抑郁症"病史,但坚信其当前所思所想都是其"真实"心境。

二、诊治经过

1. 初步诊断

重度抑郁发作,伴精神病性症状。

2. 治疗经过

(1) 喹硫平片:100 mg/d 起始,根据耐受性情况,计划 2 周内增量至 600 mg/d。

(2) 氟西汀片:20 mg/d 起始,计划维持目前剂量治疗,依据病情波动滴定到 40 mg 或 60 mg/d。

三、病例分析

1. 病史特点

(1) 女性,19 岁,首发年龄 14 岁。

(2) 首发表现为抑郁症状群,情绪低落、兴趣减退、精力不足、睡眠障碍,伴有关系妄想及牵连观念等精神病性症状。

(3) 本次发作病程总病程 5 年,加重 2 个月,表现为抑郁发作症状群、关系妄想等症状,存在消极言行。

(4) 风险评估:当前表现为抑郁症状群,且存在明确自杀观念等自杀相关症状,故评估高自杀风险。

(5) 既往史及本次发作期间均无躯体疾病或脑器质性疾病存在的证据。

2. 诊断与诊断依据

1) 诊断

重度抑郁发作,伴精神病性症状。

2) 诊断依据

目前符合"重度抑郁发作,伴精神病性症状"诊断标准:

(1) 存在 3 条抑郁发作核心症状:情感低落、精力减退、乐趣体验缺乏。

(2) 存在 4 条抑郁发作主要症状:自我评价降低、对前途和未来感到悲观、自杀观念、睡眠障碍。

（3）存在精神病性症状:关系妄想、牵连观念。

（4）本次病程 2 个月。

（5）在既往病史中,不存在足以符合躁狂发作诊断。

（6）排除脑器质性疾病所致精神障碍、精神活性物质所致精神障碍。

（7）功能损害显著:生活、学习功能和现实检验能力均显著受损,导致入院。

3. 鉴别诊断

（1）精神分裂症:患者当前存在明确精神病性症状(关系妄想),应考虑该诊断。但上述精神病性症状以情感低落、自我评价降低等抑郁症状群为背景,纵观全病程(5 年),以抑郁症候群为主要临床相,且当前精神和功能衰退征象不显著,故不支持本诊断。

（2）双相情感障碍,目前为伴精神病性症状的重度抑郁发作:患者病史中存在激惹性增高症状,但未引出典型情感高涨、自我感觉良好、自我评价高等症状,以抑郁症候群为主要临床相,故不支持本诊断。

四、处理方案及基本原则

1. 护理和临床观察要点

因患者存在高自杀风险且其行为易受精神病性症状影响,故须加强安全护理和动态临床观察,注意防消极及防冲动。

2. 药物治疗

对于抑郁发作应首选抗抑郁药物治疗,但患者目前存在明确精神病性症状,同时考虑到心境稳定治疗的需要,选择非典型抗精神病药喹硫平作为合并治疗方案。

3. 物理治疗(改良性电抽搐,MECT)

患者当前存在自杀高风险,故首先考虑改善抑郁和消极症状较快的 MECT 方案。因当前未获家属及患者书面签署《MECT 知情同意》,故未实施。

4. 长期随访、康复管理

患者治疗依从性不佳,对自身疾病检验能力下降,故药物治疗欠配合,同时患者处于求学阶段,需要家属配合定期督促患者复诊、随访及康复。

五、要点与讨论

（1）纵向病史特点:患者发作性病程,有相对缓解期。

（2）既往发作特征:以情感低落为核心的抑郁症状群,伴有精神病性症状。

（3）当前(横断面)临床相:明确抑郁发作症状群,需重点把握精神病性症状群与心境症状的发病时间顺序和相互联系。

（4）治疗考量:风险评估(如该病例高自杀风险)、横断面症状特点(精神病性症状)等对治疗方案的选取具有重要指引价值。

六、思考题

（1）早发伴精神病性症状的抑郁发作怎样与人格障碍、双相障碍相鉴别?

（2）伴精神病性症状的抑郁发作和精神病性障碍的鉴别中,本例还需要采集哪些临床信息?

（3）如何评价典型和非典型抗精神病药在伴精神病性症状的抑郁发作中的作用？

（4）该案例中患者的疾病转归如何？

七、推荐阅读材料

［1］江开达.精神病学［M］.2版.北京：人民卫生出版社，2011.

［2］沈渔邨.精神病学［M］.5版.北京：人民卫生出版社，2009.

（王　兴　彭代辉）

双相情感障碍,目前为不伴精神病性症状的躁狂发作

一、病历资料

1. 现病史

患者,男性,32 岁,已婚,公司职员,因"情绪低落与情感高涨反复交替发作 16 年,兴奋、行为忙碌加重 1 月"来院就诊。患者 17 年前就读大学期间无诱因下出现兴奋话多,言语夸大,无端扬言要做"世界级演员"。忙碌不堪,一度参加近 10 个学校社团,好抛头露面,极力表现自己,遭同学嘲笑也不以为然。夜间睡眠减少,日间仍精力十足。当时未予重视,持续月余逐渐自行缓解。此后数度反复发作,约每 2 年发作 1 次,除上述表现外,尚有持续易激惹,动辄大发脾气,行为紊乱,曾有冲动伤人行为。期间曾数次出现情绪低落、言语/活动减少、沉闷独处、自我封闭、自信心显著下降、消极厌世、睡眠增多、食欲亢进/体重增加等,每次持续数周～数月。曾于外院诊断"精神分裂症",奥氮平治疗有效,未维持治疗。发作间歇期学习、生活功能保持良好,工作胜任。

上述情绪低落与情感高涨状态的发作界限清晰,两者的交替无规律,以后者发作更为频繁,2 种状态发作间歇期的功能保持良好。

本次入院前 1 个月,患者无诱因下出现兴奋话多,好与人争辩,自命不凡,自认为未来可以成为了不起的大人物,将拥有财富无限,因此肆意挥霍钱财,乱买非必需的贵重物品,如一次性购买高档手机 10 余部送给朋友,或刚买回的物品又随意丢弃,1 个月刷卡消费 10 余万元。家人劝说则暴怒,冲动。睡眠减少,不停忙碌,东奔西走,走亲访友,宣扬自己有"特殊才能"。鲁莽驾车,随意违规,高速路行驶最高时速达 180 km/h,虽受罚也毫不在乎。好与陌生女性搭讪,遭斥责后也仅是嬉笑以对。入院前曾于公共场合在女性面前暴露生殖器,因此由家属送入院。

本次发病以来,患者夜眠不佳,进食起居无规律,体重减轻约 2 kg。反复冲动、外跑。无消极言语和行为。

2. 既往史

否认严重躯体疾病。

3. 个人史

病前性格:外向、开朗,否认精神活性物质使用史。

4. 家族史

否认两系三代以内精神障碍史。

5. 体格检查

躯体及神经系统未查及阳性体征。

6. 实验室和辅助检查

实验室常规检查无异常。

7. 精神检查

(1) 意识:意识清晰,定向完整。

(2) 仪态:衣着欠整,毛发散乱,神态显趾高气扬。

(3) 接触交谈:合作,主动,对答切题,反应灵敏,对医生的问题举一反三,言语中充满挑衅色彩。观察力敏锐,主动注意增强,随境转移。

(4) 情感:情感高涨,与其内心夸大体验相协调,发作性易激惹和敌对态度。述及既往病程曾有持续情绪低落、言语/活动减少、自卑感、消极厌世、睡眠增多、食欲亢进/体重增加等发作。

(5) 感知觉:未及感知觉障碍。

(6) 思维:思维奔逸,语量多,难以打断。夸大观念,自命不凡,自称看不起医生,自认为稍加学习即可成为"名医"。并不时对其他人品头论足,以贬低语言居多。未及明确妄想、思维属性或逻辑障碍。

(7) 意志行为:行为活跃、忙碌,难以安静,对他人指手画脚。鲁莽和风险行为增多,对此不以为然。

(8) 睡眠:睡眠需要减少。

(9) 食欲:食欲缺乏,体重下降。

(10) 性欲:亢进。

(11) 智能:正常。

(12) 自知力:无,否认患病,本意拒绝住院,但在医生劝说下勉强愿意接受治疗。

二、诊治经过

1. 初步诊断

双相障碍,目前为不伴精神病性症状的躁狂发作。

2. 治疗经过

(1) 碳酸锂:第 1 天:500 mg/d;第 3 天:750 mg/d;第 4～6 天:1 000 mg/d;第 7 天:血锂浓度 0.6 mmol/L,滴定剂量至 1 500 mg/d;第 12 天测血锂浓度 0.9 mmol/L,维持当前剂量。

(2) 喹硫平:第 1 周:100 mg/d 起始,后根据耐受性,每日递增 100～200 mg,1 周内滴定至 600 mg/d;第 2 周:逐渐滴定剂量至 800 mg/d,后维持该剂量。

三、病例分析

1. 病史特点

(1) 男性,16 岁首发。

(2) 病程特点:发作性病程,以情感低落为核心的临床相与以情感高涨为核心的临床相交替发作。

(3) 发作间歇期症状完全缓解,社会功能保持良好。

(4) 当前发作为协调性精神运动性兴奋。

(5) 既往抑郁发作期间存在睡眠增多、食欲亢进/体重增加等非典型症状。

(6) 既往和当前发作均未及明确幻觉、妄想等精神病性症状。

(7) 风险评估:当前表现为躁狂发作症状群,风险行为增多,存在冲动风险。

(8) 既往史及本次发作均无躯体疾病或脑器质性疾病存在的证据。

2. 诊断与诊断依据

1) 诊断

双相障碍,目前为不伴精神病性症状的躁狂发作。

2) 诊断依据

(1) 目前符合"躁狂发作"诊断标准:①情绪高涨、精力旺盛、行为忙碌、联想加快、自我评价增高(夸大观念)、注意力分散(主动注意增强)、鲁莽和风险行为、睡眠需要减少、性欲亢进;②本次病程 1 个月;③功能损害显著:社会功能显著受损,导致入院。

(2) 既往数次躁狂或抑郁发作史。

3. 鉴别诊断

(1) 精神分裂症:患者存在夸大观念和行为紊乱,但上述症状系继发于情感高涨和自我评价增高,当前主要临床相为协调性精神运动性兴奋,且纵向病程为"发作-缓解-发作"特点,发作间歇期缓解良好,功能保持基本完好,故不符合精神分裂症的症状学和病程特点。

(2) 情绪不稳型人格障碍:患者首次发病于未成年期(16 岁),发病期间均有情绪不稳定、行为冲动等特点。但其病程呈发作性特征,间歇期情绪稳定、人格及功能保持完好,且期间人际关系维持良好,故不符合人格障碍诊断标准。

四、处理方案及基本原则

1. 护理和临床观察要点

患者存在冲动风险,须加强安全护理,谨防冲动/攻击行为。

2. 药物治疗

(1) 药物治疗 1:首选心境稳定剂(碳酸锂)治疗,治疗过程中根据治疗反应(耐受性和不良反应、疗效等)和血锂浓度(务必持续监测)调整剂量。

(2) 药物治疗 2:选择针对双相障碍-抑郁发作有充分循证依据的非典型抗精神病药(喹硫平)作为合并治疗方案。

五、要点与讨论

(1) 人口学特征:<20 岁首发。

(2) 纵向病程特点的把握:是否为发作性病程? 间歇期症状缓解是否彻底、社会功能和人格保持是否完整、随病情进展,人格、情感和社会功能是否趋向于衰退?

(3) 症状群之间的内在联系:本例患者病理性行为系继发于情感高涨和夸大的自我认知,其感知、情感和行为具有内在协调性。

(4) 心境稳定剂(碳酸锂、丙戊酸盐)血药浓度动态监测,在可耐受的基础上务必达到有效治疗浓度。

(5) 风险行为的管控与教育:针对个案特点(本例超速驾驶行为)进行恰当的行为管理和安全教育是必要的。

六、思考题

(1) 本例中除已选择治疗方案外,还有哪些可行的备选治疗方案?

(2) 本例患者既往曾被诊断为"精神分裂症",该诊断与躁狂发作的鉴别要点有哪些?

（3）如何评价典型和非典型抗精神病药在躁狂发作治疗中的作用和利弊？

七、推荐阅读材料

[1] Stahl S M. Stahl 精神药理学精要：神经科学基础与临床应用[M]. 3 版. 司天梅，黄继忠，于欣译. 北京：北京大学医学出版社，2011.

[2] 江开达. 精神病学[M]. 2 版. 北京：人民卫生出版社，2011.

[3] Cipriani A，Barbui C，Salanti G，et al. Comparative efficacy and acceptability of antimanic drugs in acute mania：a multiple-treatments meta-analysis [J]. Lancet，2011，378(9799)：1306 - 1315.

（吴志国　吴　彦）

双相情感障碍,目前为不伴精神病性症状的重度抑郁发作

一、病历资料

1. 现病史

患者,女性,32岁,已婚,公司职员,因"情绪低落与情感高涨交替发作9个月,情绪低落加重1周伴消极观念"来院就诊。患者于9个月前因丈夫赌博欠下巨额债务,遭人追债,终日担惊受怕,惶惶不安,恐回避不及,为此闷闷不乐。5个月前离婚,期间基本能适应生活并胜任工作。离婚初2周内顿感解脱,心情愉悦放松,感到"世界很美好",对未来生活做了诸多美好的展望,坚信自己撑起"上有老、下有小"的家庭不在话下,大把消费。日常生活和工作皆充满了热情,精力充沛感,工作效率明显提高,多次受到领导奖励,乐于助人,喜社交,好主动与人交谈,头脑反应灵敏,幽默感十足。每天晚睡早起,每日睡眠仅4~5h,仍精力十足,家中生活安排得井井有条。上述表现均与其平素性格、行为表现不符,但未招致生活和工作上的任何障碍。上述状态持续2周后逐渐恢复如常,历时2周无明显情绪低落或兴奋表现。

此后近4个月又因工作压力加大,遂感心情不悦,内心苦闷、压抑。时常坐立不安,多思多虑,对日常琐事皆担忧不已。凡事皆提不起兴趣,感思考困难,有时感脑袋像是被抽空了一样,一片空白。行事难以集中注意力,工作生活中均丢三落四,错误百出。失眠,主要为入睡困难,几乎每日早醒均超过平时2h以上。入院前1周,患者情绪低落加重,出现消极厌世念头,莫名把手腕放在窗台上摩擦至出血。家人劝说则大发脾气,甚至数次欲动手打人。家属觉其病重,再次送入我院,门诊以"心境障碍-抑郁发作"收入院。

本次发病以来,患者夜眠欠佳,小便次数增多,大便无异常,食欲缺乏,体重减轻约5kg。反复消极言语和自伤行为,无自杀举动。

2. 既往史

近1年多以来月经不规律,否认重要躯体疾病。否认精神活性物质使用史。

3. 个人史

病前性格:内向,好安静独处、不善交际;行事敏感、谨小慎微。

4. 家族史

母亲时有持续数周至数月的闷闷不乐、少言懒动状况,曾有自杀未遂史,未曾诊疗。

5. 体格检查

躯体及神经系统未查及阳性体征。

6. 实验室和辅助检查

实验室常规检查无异常。

7. 精神检查

（1）意识：意识清晰，定向完整。

（2）仪态：整洁，穿着得体，表情呆板，有愁苦之色，动作迟缓。

（3）接触交谈：被动合作，对答切题，反应迟钝。言谈表达有序，能自然诉述内心的体验和感受，语量少，语速缓慢，语调低沉。

（4）情感：显著情绪低落体验，内心感受不良。情感反应与其言语和行为表现相协调。悲观失望，兴趣缺乏，自称生活中几无乐趣可言。焦虑体验突出，指向自身不良感受和现实处境。发作性易激惹情绪，针对家人，发脾气后又感后悔。行事集中注意力困难，瞻前顾后，犹豫不决。上述感受并未指向病前应激性事件，且不讳言上述应激事件。病程中曾有持续约 2 周的情感高涨、亢奋，思维活跃，明显话多，谈吐幽默、甚至言语轻浮、惹人不快。夜间睡眠需要减少。

（5）感知觉：可及非特异性躯体症状，心悸、胸闷、出汗，尿频、尿急，无排尿疼痛。未及其他感知觉障碍。

（6）思维：思维迟缓，自我的评价降低，自感能力不足，有自责言语，感到辜负父母、对不起儿子，认为是自己的原因导致婚姻失败。未及明确妄想、思维属性或逻辑障碍。

（7）意志行为：精神运动性迟滞，精力不济，有自伤行为和冲动行为。有诸多"美好的"的超出个人实际能力的想法和计划，消费习惯改变，原本节俭，此时却花钱大手大脚，购买不需要的贵重物品（2 周内刷卡消费约 2 万元）。精力过于旺盛，行事不知疲倦，生活和工作效率均极高。存在被动自杀观念，时常想到生不如死，"不如生病死去"，无主动自杀观念或企图。

（8）睡眠：入睡困难，早醒超过平时睡眠习惯 2 h 以上。

（9）食欲：食欲缺乏，体重下降。

（10）智能：正常。

（11）自知力：完整，有现实求治要求。

二、诊治经过

1. 初步诊断

双相障碍，目前为不伴精神病性症状的重度抑郁发作。

2. 治疗经过

（1）碳酸锂：第 1 天：250 mg/d；第 3～4 天：500 mg/d；第 5～6 天：750 mg/d（血药浓度 0.5 mmol/L）；第 7 天：1 000 mg/d；第 12 天：血锂浓度 0.7 mmol/L，增量至 1 250 mg/d，第 17 天监测血药浓度 0.9 mmol/L。

（2）喹硫平：100 mg/d 起始，根据耐受性及治疗反应，1 周内增量至 300 mg/d，每日分 2 次服用。

三、病例分析

1. 病史特点

（1）女性，35 岁首发（本次发作）。

（2）疑似情感障碍家族史。

（3）病前存在社会-心理应激因素。

（4）病程特点：发作性病程，以情感低落为核心的临床相与以情感高涨为核心的临床相交替发作。

（5）风险评估：当前表现为抑郁发作症状群，有自杀观念，有自杀未遂家族史，存在自杀风险。

（6）既往史及本次发作期间均无躯体疾病或脑器质性疾病存在的证据。

2. 诊断与诊断依据

1）诊断

双相障碍，目前为不伴精神病性症状的重度抑郁发作。

2）诊断依据

（1）目前符合"重度抑郁发作"诊断标准：①存在3条抑郁发作核心症状：情感低落、精力减退、乐趣体验缺乏；②存在6条抑郁发作主要症状：集中注意困难、自我评价降低、认为前途悲观、自杀观念、失眠（入睡困难和早醒）、食欲缺乏；③本次病程9个月；④功能损害显著：社会功能显著受损，导致入院。

（2）轻躁狂发作史：存在历时2周的情绪高涨、精力旺盛、行为忙碌、语量增多、联想加快、自我评价增高、鲁莽和风险行为增多等症状表现。但未致显著功能损害。

3. 鉴别诊断

（1）严重应激反应：患者本次发病前存在明确应激性生活事件，且发病初存在针对应激事件的恐惧心理和回避行为。但其主要临床相的转归并未紧紧围绕应激事件，也未随应激因素的消除而缓解，当前也无恐惧和回避等应激相关症状。故不支持本诊断。

（2）广泛性焦虑障碍：患者存在显著精神性焦虑和躯体性焦虑，且其焦虑表现与特定处境无关。但从其临床症状的发生和转归看，原发症状均系抑郁相关症状，而非恐慌、运动性紧张、自主神经功能亢进等焦虑症状，且后者非当前发作主要临床相。故可排除本诊断。

四、处理方案及基本原则

1. 护理和临床观察要点

患者存在轻度自杀风险，须加强安全护理，对自杀相关症状进行动态评估，谨防消极及其他病理性行为。

2. 药物治疗1

首选心境稳定剂治疗。关于心境稳定剂种类的选择，因患者系年轻女性，当前存在自杀风险，考虑首选对内分泌系统影响较小且有助于降低自身风险的碳酸锂。

3. 药物治疗2

选择针对双相障碍-抑郁发作有充分临床支持依据的非典型抗精神病药喹硫平作为合并治疗方案。

五、要点与讨论

1. 人口学特征

情感障碍家族史对抑郁症（单相）和双相障碍（抑郁发作）的鉴别有一定指引价值。

2. 发作特征

以情感低落为核心的抑郁症状群和以情感高涨为核心的躁狂发作（未致显著功能损害）交替发作。

3. 关键病史的全面把握

对于当前为抑郁发作临床相的病例，务必通过详细采集全部间接（家属或他人供史）和直接（患者本人供史）病史，本例轻躁狂发作距当前发作历时较短，容易把握。须谨记不少病例既往躁狂或轻躁狂发作距当前状态可能达数月至数年之久,也须详细追问并加以评估。

4. 轻躁狂和躁狂发作的鉴别要点

两者从症状条目归类上看较为相似,其鉴别主要在于有无社会功能的显著损害。部分案例轻躁狂发作期间社会功能可能较病前"更佳"(如本例),但不代表总体疾病严重程度较低。

5. 治疗考量

风险评估(如本例自杀风险)、躯体状况(如本例长期月经不调)、循证医学原则指导下的药物治疗选择(如非典型抗精神病药和心境稳定剂合并治疗可作为双相障碍-抑郁发作一线治疗选择)。

六、思考题

(1)轻躁狂发作的临床评估与诊断要点是什么?如何通过病史采集把握既往轻躁狂发作特征?

(2)本例中除已选择治疗方案外,还有哪些可行的备选治疗方案?

(3)如何评价抗抑郁剂在双相障碍-抑郁发作中的治疗地位?

七、推荐阅读材料

[1] Stahl S M. Stahl精神药理学精要:神经科学基础与临床应用[M].3版.司天梅,黄继忠,于欣译.北京:北京大学医学出版社,2011.

[2] 江开达.精神病学[M].2版.北京:人民卫生出版社,2011.

[3] Swartz H A, Thase M E. Pharmacotherapy for the treatment of acute bipolar Ⅱ depression: current evidence [J]. J Clin Psychiatry, 2011,72(3):356 - 366.

(吴志国　方贻儒)

双相情感障碍,目前为伴精神病性症状的重度抑郁发作

一、病历资料

1. 现病史

患者,男性,20岁,大一学生,未婚,因"情绪高涨与低落交替发作6年,情绪低落3月伴耳闻人声、猜疑1周"来院就诊。2005年9月患者就读高一时无诱因下出现情绪高涨,精力旺盛,自觉脑子很灵活,做作业反应快,自我感觉良好,注意力容易分散,食欲增加,睡眠时间减少。日间活动、言语明显增多,无谓忙碌,讲话滔滔不绝。易激惹,频繁对父母大发脾气。持续2月后自行缓解。2006年始无故出现情绪低落,高兴不起来,少言懒动,自觉脑子反应慢,做事犹豫不决,学习成绩下降,不自信,偶有消极厌世之念。未接受诊疗,3月后逐渐自行缓解。

其后数年上述2种状况反复交替发作,平均每个学期有3~4次循环,间歇期一般超过2周,期间生活、学习和人际交往均适应良好。情绪高涨时喜欢参加各种竞赛活动,自觉能力强,爱管闲事,常突发奇想无故请客吃饭、旅游,挥霍钱财。情绪低落时则整日呆在寝室睡觉,凡事皆无兴趣,睡眠颠倒,白天睡觉,晚上彻夜上网。长期缺课,甚至不愿参加考试,成绩常不及格。2010年10月在学校要求下来我院门诊,诊断"双相障碍",予丙戊酸钠缓释片(最大剂量500 mg/d)治疗,但服药不规律,常自行停药,疗效一般,病情反复,病情缓解期可正常生活、学习。

3个月前患者开始出现情绪低落,凡事皆无兴趣,不愿上学,整日闭门不出终日垂头丧气,不与他人交流。自怨自艾,自感一无是处,对不起家人和朋友,消极悲观,时时想要一死了之,但未付诸行动。1周前无故担心日本"核泄漏",言称能感受到核辐射的气氛,称家中饭菜已被辐射,故仅外出吃饭。认为自己犯了大错,导致核辐射扩散可能危及他人安全,因此猜疑会遭人报复、跟踪,频频检查门窗是否关好。时而自言自语,对空说话,诉耳朵能听有人"叹气"的声音。门诊拟"双相障碍"收治住院。

本次起病以来,多数时间睡眠增多(10~12 h/d),食欲缺乏,体重有所减轻,大小便无异常,有消极言语,有无行为。本次发病期间无发热、外伤等。

2. 既往史

否认重大躯体疾病史。

3. 个人史

无殊。病前性格开朗、好动、精力旺盛;否认精神活性物质使用史。

4. 家族史

否认两系三代以内精神障碍史。

5. 体格检查

躯体及神经系统未查及阳性体征。

6. 实验室和辅助检查

头颅CT、脑电图检查正常,智商105分,血常规、生化常规等检查未见异常。

7. 精神检查

(1) 意识:清晰,时间、地点、人物定向完整。

(2) 仪态:整洁,衣着得体,无怪异姿态。

(3) 面部表情:大部分时间显得表情愁苦,与之接触则显得紧张不安,警觉性高,不时旁顾左右,问及则称"担心有子弹从窗户外射过来"。

(4) 接触交谈:合作,主动,对答切题,言语表达流畅、有序,语速无明显加快,但自觉思维联想增多、脑中想法有"拥堵感",语量多,积极回答医生的提问,尤其涉及其病理性思维的问题。

(5) 情感:情感反应协调,情绪低落,感到生活中乐趣全无,伴显著焦虑体验,对住院环境也感到不安。对未来和前途感到悲观失望。对既往病程的异常情感体验描述为:情绪低落时少言懒动、凡事皆无兴趣和乐趣、缺乏自信、睡觉增多、头脑反应迟钝、做事犹豫不决、学习成绩下降、消极观念;情绪高涨时则兴奋、话多、洋洋自得、喜欢主动参加各种竞赛活动、自觉能力超出常人、言语行为皆冒失、爱管闲事、花钱大手大脚、行为忙碌不堪,尤好外出"旅游"等。

(6) 感知觉:存在机械性幻听,称听到有"叹气声",无具体"言语"内容。感到"叹气声"似在向他暗示某种不安全的氛围,故而认为家中被安装了"声场"来影响他。

(7) 思维:思维联想速度较慢,存在自罪妄想、被害妄想、被跟踪感,妄想内容与其情感体验相协调,自称犯了天大的错,因此要被人报复和惩罚。

(8) 意志行为:行为略显迟缓,自感精力减退、易疲劳。同时存在激越表现。病理性意志增强,本次病程中自发性言语增多(自言自语)、在妄想支配下出现无辜封闭门窗等行为;有消极言语,但无消极行为。

(9) 性症状:性欲增强,虽无性活动,但表示对女生较平时更感兴趣,手淫增多。

(10) 睡眠:时间睡眠增多。

(11) 食欲:减退,体重下降。

(12) 智能:正常,智力水平与受教育背景相符。

(13) 自知力:缺乏,虽承认既往患有"双相障碍",但坚信其当前所思所想都是其"真实"心境。

二、诊治经过

1. 初步诊断

双相障碍,目前为伴精神病性症状的重度抑郁发作。

2. 治疗经过

(1) 奥氮平片:第1~5周:5 mg/d起始,根据耐受性情况,1周内增量至20 mg/d,持续治疗至5周末;第6~12周:根据疗效和耐受性,经充分告知、获家属书面知情同意后于1周内滴定剂量至30 mg/d,持续治疗至出院(12周末)。

(2) 拉莫三嗪片:第1~2周:25 mg/d;第3~4周:50 mg/d;第5周:100 mg/d;第6~12周:200 mg/d。

三、病例分析

1. 病史特点

（1）男性，14 岁首发。

（2）全病程特点为发作-缓解-发作，缓解期功能状况保持良好。

（3）首发表现为抑郁症状群，病程中与情感高涨、言语增多/夸大、行为忙碌、挥霍钱财、睡眠减少等状况交替发作。

（4）上述 2 种状况近 12 个月中交替发作次数≥4 次。

（5）本次发作病程 3 个月，表现为抑郁发作症状群，伴耳闻人声、猜疑被害症状；存在睡眠增多等不典型症状、消极症状显著。

（6）风险评估：当前表现为抑郁症状群，且存在明确自杀观念等自杀相关症状，故评估高自杀风险。

（7）既往史及本次发作期间均无躯体疾病或脑器质性疾病存在的证据。

2. 诊断与诊断依据

1）诊断

双相障碍，目前为伴精神病性症状的重度抑郁发作。

2）诊断依据

（1）目前符合"伴精神病性症状的重度抑郁发作"诊断标准：①存在 3 条抑郁发作核心症状：情感低落、精力减退、乐趣体验缺乏；②存在 4 条抑郁发作主要症状：自我评价降低、对前途和未来感到悲观、自杀观念、睡眠增多；③存在与心境相协调的精神病性症状：自罪妄想、被害妄想、被跟踪感、机械性幻听；④本次病程 3 个月；⑤功能损害显著：生活、学习功能和现实检验能力均显著受损，导致入院。

（2）既往数次躁狂发作：既往发作中同时存在情绪高涨、精力旺盛、行为忙碌、语量增多、语速加快、自我评价增高（夸大）、注意分散、鲁莽和风险行为增多等症状。

3. 鉴别诊断

（1）精神分裂症：患者当前存在明确精神病性症状（机械性幻听和妄想），并继发病理性意志行为，症状和功能损害均符合精神病性障碍标准。但上述精神病性症状均以情感低落、自我评价降低等抑郁症状群为背景，与患者当前心境背景相协调。纵观全病程（6 年），其精神病性症状均非主要临床相，呈发作-缓解-发作的病程特点，间歇期无遗留功能损害，当前精神和功能衰退征象不显著，故不支持本诊断。

（2）分裂情感性精神障碍：患者易激惹等躁狂表现和幻觉、妄想等 2 个维度的症状似同时发生，但 2 组症状当前表现的权重不对等，以抑郁发作症状群更为突出，不满足"同时出现，又同样突出"的分裂情感性精神障碍的临床定义和诊断标准。

四、处理方案及基本原则

1. 护理和临床观察要点

因患者存在高自杀风险且其院外行为受到妄想等精神病性症状的影响，故须加强安全护理和动态临床观察，谨防消极及其他病理性行为，如冲动、出走等。

2. 物理治疗（无抽搐电痉挛治疗，MECT）

患者当前存在自杀高风险，故首先考虑改善抑郁和消极症状较快的 MECT 方案。因当前未获家属及患者书面签署《知情同意》，故未实施。后续治疗中仍需根据病情变化（如自杀风险增高、无法配合药物治疗等）及时与患者及家属沟通和病情告知，此治疗方案仍作为备选治疗。

3. 药物治疗 1

对于双相障碍(不论当前临床相)宜首选心境稳定剂治疗。关于心境稳定剂种类的选择,根据该患者病程中情感低落和情感高涨每年循环交替发作次数在 6～8 次(近 12 个月中交替发作次数≥4 次),支持双相障碍-快速循环型的表现。对于此类型发作,遵循证医学证据选择抗惊厥药拉莫三嗪治疗。

4. 药物治疗 2

患者目前存在明确精神病性症状,同时考虑到心境稳定治疗的需要,选择非典型抗精神病药物奥氮平作为合并治疗方案。

五、要点与讨论

(1)人口学特征:首发年龄<20 岁,首发年龄对抑郁症(单相)和双相障碍(抑郁发作)的鉴别有指引价值。

(2)病前人格特点:精力旺盛型人格。

(3)纵向病史特点:发作-缓解-发作特点,缓解期无残留症状和(或)功能损害。

(4)既往发作特征:以情感低落为核心的抑郁症状群和以情感高涨为核心的躁狂发作(致显著功能损害)交替发作;近 12 个月上述 2 种临床相发作次数≥4 次,临床应判断为"快速循环型"。

(5)当前(横断面)临床相:明确抑郁发作症状群,需重点把握精神病性症状群与心境症状的发病时间顺序和相互联系。

(6)治疗考量:风险评估(如该病例高自杀风险)、纵向病程特点("快速循环型")、横断面症状特点(精神病性症状)等对治疗方案的选取具有重要指引价值。

六、思考题

(1)双相障碍-抑郁发作与抑郁症(单相)的人口学、病程与症状学鉴别要点有哪些?

(2)双相障碍(伴精神病性症状)和精神病性障碍的鉴别中,需要采集哪些临床信息?

(3)如何评价典型和非典型抗精神病药在双相障碍-抑郁发作(伴或不伴精神病性症状)治疗中的作用?

七、推荐阅读材料

[1] 江开达.精神病学[M].2 版.北京:人民卫生出版社,2011.

[2] Köhler S,Gaus S,Bschor T. The challenge of treatment in bipolar depression:evidence from clinical guidelines, treatment recommendations and complex treatment situations [J]. Pharmacopsychiatry,2014,47(2):53-59.

[3] De Fruyt J,Deschepper E,Audenaert K,et al. Second generation antipsychotics in the treatment of bipolar depression:a systematic review and meta-analysis [J]. J Psychopharmacol,2012,26(5):603-617.

(吴志国　方贻儒)

案例 *34*

复发性抑郁障碍,目前为不伴精神病性症状的重度抑郁发作

一、病历资料

1. 现病史

(1) 睡眠障碍。

(2) 食欲下降、体重减轻。

(3) 精神运动性阻滞。

患者,男性,57 岁,公务员,已婚,因"反复发作性情绪低落、兴趣减退 8 年,加重 4 月"来院就诊。患者于 2006 年无明显诱因下逐渐出现情绪低落、兴趣减退,不愿和家人交流,夜眠差,尚能勉强工作,自行配服中药(具体不详)治疗 5 个月后逐渐好转。情绪平稳,工作如常。2007 年、2009 年及 2010 年出现过 3 次病情反复,表现均同前,均予以中药治疗数月后病情好转。发病期间患者情绪稳定,能胜任工作,生活适应良好。至 2014 年 11 月患者无明显诱因下再次出现情绪低落、紧张焦虑、坐立不安,认为自己犯很多错误,整天担心家里会出大事。言语消极、意志消沉、兴趣减退,什么事也不想做,多数时间独处,拒绝与外界接触。终日感到疲劳不堪,休息后也难以缓解。行事缺乏行动力,也难以集中注意力。上述表现晨重暮轻,导致无法继续工作。曾服用中药(具体不详)2 个月无好转,遂至某专科医院门诊就诊,诊断不详,予以"曲唑酮最高至 100 mg qd 及奎硫平 25 mg qd"治疗后近 2 个月,症状未见明显改善。现家属为求进一步诊治送患者住院治疗。门诊拟诊"焦虑状态"收住。

患者自本次发病以来,夜眠差,以入睡困难和早醒为主,胃纳明显减退,大小便未见明显异常,体重 2 月内下降近 10 kg。否认冲动、自伤、自杀、毁物、外跑行为。

2. 既往史

高血压病 10 余年,血压最高至 180 mmHg/100 mmHg,长期服用缬沙坦 80 mg qd 治疗,血压控制较好,长期维持在 120 mmHg/80 mmHg 左右;前列腺增生史 3 年,未予治疗。

3. 个人史

无特殊。病前性格开朗;否认精神活性物质使用史。

4. 家族史

叔叔有抑郁症史,5 年前服药自杀身亡。

5. 体格检查

躯体及神经系统未查及阳性体征。

6. 实验室和辅助检查

头颅 CT、脑电图检查正常,智商 95 分,血常规、生化常规等检查未见异常。17 项汉密尔顿抑郁量表(HAMD-17)评分 32 分。

7. 精神检查

(1) 意识:清晰,时间、地点、人物定向完整。

(2) 仪态:整洁,衣着得体,无怪异姿态。

(3) 面部表情:表情愁苦,与之接触则显得紧张不安,不时称"让我妻子来见我最后一面吧"。

(4) 接触交谈:接触被动,合作较差,数问一答,反应迟钝,注意力欠集中,语速缓慢,语量少,对答切题。

(5) 情感:情感反应协调,情绪低落,感到生活中乐趣全无,伴显著焦虑体验。对未来和前途感到悲观失望。既往发作时均感觉情绪低落,凡事皆无兴趣,无法感受到生活的乐趣、动力缺乏,自信心下降;从未有过情绪高涨、精力旺盛、兴奋话多、持续激惹性增高等表现。

(6) 感知觉:未引出明确的错觉、幻觉及感知觉综合障碍。

(7) 思维:联想迟缓,自感头脑反应迟钝,存在自责、自罪,决断困难,未引出明确妄想等思维内容障碍。

(8) 意志行为:行动迟缓,自感精力减退、易疲劳。有激越表现。意志要求存在,有希望改善情绪的要求;有主动自杀观念,意欲跳楼、开煤气、服药等,但未实施自杀行动。

(9) 性症状:性欲减退。

(10) 睡眠:失眠,以入睡困难和早醒为主。

(11) 食欲:减退,体重下降。

(12) 智能:正常,智力水平与受教育背景相符。

(13) 自知力:部分存在,虽认可情绪状态不良,但否认患病,仅认为自己的问题只是由于失眠所致。

二、诊治经过

1. 初步诊断

复发性抑郁障碍,目前为不伴精神病性症状的重度抑郁发作。

2. 治疗经过

(1) 氟西汀:第 1~4 周:20 mg/d;第 5 周后:病情缓解,但未达临床治愈状态(17-HAMD 总分 15 分),剂量滴定至 40 mg/d。

(2) 劳拉西泮:第 1~2 周:1~2 mg/d(早上 0.25 mg,中午 0.25 mg,晚间睡前 0.5~1.0 mg);第 3~4 周:0.5~1.0 mg/d;第 5~8 周:进一步减少剂量至停用。

三、病例分析

1. 病史特点

(1) 男性,62 岁,本次发作系复发。

(2) 病程特点:发作-缓解-发作,缓解期功能状况保持良好。

(3) 首发表现为抑郁症状群,本次发作仍为抑郁症状群,病程中从未出现情感高涨、联想加快、言语增多/夸大、行为忙碌、挥霍钱财、睡眠减少等状况。

(4) 本次发作病程 4 个月,表现为抑郁发作症状群,不伴有精神病性症状;焦虑症状及消极症状显著。

（5）风险评估：当前表现为抑郁症状群,且存在明确主动自杀观念,故评估高自杀风险。

（6）既往史：高血压病及前列腺增生病史,本次发作期间均无躯体疾病或脑器质性疾病存在的证据。

2. 诊断与诊断依据

1）诊断

复发性抑郁障碍,目前为不伴精神病性症状的重度抑郁发作。

2）诊断依据

（1）目前符合"复发性抑郁障碍,目前为不伴精神病性症状的重度发作"诊断标准：①存在 3 条抑郁发作核心症状：情感低落、精力减退、乐趣体验缺乏；②存在 7 条抑郁发作主要症状：集中注意能力降低、自我评价降低、自罪观念、认为前途暗淡悲观、自杀观念、睡眠障碍、食欲下降/体重减轻；③不伴有精神病性症状；④本次病程 2 个月；⑤功能损害显著：生活、工作功能和现实检验能力均显著受损,导致入院。

（2）既往抑郁发作≥4 次。

3. 鉴别诊断

（1）继发性心境障碍：患者有明确的高血压病史,长期服用降压药物,故应考虑继发于躯体疾病的心境障碍的可能性。与复发性抑郁障碍的鉴别要点如下：①患者的体格检查未及明显阳性体征,实验室及其他辅助检查无相应指标的改变；②前者可出现意识障碍、遗忘综合征及智能障碍,而本患者无意识障碍、记忆障碍及智能障碍；③器质性和药源性心境障碍的症状随基础疾病的病情消长而波动,原发疾病好转,或在有关药物停用后,情感症状相应好转或消失,而本患者的高血压一直控制良好；④继发性心境障碍的患者既往无心境障碍的发作史,但本患者是复发性抑郁发作,既往有过类似发作史。故不支持本诊断。

（2）精神分裂症：患者当前存在明确的精神运动性抑制症状,可为精神分裂症的前驱期或早期症状,故应考虑本诊断可能性。其鉴别要点如下：①患者的抑郁症状是原发的,而精神分裂症的原发症状是以思维障碍和情感淡漠为主的；②精神分裂症患者的思维、情感和意志行为等精神活动是不协调的,而本患者的情感反应是协调的；③精神分裂症的病程多数为发作进展或持续进展,缓解期常有残留精神症状或人格的缺损,而本患者是间歇发作性病程,间歇期基本正常。故不支持本诊断。

四、处理方案及基本原则

1. 护理和临床观察要点

因患者存在高自杀风险,故须加强安全护理和动态临床观察,谨防自杀行为。

2. 躯体状况的处理

动态监测血压,维持此前有效的降血压治疗方案,必要时申请心内科会诊协助诊治。

3. 物理治疗（无抽搐电痉挛治疗——MECT）

患者当前存在自杀高风险,故首先考虑改善抑郁和消极症状较快的 MECT 方案。因当前未获家属及患者书面签署《知情同意》,故未实施。后续治疗中仍需根据病情变化（如自杀风险增高、无法配合药物治疗等）及时与患者及家属沟通和病情告知,此治疗方案仍作为备选治疗。

4. 药物治疗 1

对于抑郁发作的患者宜首选抗抑郁药物治疗。考虑首选选择性 5-羟色胺再摄取抑制剂（SSRI 类）药物治疗,如氟西汀,足剂量、足疗程治疗。

5. 药物治疗 2

患者当前存在显著焦虑和激越症状,因抗抑郁剂的起效延迟效应,故考虑短期使用中-短效抗焦虑药物合并治疗,以尽快缓解焦虑相关症状。

五、要点与讨论

(1) 抑郁发作核心症状和主要症状的把握。

(2) 生物学症状:早醒、食欲缺乏、体重下降、性欲减退及抑郁心境晨重夜轻等生物学特征有助于诊断。

(3) 焦虑症状:多数抑郁发作患者伴有焦虑症状,而这些焦虑症状通常会掩盖抑郁症状,也往往是促使患者就医(多数情况下的首诊途径并非精神科)的主要原因,应仔细甄别其与抑郁相关症状的主次关系。

(4) 病程特点:病史的全面把握,发作-缓解-发作特点,缓解期无残留症状和(或)功能损害。

(5) 既往发作特征:以情感低落为核心的抑郁症状群反复发作。

(6) 治疗考量:风险评估(如本例高自杀风险)、纵向病程特点("发作-缓解-发作")、横断面症状特点(焦虑/激越症状突出)、共病躯体疾病(高血压病)等对治疗方案的选取具有重要指引价值。

六、思考题

(1) 对于不同类型的抑郁症,如伴显著焦虑/激越症状症、强迫症状、精神病性症状、或躯体疾病的抑郁障碍,治疗考量有哪些?

(2) 抑郁障碍的序贯治疗原则? 本例如经上述治疗疗效不佳,如何进行下一步治疗?

七、推荐阅读材料

[1] 王祖承,方贻儒.精神病学[M].北京:科技教育出版社,2011.

[2] 赵靖平.2010 版美国抑郁症治疗指南要点介绍[J].中华精神科杂志,2012(3):177-180.

(王 韵 吴 彦)

案例 35
环性心境

一、病历资料

1. 现病史

患者,男性,23 岁,学生,未婚,因"情绪不稳、易激惹 6 年,加重 5 d 伴冲动打人"来院就诊。患者 2007 年读初二时因身材较矮小而遭歧视,逐渐出现成绩下降,情绪显得闷闷不乐,略感自我感受不良,没有明显言语、行为减少。时常与母亲意见不同而发生争执,出现焦虑感,学习成绩下降,自感无法很好适应学习和生活,少与他人接触交流,经常缺课,或沉迷于游戏,洗澡、料理个人卫生均需在家人督促下料理。情绪不稳定,有时表现易激惹,与母亲发生争吵,偶有推搡母亲的行为。时而又显信心满满,内心感受较好,有许多计划和设想,内容多变,虽然能实施,但不能长久坚持。如患者曾报名学日语,但是仅坚持 3 个月就不再去上课;曾报读网络学习班,但仅坚持 1 个月后就不再继续。有时患者常独自在家,不愿出门,称自己不喜欢和别人交流。患者也曾打工,以后因觉工作枯燥无趣而没有继续。患者曾提出要求去英国留学,并自己联系当地学校。但是由于和母亲发生冲突,患者又放弃留学计划。不久后患者又计划出国读书,曾独自一人在英国读书,爱花钱,甚至不顾经济条件,自行添置了一辆高价二手老爷车,后因无力缴纳停车费及滞纳金而亏本转卖。上述状况反复波动,其感受不良或感受较好的状态有交替发作趋势,但每次历时仅数日,较少持续超过 1 周。入院前 5 d 母亲前往探望时患者又显情绪激动,2 人不断发生争执,因此入院。

本次起病以来,睡眠不规律,日夜颠倒,胃纳一般,体重无明显改变,大小便无异常,无消极言语。本次发病期间无发热、外伤等。

2. 既往史

否认重大躯体疾病史。

3. 个人史

无殊。病前性格内向、敏感;否认精神活性物质使用史。

4. 家族史

否认两系三代以内精神障碍史。

5. 体格检查

躯体及神经系统未查及阳性体征。

6. 实验室和辅助检查

头颅 CT、脑电图检查正常,智商 120 分,血常规、生化常规等检查未见异常。

7. 精神检查

（1）意识：清晰，时间、地点、人物定向完整。

（2）仪态：整洁，衣着得体，无怪异姿态。

（3）面部表情：大部分时间显得面无表情。

（4）接触交谈：合作，主动，对答切题，言语表达流畅、有序，语速无明显加快，未有思维联想增多，语量适中，回答病史中的部分问题时避重就轻。

（5）情感：情感反应协调，述及既往病程及当前反复有情绪低落体验，但程度较轻，未致显著功能损害或消极观念/行为的程度，期间内在感受较平素性格表现略差，行事动力有所欠缺，但指向有限。情绪不稳定，病程中时而又感轻度兴奋，内在感受较平素稍好，自信心略增强，乐于追求"个人理想"，或反复易激惹，焦虑烦躁，有针对母亲的冲动行为，无指向其他人的冲动意向和行为。

（6）感知觉：无明显感知觉障碍。

（7）思维：思维联想速度适中，未引出自罪妄想、被害妄想、被跟踪感，未引出思维属性障碍。

（8）意志行为：无明显行为增加或减少，未及激越表现。无冲动、消极等病理性行为。

（9）性症状：无明显性欲增强。

（10）睡眠：无睡眠障碍。

（11）食欲/体重：无明显变化。

（12）智能：正常，智力水平与受教育背景相符。

（13）自知力：缺乏，认为自己只是和母亲沟通有问题。

二、诊治经过

1. 初步诊断

环性心境。

2. 治疗经过

（1）喹硫平：第1～2周：200 mg/d起始，根据耐受性情况，2周内增量至400 mg/d，持续治疗至8周末。

（2）丙戊酸镁：第1～8周：从500 mg/d加量至1 000 mg/d。

三、病例分析

1. 病史特点

（1）男性，14岁首发。

（2）病程特点：持续病程，发作性病程特点不显著。

（3）症状学特点：情绪波动起伏，包括多次轻度低落和轻度高涨的时期，但是发病期间无论抑郁相关症状群，抑或轻度高涨（部分或为轻躁狂症状）相关症状群条目数和功能损害严重程度均未达到抑郁发作或轻躁狂发作诊断标准。

（4）风险评估：入院前在外有激越表现和针对家人的冲动行为，但未达失控状态。

（5）既往史及本次发作期间均无躯体疾病或脑器质性疾病存在的证据。

2. 诊断与诊断依据

1）诊断

环性心境。

2）诊断依据

心境持续不稳定,包括轻度低落和轻度高涨的众多周期,其中没有任何一次在严重程度或持续时间上符合轻度或以上抑郁发作或轻躁狂/躁狂发作的标准。

3. 鉴别诊断

(1) 精神分裂症:患者病史中存在可疑假性幻听、言语性幻听,既往因为存在生活疏懒,被诊断过"精神分裂症(单纯型)",故应考虑此诊断。但上述精神病性症状并非持续存在,仅为一过性表现,且与患者当时心境高涨或低落的背景有关。患者在症状缓解期,社会功能基本正常。当前精神和功能衰退征象不显著,故不支持本诊断。

(2) 适应障碍:患者病史中有多次出国的经历,每次出国后有明显情绪波动,出现求学不能继续,感到对当前处境不能应付,无从计划,且患者自称换了环境就紧张,不知如何与人沟通,应激事件与情绪障碍发生之间不超过 3 个月,故应考虑此诊断。但是患者除了出国后有情绪的波动,在国内期间也常常有类似的情绪波动,有时并没有明确的应激性事件、处境或生活危机。故有不符之处。

四、处理方案及基本原则

1. 护理和临床观察要点

患者情绪易波动,在外有激越表现,故应注意接触的方式方法。

2. 药物治疗

对于环性心境宜首选心境稳定剂治疗。关于心境稳定剂种类的选择,根据该患者的表现,对于此类型发作,遵循证医学证据选择丙戊酸镁联合喹硫平治疗。

五、要点与讨论

(1) 人口学特征:首发年龄<20 岁,呈慢性病程。

(2) 病前人格特点:内向。

(3) 纵向病史特点:发作-缓解-发作特点,缓解期无残留症状和(或)功能损害。

(4) 既往发作特征:心境持续不稳定,包括轻度低落或轻度高涨的众多周期。

(5) 当前(横断面)临床相:激越表现,自我感觉好,但未达到情绪高涨、行为增多、言语增多等躁狂发作的表现。

(6) 治疗考量:风险评估(如冲动伤人风险)、纵向病程特点("长期慢性病程,反复多个周期")、横断面症状特点(轻度躁狂、抑郁症状)等对治疗方案的选取具有重要指引价值。

六、思考题

(1) 环性心境与双相障碍的人口学、病程与症状学鉴别要点有哪些?

(2) 环性心境与双相障碍(快速循环型)的鉴别中,需要采集哪些临床信息?

七、推荐阅读材料

[1] 江开达.精神病学[M].2 版.北京:人民卫生出版社,2011.

[2] Van Meter A R, Youngstrom E A. Cyclothymic disorder in youth: why is it overlooked, what

do we know and where is the field headed? [J]. Neuropsychiatry (London). 2012，Dec 1;2(6):509 - 519.

［3］ Freeman A J. Mood Disorders [J]. The Encyclopedia of Clinical Psychology，2015.

（张　桦　吴　彦）

案例 36
恶劣心境

一、病历资料

1. 现病史

患者,女性,53岁,退休,已婚,因"情绪低落伴眠差3年余"来院就诊。患者2011年6月因家中房子拆迁、女儿工作问题,带外孙女等逐渐出现情绪低落、没精神,并有担心、紧张、害怕,伴有腰背疼痛等躯体不适,夜眠差,入睡困难,但无明显早醒。白天精神可,能够在家做饭、做家务。但自述每周几乎6 d以上均感到闷闷不乐,只有看到外孙女时偶可感到高兴。2012年4月因睡眠欠佳曾就诊,具体诊断不详,给予"艾司唑仑"等药物治疗,服药起初患者夜眠改善,但仍感到心情不佳,时而头痛,腰背疼痛。患者先后服用"艾司唑仑、氯硝西泮、佐匹克隆"调节睡眠,服药起初均有改善,但时间长疗效不佳,情绪仍不能改善。平日能够与家人外出活动,参加广场舞等社区活动,但不能体验快乐。

本次起病以来精神可,夜眠差,胃纳可,大小便无异常,体重无明显变化。本次发病期间无发热、外伤等。否认消极、冲动言行、否认外跑行为。

2. 既往史

否认重大躯体疾病史。

3. 个人史

患者家中姐弟5人,排行老大,母孕期无异常,足月顺产,出生时情况好,幼时生长发育正常,适龄入学,高中毕业,毕业后在上海乳品机械厂工作,工作能力可,目前已退休,人际关系可。1990年结婚,育有一女,家庭关系和睦。否认烟酒等不良嗜好,否认毒品接触史,否认工业毒物接触史。月经史:48岁绝经。病前性格:内向,温和,凡事爱往坏的方面想。

4. 家族史

父亲有抑郁症。

5. 体格检查

躯体及神经系统未查及阳性体征。

6. 辅助检查

头颅MRI、脑电图检查正常,智商测定正常,血常规、生化常规等检查未见异常。

7. 实验室和精神检查

(1) 意识:清晰,时间、地点、人物定向完整。

(2) 仪态:整洁,衣着得体,无怪异姿态。

(3) 面部表情:大部分时间显得表情愁苦,眉头紧锁,接触稍显紧张、担心。

（4）接触交谈：合作，被动，对答切题，言语表达流畅、有序，语速正常，思维连贯。

（5）情感：情感反应协调，情绪低落，伴焦虑体验。兴趣动力无减退、难以体验别人所体验的快乐感，眠差、入睡困难，无早醒、昼夜节律改变，否认消极观念及消极行为。既往无情绪高涨、兴奋话多发作病史。

（6）感知觉：否认幻觉、错觉及感知觉综合障碍。

（7）思维：思维连贯，否认被害妄想、被跟踪感。未引出强迫思维及强制性思维障碍。

（8）意志行为：易疲劳。存在焦虑、运动不安的表现。否认冲动、消极言行。

（9）性症状：无性欲减退。

（10）睡眠：入睡困难，无早醒，无昼夜节律改变。

（11）食欲：正常，体重无明显变化。

（12）智能：正常，智力水平与受教育背景相符。

（13）自知力：存在，知道自己抑郁了，需要药物治疗。

二、诊治经过

1. 初步诊断

恶劣心境。

2. 治疗经过

（1）米氮平：15 mg qn 起始，第 3 天加至 30 mg qn。持续使用 6 周观察疗效。

（2）劳拉西泮：0.5 mg tid，情绪稳定后可逐渐减量 0.5 mg bid（1 周）～0.5 mg qd（1 周）。

三、病例分析

1. 病史特点

（1）老年女性，50 岁起病。

（2）全病程特点为持续发作，几乎无缓解期。

（3）主要表现：情绪低落，伴有眠差，易疲劳。存在紧张、担心、害怕等焦虑表现。存在头痛、腰背疼痛的躯体不适主诉。

（4）上述状况持续存在超过 2 年，期间几乎无正常心境，同时无躁狂发作。

（5）本次发作不伴有幻觉或妄想等感知觉及思维内容障碍。

（6）风险评估：当前表现为慢性的心境低落，患者无消极观念及消极言行，为轻度消极风险。

（7）既往史及本次发作期间均无躯体疾病或脑器质性疾病存在的证据。

2. 诊断与诊断依据

1）诊断

恶劣心境。

2）诊断依据

符合"恶劣心境"的诊断标准：

（1）相当长时间存在低落心境。

（2）心境低落不能符合轻度或中度复发性抑郁障碍的标准。

（3）持续 2 年以上。

（4）无躁狂症状。

（5）社会功能无明显受损。

（6）排除躯体疾病、精神活性物质所致。

3. 鉴别诊断

（1）焦虑症：患者情绪低落，感到紧张、担心、不安等焦虑表现，故考虑该诊断。但患者主要以情绪低落、眠差为主要症状，伴随焦虑症状为主要表现，故不考虑。

（2）创伤后应激障碍：该病常常在严重的、灾难性的、对生命有威胁的创伤性事件后出现，以焦虑、痛苦为主的情感改变，但常无晨重暮轻的节律改变。且该病精神运动性迟缓不明显，睡眠障碍多为与创伤有关的噩梦、梦魇，病常出现重新体验到创伤事件，反复闯入性回忆，易惊。

四、处理方案及基本原则

1. 护理和临床观察要点

观察患者情绪、睡眠及饮食情况。

2. 药物治疗

抗抑郁药物是主要治疗药物，有效率 60%～70%。抗抑郁药物治疗原则为：

（1）诊断明确。

（2）因人而异的个体化合理用药。

（3）剂量逐步递增。

（4）小剂量疗效不佳时增至足量（有效药物上限）和足够长的疗程（＞6～10 周）仍无效，可考虑换药，换用同类另一种药物或作用机制不同的另一类药物。

（5）尽可能单一用药，应足量、足疗程治疗。换药治疗无效时，可考虑两种作用机制不同的抗抑郁药联合使用。

（6）治疗前向患者及家人阐明药物性质、作用和可能发生的不良反应及对策，争取他们的主动配合。

（7）治疗期间密切观察病情变化和不良反应并及时处理。

（8）在药物治疗基础上辅以心理治疗。

（9）积极治疗与抑郁共病的其他躯体疾病、物质依赖、焦虑障碍。本患者给予劳拉西泮缓解焦虑情绪。

五、要点与讨论

（1）人口学特征：首发年龄 50 岁。

（2）纵向病史特点：持续发作的病史。

（3）发作特征：均以情感低落为核心。无躁狂发作。

（4）持续发作，期间几乎无缓解期。

（5）治疗考量：风险评估（消极风险）、纵向病程特点（"持续发作"）、横断面症状特点（不伴精神病性症状）等对治疗方案的选取具有重要指引价值。

六、思考题

（1）恶劣心境与抑郁症的人口、病程与症状学鉴别要点有哪些？

（2）恶劣心境和焦虑症的鉴别中，需要采集哪些临床信息？

（3）恶劣心境的治疗原则？

七、推荐阅读材料

[1] 沈渔邨.精神病学[M].5版.北京:人民卫生出版社,2009.
[2] 江开达.精神病学[M].北京:人民卫生出版社,2009.
[3] 世界卫生组织.ICD‐10精神与行为障碍分类[M].北京:人民卫生出版社,1993.

（丁　蕾　彭代辉）

案例 37
创伤后应激障碍

一、病历资料

1. 现病史

患者,女性,27 岁,外企职员,已婚,因"车祸后紧张恐惧、回避社交 4 个月"来院就诊。患者 4 个月前与丈夫一同驾车去外地游玩,其驾驶的轿车在高速公路上遭遇车祸,丈夫由于未系安全带飞出车外当场死亡。患者未受严重身体伤害,仅软组织挫伤,但当即受到强烈精神刺激,表情时而极度恐惧慌乱,时而麻木呆滞。事后患者能够回忆起事故的部分过程,另一部分则无法回忆。之后数周患者在亲人支持陪伴下处理完丈夫后事,一直表现反应迟钝,低落消沉,寡言少语,很少与人交流,总喜欢一个人呆在角落,有时独自流泪哭泣,对生活感到失去乐趣甚至绝望。4 个月来患者始终在亲人陪伴下生活,不敢独自出门,不敢坐汽车,脑中不时像放录像一样短暂闪现车祸当时的场景,患者总被这种入侵式的想法扰乱而感到恐惧,夜间入睡困难,耳边常回响机械和玻璃碎片剧烈撞击的声音,半夜经常被噩梦惊醒,并且无法再入睡,因此白天总是感到非常疲惫,注意力也难以集中。同时患者变得缺乏安全感,对周围环境十分敏感警惕,稍有动静即会让其受到惊吓而焦虑不安,尤其是当有汽车驶过自己身边时,会出现强烈紧张感,伴有心慌、呼吸急促、头痛、恶心、出汗等躯体反应。患者因此受到严重困扰,不愿参加任何社交活动,也无法坚持继续工作,家属对其感到担心,要求入院治疗。

患者起病以来,睡眠时间质量明显下降,胃纳差,体重减轻 8 kg,大小便无异常,有消极言语,无自伤自杀行为。本次发病期间无感染发热等。

2. 既往史

否认重大躯体疾病史。

3. 个人史

无殊。病前性格开朗。

4. 家族史

否认两系三代以内精神障碍史。

5. 体格检查

躯体及神经系统未查及阳性体征。

6. 实验室和辅助检查

头颅 CT、脑电图检查正常,智商测定正常,血常规、生化常规等检查未见异常。

7. 精神检查

(1) 意识:清晰,时间、地点、人物定向完整。

（2）仪态：整洁，衣着得体。

（3）面部表情：大部分时间表情缺乏变化，提及车祸相关内容时开始抽泣，显得极其痛苦。

（4）接触交谈：合作，但显被动，对答切题，言语表达有序，语速慢，语量少，不愿谈跟丈夫有关的话题。

（5）情感：情感反应协调，但显迟钝。情绪低落，自感内心痛苦，对生活缺乏乐趣，对未来和前途感到悲观。存在显著的焦虑体验，与车祸场景有关的任何信息，包括电视新闻画面、声音等均能引发其强烈的恐惧感，并伴有严重的躯体焦虑反应。警觉性增高，对住院环境也敏感不安。

（6）感知觉：存在闪回症状，即反复出现创伤相关场景的闯入性体验，在睡梦中也有创伤再现。

（7）思维：思维连贯，未引出妄想。对丈夫的离世感到自责自罪，悔恨不该开车带丈夫外出，认为是由于自己的过错造成，应该受到惩罚。

（8）意志行为：行为略显迟缓，自感精力减退、易疲劳。存在明显的回避行为包括回避与汽车、马路接近及回避社交。有消极言语，但无消极自伤自杀行为。

（9）性症状：性欲减退。

（10）睡眠：睡眠时间减少，睡眠质量下降。

（11）食欲：食欲缺乏，体重下降。

（12）智能：正常，智力水平与受教育背景相符，但反应稍显迟钝。

（13）自知力：完整，对自己精神状态的变化能够觉察，认为异常并感到担心，有求治愿望。

二、诊治经过

1. 初步诊断

创伤后应激障碍（PTSD）。

2. 治疗经过

入院后完善各项相关检查，采用心理治疗与药物治疗结合的方法。

（1）心理治疗：以个体治疗的形式，每周2次，每次1 h，采用的是逐级暴露疗法。在建立合作关系后，共同制定议程表，划分不同等级的暴露目标，进行逐级暴露，同时辅以焦虑管理技术的训练。另外开展团体形式的心理教育和认知重建，帮助患者改善抑郁情绪，恢复生活信心。

（2）药物治疗：予以帕罗西汀10 mg/d服用4天后增至20 mg/d，用以改善抑郁焦虑情绪及创伤体验症状；阿普唑仑0.4 mg/d改善睡眠及焦虑情绪，2周后逐步停用阿普唑仑。

三、病例分析

1. 病史特点

（1）女性，27岁，车祸后急性起病。

（2）核心症状为闯入性再体验（闪回）、警觉性增高、回避行为。

（3）创伤发生后症状已持续4个月。

（4）患者明显的焦虑抑郁情绪和回避行为严重影响日常生活和工作。

（5）风险评估：当前无明显消极自杀观念，但由于该次创伤属于灾难性事件，可能对患者的生活信心造成毁灭性的影响，故仍应监测自杀风险。

（6）既往史及本次发作期间均无躯体疾病或脑器质性疾病存在的证据。

2. 诊断与诊断依据

1）诊断

创伤后应激障碍。

2）诊断依据

（1）患者所遭受的创伤事件是异乎寻常的灾难性应激事件。

（2）患者症状包括：在"麻木"感和情绪迟钝的持续背景下，不断地在闯入的回忆（"闪回"）或梦中反复再现创伤，与他人疏远，对周围环境漠无反应，快感缺乏，回避易使人联想到创伤的活动和情境。

（3）偶见急性暴发恐惧、惊恐。

（4）存在自主神经过度兴奋状态，表现为过度警觉、惊跳反应增强、失眠。

（5）焦虑和抑郁与上述症状并存。

3. 鉴别诊断

（1）抑郁发作：患者当前存在抑郁症的常见症状，情绪低落、快感缺失、对未来生活失去信心、早醒、乏力、言语行为减少等，故需与抑郁发作相鉴别。主要鉴别点在于创伤性事件的性质为极其强烈的灾难性事件，这类事件几乎能使每个人都产生强烈而弥漫性的痛苦体验，并且患者症状表现为典型的 PTSD 三联征（闯入性再体验、警觉性增高、回避行为），故不支持本诊断。

（2）广泛性焦虑：患者有疲惫乏力，注意力不集中等症状，经常无故感到恐慌不安，对周围环境敏感警惕，易受惊吓而焦虑紧张，伴有心慌、呼吸急促、头痛、恶心、出汗等躯体反应，故应与广泛性焦虑作鉴别。本例患者虽然存在明显的情绪焦虑及躯体焦虑反应，但其起病在极其强烈的创伤事件发生之后，有反复创伤重现的体验，回避与创伤相关场景等表现，这些均不符合广泛性焦虑特点，故可排除。

四、处理方案及基本原则

1. 护理和临床观察要点

因患者遭受的是极其强烈的精神打击（经历车祸、丈夫去世），故可能对其生活信心产生毁灭性的影响，故应注意观察，防止消极意外发生，如自伤、自杀行为；PTSD 患者酒精等成瘾物质的滥用风险较高，故应加以防范；同时应注意避免突发的冲动、攻击行为。

2. 心理治疗

对 PTSD 患者应选用恰当的心理治疗方式。该患者创伤事件已过去 4 个月，此时除提供必要的情感支持之外，帮助患者接受所面临的不幸和自身的反应，鼓励患者表达、宣泄与创伤事件相关的情感也很重要。治疗目标应聚焦于帮助患者获取自身资源，恢复患者社会功能。通常采用逐级暴露法和焦虑自我管理的训练，在患者可接受的范围内逐步帮助其减轻创伤对自身的影响。也可辅以个别治疗和团体治疗的形式进行心理教育，重建认知，学习新的应对技能，恢复生活信心。

3. 药物治疗

患者目前存在明确的焦虑抑郁症状，可考虑使用药物治疗。SSRI 类药物为首选，建议疗程至少 1 年。如有惊恐症状，可考虑短期使用苯二氮䓬类药物，但应注意避免药物滥用或成瘾。非典型抗精神病药也有辅助疗效。

五、要点与讨论

（1）人口学特征：PTSD 在任何年龄段人群中均能发生，本例患者为成年人，需注意儿童 PTSD 另有其特点。

（2）起病特征：是对异乎寻常的威胁性或灾难性事件的应激反应，这类事件几乎能使每个人都产生强烈而弥漫性的痛苦体验，普通生活事件导致的应激反应一般不归于此类。

（3）病程特征：创伤后发病的潜伏期从几周到数月不等，但很少超过 6 个月。大多数患者可望恢复，少数病例表现为多年不愈的慢性病程，或转变为持久的人格改变。

（4）临床特征：典型症状包括闯入性再体验（闪回）、警觉性增高、回避行为。此外，成瘾物质滥用、攻击行为、自伤或自杀行为也是常见表现。

（5）治疗考量：心理治疗和药物治疗各有其优势，药物可以直接改善症状，减轻痛苦体验，但不建议长期使用，尤其需注意避免药物滥用。心理治疗注重远期疗效，但治疗方式更多需考虑患者接受程度。

六、思考题

（1）创伤后应激障碍的常见临床表现有哪些？

（2）创伤后应激障碍的鉴别诊断中，需要采集哪些临床信息？

（3）对于创伤后应激障碍，应以药物治疗为主还是心理治疗为主？

七、推荐阅读材料

［1］江开达.精神病学［M］.2 版.北京：人民卫生出版社，2011.

［2］徐光兴.创伤危机干预心理案例集［M］.上海：上海教育出版社，2010.

［3］施琪嘉.创伤心理学［M］.北京：人民卫生出版社，2013.

（陈　涵）

案例 38
广场恐怖症

一、病历资料

1. 现病史

患者,女性,35岁,已婚,公司职员,因"独自乘地铁或在人多的场合紧张、心慌和胸闷1年余"来院就诊。患者平时工作繁忙,2013年1月同事在上班的路上突发心脏病猝死。2014年4月,张女士在站台上等地铁的时候,突然觉得自己心跳得厉害,上车后感觉阵阵胸闷和心慌,觉得自己快不行了,当时赶紧中途下车,打的去附近的医院就诊,行心电图、血糖、电解质、血常规等相关检查,均未发现明显异常。之后,张女士每次乘坐地铁就紧张不已,尤其是上班高峰期,程度较2014年4月那次要轻,少许心慌、胸闷,没有失控感、濒死感,但仍没有办法继续乘地铁,直到换乘的士后紧张和躯体不适才好转。除了地铁,她发现自己同样不敢独自在人多的公共场所待一段时间。比如,节假日商场购物等。为此,经常回避这些场合,实在不能回避时,需要丈夫陪同才敢去。近半年,张女士通过回避或家人陪同,将独自乘地铁或在其他人多的公共场所的机会降至2～3个月一次,但由于她的工作和生活受到限制,为此感到痛苦。张女士有时会去医院检查,医生反复强调她的心脏没有问题。张女士也能接受医生的解释,但还是不敢独自乘地铁或在人多的公共场所。在一次偶然的机会,张女士得知自己的这种状况可能属于一种心理疾病,因而急不可待地在丈夫的陪同下来到医院就诊。

本次起病以来,患者神清,胃纳可,睡眠可,大小便无异常,体重无明显变化,否认自伤、外跑和冲动言行。

2. 既往史

否认重大躯体疾病史。

3. 个人史

无殊。否认烟、酒等不良嗜好,否认吸毒史。病前性格内向敏感。

4. 家族史

否认两系三代以内精神障碍史。

5. 体格检查

躯体及神经系统未查及阳性体征。

6. 实验室和辅助检查

头颅CT、脑电图检查正常,智商测定正常,血常规、生化常规、甲状腺功能、心电图等检查未见异常。

7. 精神检查

(1) 意识:清晰,时间、地点、人物定向完整。

（2）仪态：整洁，衣着得体，无怪异姿态。

（3）面部表情：大部分时间显得表情自然，谈到独自乘地铁和在其他人多的公共场所表情略显紧张。

（4）接触交谈：合作，主动，对答切题，言语表达流畅、有序，语速、语量和语音无明显异常。

（5）情感：在诊室内情感反应协调，总体显平稳。承认独自乘地铁和在其他人多的公共场所会感到紧张不安、心慌、胸闷等不适，回避或在家人的陪同下会明显好转，甚至消失，平时不遇到这些场合，情感反应平稳。

（6）感知觉：未引出错觉、幻觉及感知综合障碍。

（7）思维：思维连贯，未引出妄想、思维逻辑障碍、思维属性障碍，有时会担心是否身体出问题，但咨询医生后也能接受医生的解释。

（8）意志行为：在诊室内未见明显异常言行，承认独自乘地铁和在其他人多的公共场所会有回避行为，或需要家人陪同，未引出消极和冲动言行。

（9）性症状：性欲无明显异常。

（10）睡眠：睡眠无明显异常。

（11）食欲：无明显异常。

（12）智能：正常，智力水平与受教育背景相符。

（13）自知力：部分，认为自己独自乘地铁和在其他人多的公共场所出现紧张、回避和心慌等不适，可能属于某种心理疾病，但不确定是哪种心理疾病，有时还会担心是否躯体出问题。

二、诊治经过

1. 初步诊断
广场恐怖不伴惊恐障碍。

2. 治疗经过
（1）认知行为治疗：逐级暴露法、系统脱敏法、认知治疗和放松训练。

（2）帕罗西汀：①第 1～2 周：20 mg/d 起始，注意观察有无胃肠道不适、镇静等不良反应；②第 3～12 周：根据疗效和耐受性，充分告知患者及家属加药后可能的风险，增量至 40 mg/d，持续治疗至 12 周末；③巩固维持治疗 1～2 年，期间随访血常规、肝肾功能、电解质、血糖、血脂和心电图。

三、病例分析

1. 病史特点
（1）女性，34 岁首发，病程 1 年余。

（2）社会心理因素：发病前有同事在上班的路上突发心脏病猝死，病前性格内向敏感。

（3）症状特征：独自乘地铁和在其他人多的公共场所反复出现紧张、心慌和胸闷等不适，有回避行为或需要家人陪同。

（4）严重程度：2014 年 4 月首次发作乘地铁时紧张、心慌和胸闷明显，伴有濒死感，之后独自乘地铁或其他人多的公共场所紧张较前减轻，少许心慌、胸闷，没有失控感、濒死感。近半年，通过回避或家人陪同，将独自乘地铁或在其他人多的公共场所的机会降至 2～3 个月一次，但由于工作和生活受到限制，为此感到痛苦。

（5）风险评估：无消极、冲动和外跑风险。

（6）既往史及发病期间均无躯体疾病或脑器质性疾病存在的证据（包括此次体格检查和辅助检

查)。

2. 诊断与诊断依据

1) 诊断

广场恐怖不伴惊恐障碍。

2) 诊断依据

目前符合《ICD-10》F40.00"广场恐怖不伴惊恐障碍"诊断标准:①紧张、心慌和胸闷等自主神经症状是焦虑的原发表现,而不是继发于其他症状;②焦虑发生在人群、公共场所和独自独行的情境中;③对恐怖情境的回避是突出特点。

3. 鉴别诊断

(1) 惊恐障碍:每次焦虑发作都局限于已知的或可预测的情境即乘地铁和在其他人多的公共场所,缺乏惊恐障碍自发的焦虑发作特征。除了 2014 年 4 月首次发作乘地铁时紧张、心慌和胸闷明显,伴有濒死感,之后独自乘地铁或其他人多的公共场所紧张程度较前减轻,少许心慌、胸闷,没有失控感、濒死感,近半年独自乘地铁或在其他人多的公共场所焦虑发作频率为 2~3 个月一次,故程度上和发作频率上均不符合 1 个月之内存在几次严重的自主性焦虑诊断标准,故不支持本诊断。

(2) 社交恐怖:患者有在人多的公共场所如节假日商场购物感到紧张、心慌和胸闷,并有回避行为,需与社交恐怖相鉴别,但患者的焦虑并非来源于社交情境,没有因为社交情境带来的自我评价低和害怕批评,故不支持本诊断。

(3) 特定的恐怖:一般在童年或成年早期出现,境遇性特定的恐怖可能会与广场恐怖相混淆,但境遇性特定的恐怖局限于特定的情境,而广场恐怖必须局限于人群、公共场所、离家旅行、独自独行情境中至少两种,本案例中患者对独自乘地铁和在其他人多的公共场所感到紧张,超过 2 种的情境,故不支持特定的恐怖诊断。

(4) 躯体形式障碍:患者在独自乘地铁和在其他人多的公共场所出现紧张、心慌和胸闷的躯体不适,有多次的医院就诊,反复检查,有时会担心是否身体出问题,但张女士也能接受医生的解释,并不符合躯体形式障碍的拒绝医生的反复保证和解释,且张女士近半年通过回避或家人陪同,独自乘地铁或在其他人多的公共场所焦虑发作频率为 2~3 个月一次,不存在持续的躯体症状或疑病观念,故不支持本诊断。

(5) 抑郁发作:抑郁发作患者常有继发于心境低落的社交回避,易与广场恐怖的回避行为相混淆,但病史和精神检查未提供患者存在心境低落、兴趣和愉快感丧失及易疲劳的典型抑郁症状,故不支持本诊断。

(6) 器质性疾病所致精神障碍:有些躯体疾病也会产生类似焦虑或惊恐发作的症状,如心脏病、甲状腺功能亢进、嗜铬细胞瘤、低血糖及颞叶癫痫等,既往史及发病期间均无躯体疾病或脑器质性疾病存在的证据(包括此次体格检查和辅助检查),故不支持本诊断。

四、处理方案及基本原则

1. 充分的教育

关于疾病和疗效(包括治疗效果显现的预期时间)、不同治疗选择的耐受性、恶化的因素、复燃迹象、自助材料的信息等的教育对患者都是有帮助的。

2. 以心理治疗和药物治疗为主

选择心理治疗或药物治疗取决于患者的意愿和动机、患者参与治疗的能力、病情的严重程度、医师的技能和经验、心理治疗的可获取性、患者既往治疗效果及共病躯体或精神障碍。

3. 心理治疗

认知行为治疗是治疗广场恐怖的首选方法。系统脱敏法和逐级暴露法等行为治疗方法对广场恐怖有相当好的治疗效果。另外,认知行为治疗在调整患者行为的同时,强调对患者不合理认知的调整,效果更好。

4. 药物治疗

2014 年,《加拿大焦虑障碍临床治疗指南》和 2012 年《世界生物精神病学联合会(WFSBP)药物治疗指南》都推荐选择性 5-羟色胺再摄取抑制剂(SSRIs),包括氟西汀、帕罗西汀、舍曲林、氟伏沙明、西酞普兰、艾司西酞普兰和选择性 5-羟色胺、去甲肾上腺素再摄取抑制剂(SNRI)文拉法辛是一线首选药物。虽然三环类抗抑郁药(TCAs)氯米帕明和米帕明对治疗广场恐怖有效,但和 SSRIs 相比,耐受性相对较差,脱落率更高,故作为二线用药。苯二氮䓬类药物如阿普唑仑等也可以作为二线用药,特别是对急性或严重的焦虑发作时的短期用药以及具有 SSRIs 治疗开始时焦虑的不良反应的用药。

五、要点与讨论

(1) 人口学特征:首发年龄 34 岁的女性,对广场恐怖的诊断与鉴别诊断有指引价值。

(2) 病程特点:总病程 1 年,每次焦虑发作直接和某些情境相关,包括独自乘地铁或其他人多的公共场所。近半年,通过回避或家人陪同,将独自乘地铁或在其他人多的公共场所的机会降至 2~3 个月一次。

(3) 症状特征:在临床表现上,主要为独自乘地铁和在其他人多的公共场所反复出现紧张、心慌和胸闷等不适,有回避行为或需要家人陪同。由于工作和生活受到限制,为此感到痛苦。在每次发作的程度上,2014 年 4 月首次发作乘地铁时紧张、心慌和胸闷明显,伴有濒死感,之后独自乘地铁或其他人多的公共场所紧张较前减轻,少许心慌、胸闷,没有失控感、濒死感。

(4) 相关的社会心理因素:平时工作繁忙,2013 年 1 月同事在上班的路上突发心脏病猝死,病前性格内向敏感。认知行为治疗可以识别可能的负性自动思维,并对不合理认知进行调整。

(5) 既往史:既往史及发病期间均无躯体疾病或脑器质性疾病存在的证据(包括此次体格检查和辅助检查),有助于广场恐怖的诊断与鉴别诊断。

(6) 治疗考量:治疗方案以心理治疗和药物治疗为主。其中病程特点、症状特征和相关的社会心理因素对治疗方案的选取具有重要指引价值。

六、思考题

(1) 广场恐怖的主要临床表现及诊断标准?

(2) 广场恐怖需与哪些疾病相鉴别?

(3) 广场恐怖的治疗原则及主要的心理治疗方法?

七、推荐阅读材料

[1] 江开达. 精神病学[M]. 2 版. 北京:人民卫生出版社,2011.

[2] Katzman M A, Bleau P, Blier P, et al. Canadian clinical practice guidelines for the management of anxiety, posttraumatic stress and obsessive-compulsive disorders [J]. BMC Psychiatry, 2014,14(Suppl): S1.

［3］Bandelow B，Sher L，Bunevicius R，et al. Guidelines for the pharmacological treatment of anxiety disorders，obsessive-compulsive disorder and posttraumatic stress disorder in primary care ［J］. International Journal of Psychiatry in Clincial Practice，2012，16：77 - 84.

（范　青）

案例 39
分离性运动障碍

一、病历资料

1. 现病史

患者，女性，37岁，本科毕业，行政管理人员，未婚，因"间断失声1个月、双下肢不能行走1周，伴消极自伤、伤人言行"来院就诊。患者自幼比较内向，人际交往比较少。28岁第1次谈恋爱，两三个月后前男友喜欢上别人，提出分手。当时患者很受打击，曾经绝食了3天，称自己不想活了。后在家人劝解下重新进食，但是之后更加排斥交男朋友，很认真投入工作，虽然患者长得很漂亮，期间也不断有人给患者介绍朋友或有人追求。1年前因已届36岁，在朋友介绍下，经考察了对方的人品和慎重考虑后，开始与一个40岁的未婚男子谈恋爱。半年后同居，并考虑结婚。2个月前患者发现其同居男友与其前女友还有联系，患者怀疑男友与前女友还有暧昧关系，要求男友与对方完全断绝所有联系，但男友的表现未完全如她所愿，她觉得对方在欺骗自己，两人开始争吵。一个月前在一次争吵后突然不能说话，只能以眼睛示意或用书写方式表达自己；在一次与男友动手打架后，男友提出分手，患者突然又能说话，并拿出刀来扬言要杀了男友后杀了自己，并说要杀了男友的前女友，但刀被男友夺下。之后患者又陷入失声状态，在一次饮酒后用刀割了自己的左手腕，有血流出和几道较浅的伤痕，但没有伤到主要的静脉。一周前男友出差，收拾行李，患者觉得男友要离开自己了，突然出现双下肢不能行走，在综合性医院神经内科检查未发现明显阳性体征。父母把患者带到心理咨询门诊，门诊医生诊断"分离性运动障碍"。父母年老，担心患者再出事，同时觉得无法照顾帮助这种情况下的患者，希望患者住院治疗。门诊以"分离性运动障碍"收治入院。

2. 既往史

否认重大躯体疾病史。

3. 个人史

独生女。2岁前由母亲和在外地的外婆轮流照顾。那时父母因工作关系两地分居。2岁后在幼儿园全托，周末回父母家。小学4年级后父母结束两地分居状态，随母亲到父亲所在城市生活。自觉和父母关系一直不亲。患者病前性格内向、敏感、多愁善感。

4. 家族史

否认两系三代以内精神障碍史。

5. 体格检查

入院时测得 T 36.5℃，HR 78次/分，R 18次/分，BP 130 mmHg/80 mmHg。左手腕处有几条表浅的割痕。未发现神经系统阳性体征。

6. **实验室和辅助检查**

头颅 CT、功能性磁共振成像(fMRI)、脑电图检查正常,血常规、生化常规等检查未见异常。

7. **精神检查**

医生以言语、患者以书写方式进行交流。

(1) 意识:清晰,时间、地点、人物定向完整。

(2) 仪态:衣着得体、整洁,坐于床上。

(3) 面部表情:忧郁,双眼常常含泪,显得楚楚动人。

(4) 接触交流:合作,略显被动,称自己不想和男友分开,希望医生和男友联系,让他来看自己。

(5) 情感:情绪低落,害怕失去男友,情感反应与内心体验协调。

(6) 感知觉:正常。否认各种幻觉体验。

(7) 思维:未发现明显思维奔逸或思维迟缓。思维内容主要集中在与男友的关系上。

(8) 意志行为:未发现明显意志增强或减退,未发现怪异行为。

(9) 性症状:未发现明显异常。

(10) 睡眠:基本正常。

(11) 食欲:减退,痛苦时喜欢喝酒,称喝完酒人就舒服很多。

(12) 智能:正常,智力水平与受教育背景及阅历相符。

(13) 自知力:存在。

二、诊治经过

1. **初步诊断**

分离性运动障碍。

1. **治疗经过**

1) 心理治疗

(1) 疏导:通过书写方式的交流,患者表达了自己对男友的付出、害怕失去男友、对男友与前女友还没有完全断绝关系的愤怒,认为自己好好一个人,现在这样都是被男友害的;以及自己现在很痛苦,有时候都觉得活不下去、不想活的悲伤。医生主要是倾听和共情。

(2) 解释:患者一开始是不承认自己有病的,但对自己为何为说不出话来、不能走路,也觉得莫名其妙,但更让其痛苦的是情绪上的困扰。通过疏导让其情绪得到排解,与医生建立了信任关系后,患者开始能够慢慢接受医生的解释:①患者的确是生病了,但这病是可以治的。患者表示要好好配合治疗,觉得自己的生命最重要,从开始的抗拒药物到接受药物治疗;心理治疗频率为1周1次,患者希望是1周2次,尽管因为时间问题,无法给其安排1周2次,但其主动求治欲望增强。②与男友的关系是本次发病的诱因,其男友与前女友的确没有任何现在还有暧昧关系的证据,但患者与前男友的关系给其留下的心理伤痛没有清理,使其在对爱的渴望打开后,被抛弃的恐惧又被激发。患者接受这个解释,尽管依然认为男友如果真的爱自己,就应该听自己的,在自己还没有生病前就和前女友彻底断绝关系,而不要等自己都落到这个地步了才答应彻底不和前女友联系。③患者的性格内向,与父母关系疏离,生活中并没有与谁建立心理上真正亲密的关系,没有真正可以交心的朋友,也许其心灵有个爱的空洞,对爱既渴望又害怕,这是她此次陷入痛苦漩涡的主要原因。患者在医生做这个解释的下一次治疗时,承认自己心里的确有个空洞。称从小比较缺乏爱,不知道哪里是真正属于自己的空间。

(3) 暗示治疗:在与患者建立良好的治疗联盟后,告知其有一种针剂,配合心理和药物治疗,每周打1针,最多打3针,她就能下床走路。在打了2针后,患者腿能动了,打了3针后,她真的下床走路了。

对患者失声的症状,其男友在患者住院第3周时出差归来探视她,表示并没有想和她分手,希望她能好好治疗,两个人还是可以继续往前走的,其后患者失声的症状突然又好了。

2）药物治疗

予度洛西汀 30 mg/d 作为起始剂量抗焦虑抗抑郁治疗,4 d 后改为度洛西汀 60 mg/d。

三、病例分析

1. 病史特点

（1）患者,女性,37 岁,未婚;性格内向、敏感、受暗示性强。

（2）间断失声 1 个月、双下肢不能行走 1 周,伴消极自伤伤人言行。

（3）28 岁时有过一次失败的恋爱史,被前男友抛弃。

（4）过早有反复分离体验,与父母关系疏远,生活中缺乏真正的亲密关系。

（5）起病较急,病情进展快,症状的消失也具有戏剧性。

2. 诊断与诊断依据

1）诊断

分离性运动障碍。

2）诊断依据

根据《ICD－10》精神与行为障碍分类:

（1）存在失声及双下肢不能行走。

（2）不存在可以解释症状的躯体障碍的证据。

（3）有心理致病的证据:与男友关系的纠葛在时间上与其症状的出现、发展有明确的联系。

3. 鉴别诊断

（1）抑郁症:患者情绪低落、哭泣流泪且病程中有自伤行为,但其突出、核心的症状在于失声、双下肢运动不能,其情绪低落是对害怕男友离开自己的情绪反应,其自伤行为并非患者真的觉得自己不想活了,其行为有吸引关注的意味,故目前不做此诊断。

（2）急性应激反应:急性应激反应一般在强烈的精神刺激下发病,起病急骤,病情发展比较迅速,但是持续时间短暂,一般不超过 1 个月。该患者起病有心理因素,但构不成重大应激,其症状表现主要为失声、双下肢运动不能,与急性应激反应的症状不一样,持续时间总的超过 1 个月。故不做此诊断。

（3）器质性运动障碍:患者无声带异常、双下肢神经系统检查无异常,且其失声是间断性的,双下肢不能行走也与心理因素密切相关,故不做此诊断。

四、处理方案及基本原则

1. 心理治疗

（1）倾听、共情患者,支持患者的各种表达:通过症状、非言语的、书写和口头言语等;建立良好、信任的治疗关系。让患者疏泻其在心理事件中引发的各种情绪。

（2）通过对患者的生命之爱与关注,激发患者对自己的生命之爱与关注,激发其主动求治欲望。

（3）解释:在与患者建立良好的治疗同盟后,向其解释疾病、症状与其曾经的未处理的心理创伤、心理冲突、个性因素之间的关系。

（4）暗示:根据患者易受信任的人暗示的特点,予以暗示治疗,加快症状的缓解或消除。

2. 药物治疗

根据患者存在的症状,合并药物治疗。

（1）如果患者伴有焦虑抑郁症状，可以合并用 SSRI 或 SNRI 类等抗焦虑抗抑郁药物治疗。

（2）如果患者伴有失眠症状，可以用酒石酸唑吡坦（思诺思）、安定类药物等助眠药。

五、要点与讨论

（1）患者存在失声、双下肢无法运动的障碍，该障碍与患者和男友的关系纠葛存在明显的时间关系，而未发现明确的躯体障碍的证据。

（2）患者现在的疾病与其和前男友关系中未处理的心理创伤有关，再追溯则与其早期的分离、被抛弃的恐惧有关。这些早期的经历影响了患者的个性发展、人际交往。

（3）心理因素在该病的起病中占主要作用，心理治疗在此病的治疗中也占主要因素；但短期内合并用药物有助于帮助缓解患者的精神痛苦。

（4）患者在住院期间的心理治疗帮助其对疾病的形成与自己的心理应激、成长和个性因素之间的关系有个初步的探索，尽管其症状都戏剧性地很快得到改善，但是若要预防复发，需要进行长期的心理建设，长期的动力性心理治疗会对此有帮助。

六、思考题

（1）分离性运动障碍与器质性运动障碍如何鉴别？如果两者共病，在诊疗上该注意些什么？

（2）对分离性运动障碍的心理治疗，有些什么主要的治疗方法和技术？

（3）在对分离性运动障碍的心理治疗中，有可能出现些什么样的挑战？特别是患者出现移情和退行的时候？

七、推荐阅读文献

［1］范肖冬,等译. ICD-10 精神与行为障碍分类［M］.北京:人民卫生出版社,1993.

［2］马辛,毛富强.精神病学［M］.3 版.北京:北京大学医学出版社,2013.

（吴艳茹　张海音）

案例 40

分离性障碍之分离性遗忘

一、病历资料

1. 现病史

患者,女性,19岁,大一学生,未婚,因"不能回忆起近1年事件,回到1年前的身份状态生活2周"来院就诊。患者于2周前突然得知外婆因意外去世,此后即刻出现对近1年的事件无法回忆,自称仍然是18岁(实际年龄19岁),目前仍然在高三就读,准备高考。不去上学,自称需要在家复习功课,说话时语气显得幼稚,与家人谈话时对近1年所发生事件都不记得也不承认。认为外婆仍然在老家如常生活。家人即使反复告知实际情况,向其展示证明材料等,患者仍然无法相信,并拒绝做进一步解释或澄清。生活起居基本规律,无其他反常或过激行为。家人带其四处就诊,患者也愿意配合,服用过"帕罗西汀"等药物,未有明显改善。门诊拟"分离性遗忘"收治入院。

本次起病以来,多数时间睡眠增多($10\sim12$ h/d),胃纳可,体重无明显变化,大小便无异常,无消极言语。本次发病期间无发热、外伤等。

2. 既往史

否认重大躯体疾病史。

3. 个人史

无殊。病前性格内向,从小由外婆、外公抚养长大,十分亲近,直至上初中(12岁)才回到父母身边学习生活。

4. 家族史

否认两系三代以内精神障碍史。

5. 体格检查

躯体及神经系统未查及阳性体征。

6. 实验室和辅助检查

头颅CT、脑电图检查正常,智商测定正常,血常规、生化常规等检查未见异常。宗氏焦虑、抑郁自评量表(SAS, SDS)得分均在正常范围内。埃森克人格测试(EPQ)显示性格偏内向,有时情绪不稳定。

7. 精神检查

(1) 意识:清晰,地点、人物定向完整,对于目前年份认为是1年前,自己的年龄也是比实际小1岁。

(2) 仪态:整洁,衣着得体,无怪异姿态。

(3) 面部表情:大部分时间显得表情平淡,与之接触回答较简单,对大多数问题无特别表情回应。

(4) 接触交谈:基本合作,被动,一问一答,对答切题,言语表达流畅、有序,谈到和自己有关的某些问题时语调显幼稚。

（5）情感：情感反应协调，情绪未有明显低落，觉得来住院也无不可，一切听从家人安排。谈到外婆过世，显得惊讶，称"不可能啊"，病好了将来还要去看外婆。

（6）感知觉：未有明显幻听、幻视等，也无感知异常综合征。

（7）思维：思维联想速度较慢，有时需要努力回想一会儿，才能回答问题，思维内容对于 1 年内所发生的重大事件，均表示不记得，不知道。未有妄想等表现，对于自己目前的年龄和身份状态有着偏执观念，无法提供逻辑证明，只是强调自己是这样的。

（8）意志行为：行为基本无异常，有时容易觉得疲劳。同时存在激越表现，特别是当对方坚持外婆去世，或目前患者自认年龄身份与实际不符时，易发脾气。无消极言语，及消极行为。

（9）性症状：目前无性活动，未有恋爱经历和对象。

（10）睡眠：时间睡眠增多。

（11）食欲：基本正常，体重无明显变化。

（12）智能：正常，智力水平与受教育背景相符。

（13）自知力：缺乏，虽承认有病，但说不出具体内容，但坚信其目前身份处境年龄都是"真实"处境，不相信 1 年内发生的重大事件。

二、诊治经过

1. 初步诊断

分离性遗忘。

2. 治疗经过

（1）药物治疗：西酞普兰第 1～8 周：10 mg/d 起始，根据耐受性情况，1 周内增量至 20 mg/d，持续治疗至出院（8 周末）。

（2）心理治疗：个别心理治疗和团体心理治疗。①第 1～4 周：1 周 3 次，短程聚焦精神动力性心理治疗；②第 5～8 周：1 周 1 次，支持性心理治疗；③第 1～8 周：1 周 1 次，支持性团体心理治疗。

三、病例分析

1. 病史特点

（1）女性，19 岁首发。

（2）全病程特点为发作突然，有明显的心理诱因，与之相关的部分受损明显，其余社会生活功能保持相对较好。

（3）本次发作病程 2 周，急性起病，主要表现为对一年内的重大事件遗忘，拒绝回忆相关事件。

（4）风险评估：当前表现为遗忘症状群，其他生活功能良好，未有明显消极言行，故评估低自杀风险。

（5）既往史及本次发作期间均无躯体疾病或脑器质性疾病存在的证据。

2. 诊断与诊断依据

1）诊断

分离性遗忘。

2）诊断依据

（1）明显突出的障碍是：一次以上的发作，发作时不能回忆重要的个人问题；往往属于创伤性或应激性质,而且太过分以致不能用通常的健忘来解释。

(2)这种障碍并非发生于分离性身份障碍、分离性漫游、创伤后应激障碍、急性应激障碍或躯体化精神障碍的病程之中,也不是由于某种物质(例如,滥用药物、治疗药品)或某种神经系统或其他一般躯体情况(例如,颅脑外伤所致遗忘性障碍)所致之直接生理性效应。

(3)这些症状产生了临床上明显的痛苦烦恼,或在社交、职业和其他重要方面的功能缺损。

3. 鉴别诊断

(1)精神分裂症:主要表现为情感反应的不协调,感知觉障碍及思维障碍等,并对患者的社会功能和生活带来影响。患者目前主要表现为一年内重大事件的遗忘,并未有相应的上述精神症状,故不支持本诊断。

(2)心境障碍:主要表现为情绪的高涨或低落,并有相应的躯体和精神表现。患者目前主要并未表现出情绪上的低落、兴趣减退和相应的生理变化。虽然其外婆意外去世可能对于患者而言属于抑郁因素,但患者并未表现出相应的症状,也缺乏相应的情绪体验。故不支持该诊断。

四、处理方案及基本原则

1. 护理和临床观察要点

因患者并未有消极言行,因此属于低自杀风险,在护理中需要给予支持温暖安全的环境,使其能够慢慢接触到不愿回忆的重大创伤性事件,同时需防止患者在突然回忆起该事件时可能存在的过激情绪反应,如消极、冲动等。

2. 心理治疗(短程聚焦精神动力性心理治疗,支持性心理治疗)

患者起病突然,存在重大创伤性事件的诱发因素,考虑到其既往人格较健全,家庭支持完善,因此短程聚焦精神动力性疗法较有针对性。以1周3次的频度和患者围绕其外婆与其过去的共同经历的生活事件为切入口,让其能够逐渐接近这一重大事件,最终患者能够面对该重大创伤,并由此回忆起一年内的经历,不再否认自己的年龄和身份。此后,在个别和团体治疗中,以支持性治疗为主,让患者能够自然表达对外婆意外去世的各种情绪,并获得支持和被理解的感受,帮助其接受事实,并建立对未来生活学习的计划,树立信心。

3. 药物治疗

对于分离性遗忘,以稳定情绪、改善抑郁、焦虑情绪为主,可以对症处理其他伴随症状(如失眠等)。宜首选不良反应小的药物,在本例中选用西酞普兰。

五、要点与讨论

(1)人口学特征:各个年龄阶段都可发生,女性较男性多见,青少年多于中老年。农村地区发病率高于城市,与文化知识程度有一定的相关性。

(2)纵向病史特点:起病发作十分突然,对于近期(本例为1年内)重大事件遗忘,基本不影响其他生活功能。预后良好,社会功能恢复。

(3)发作特征:以近期重大事件遗忘为主要特征,与该事件的创伤有直接相关,有明确的心理诱发因素。单程药物治疗效果不明显。

(4)治疗考量:选取合适的心理治疗方案具有重要意义,短程聚焦精神动力性治疗适合此类患者,同时需要注意结合后期的支持性心理治疗。

六、思考题

（1）分离性遗忘可以与哪些精神障碍进行鉴别？

（2）分离性遗忘的主要临床表现？

七、推荐阅读材料

江开达. 精神病学[M]. 2 版. 北京：人民卫生出版社，2011，142 - 159.

（俞峻瀚）

案例 41
广泛性焦虑症

一、病历资料

1. 现病史

患者,女性,30岁,公司职员,已婚,因"紧张不安、失眠6月余"来院就诊。患者近半年多来因为工作压力出现紧张、无助感,起因是工作上换了一位新的上司,这位上司的工作风格和原来的老板完全不同,患者努力适应,尝试和新老板相处,但无法成功,因而决定辞职。但这之后,紧张担心的情况没有明显的好转,整日忧心忡忡,感觉会有不好的事情发生在自己或家人的身上,同时有头痛、肌肉紧张、心悸、失眠等症状,失眠主要表现为入睡困难,经常躺在床上一两个小时,头脑中有许多念头闪过,但无睡意。

患者1月前因为头痛至综合性医院神经内科就诊,头部CT等检查均无器质性异常,心电图检查也无明显异常。内科医生建议她至心理科就诊,故前来。

患者从小容易紧张、担心,遇到困难或者需要做抉择的时刻,总是退缩、缺乏自信。在患者回忆当中,每次遇到重大的考试,她都会非常紧张,晚上难以入睡。她的焦虑状态只有在生活非常顺利的阶段才能短暂消失。

2. 既往史

否认重大躯体疾病史。

3. 个人史

无殊。病前性格较内向。

4. 家族史

否认两系三代以内精神障碍史。

5. 体格检查

躯体及神经系统未查及阳性体征。

6. 实验室和辅助检查

血常规、生化常规、胸片、心电图等未见异常。

7. 精神检查

(1) 意识:清晰,时间、地点、人物定向完整。

(2) 仪态:整洁,衣着得体,双手紧张时会颤抖。

(3) 面部表情:眉头紧锁、表情紧张、警觉性增高。

(4) 接触交谈:合作,主动,对答切题,言语表达流畅、有逻辑,语速较快,但无思维联想增多、增快等。

（5）情感：情绪焦虑明显，称一直生活在不安中，感到可怕的事情会随时发生，但不明确具体的事件。对未来感到烦恼恐惧，担心自己和家人的健康。伴有情绪较低落、自信心缺乏、生活兴趣和乐趣减退。

（6）感知觉：正常，否认错觉、幻觉和感知综合障碍等。

（7）思维：无思维奔逸或迟缓，否认妄想、强迫观念等。

（8）意志行为：意志无明显减退或者增强，无消极言语或行为，无兴奋、木僵及怪异的行为。

（9）性症状：性欲有一定的减退。

（10）睡眠：有失眠，主要为入睡困难。

（11）食欲：缺乏，体重略下降。

（12）智能：正常，智力水平与受教育背景相符。

（13）自知力：完整。

二、诊疗经过

1. 初步诊断

广泛性焦虑症。

2. 治疗经过

（1）帕罗西汀：①第 1～2 月：10 mg/d 起始，根据耐受性情况，1 周内逐渐增量至 20 mg/d，持续治疗至 2 月末；②第 3～6 月：症状控制后，维持原有剂量继续巩固治疗 4 个月。

（2）阿普唑仑（佳静安定）：①第 1～2 周：0.4 mg 每晚临睡前半小时服用；②第 3～4 周：夜眠改善，减量至 0.2 mg qn；第 4 周末后，停用阿普唑仑。

（3）支持性心理治疗：①认识和克服恐惧感：广泛性焦虑症患者担心恐惧的事件会发生，但其实每个人都会有紧张担心的感觉。因此，克服恐惧的方法其实是承认自己有不适的感觉，而不是与之对抗；②改变认知：认知改变的重点是挑战患者非现实的、认知不良的思维模式，从而促进其更好的应对方式；③放松训练：鼓励患者参与某些放松的训练，如瑜伽、冥想、学习肌肉放松疗法等。

三、病例分析

1. 病史特点

（1）女性，30 岁首发，起病前有诱因。

（2）发病前有一定性格基础，表现为紧张胆小、遇事容易退缩、缺乏自信。

（3）病情特点为对生活的多个方面过度担心，担心的方式倾向于泛化生活中常见的普通事件，并有预期性焦虑。

（4）存在肌肉紧张和紧张性头痛，交感神经系统过度活跃的特点，如心悸等，以及过多警觉的表现，如注意力难以集中等。

（5）有失眠，主要表现为入睡困难。

（6）头颅 CT 等辅助检查未见明显器质性改变。

（7）风险评估：未见自杀观念、冲动伤人等风险。

2. 诊断与诊断依据

1）诊断

广泛性焦虑症。

2）诊断依据所用的诊断系统

目前符合"广泛性焦虑症"诊断标准：

（1）基本特征为泛化而且持续的焦虑，不局限于任何特定的外部环境。

（2）恐慌感，为将来的事件感到烦恼，忧心忡忡。

（3）运动性紧张：紧张性头痛、肌肉紧张、无法放松等。

（4）自主神经功能亢进：心悸等。

（5）总病程 6 月余。

（6）功能损害明显：生活、工作功能等均明显受损。

3. 鉴别诊断

（1）急性应激反应：患者起病有应激的因素，为工作上的变动，但这一应激源并不严重巨大，而且之后的主要表现为焦虑不安、恐慌感，伴有运动性紧张和自主神经功能亢进，起病前有容易紧张担心、焦虑的性格基础；缺乏急性应激状况下出现的"茫然"状态，以及抑郁、愤怒、绝望、退缩等。而且急性应激反应的症状基本在几天内消退，该患者的症状长达 6 个多月，故可排除。

（2）惊恐障碍：案例中患者有明显的焦虑表现，并不局限于任何特定的情境或某一类环境，同时有心悸等表现，但惊恐障碍的患者焦虑的严重程度更加明显，常伴有濒死感和窒息感，每次发作一般仅持续数分钟，并非常害怕再次的发作；但案例中的患者缺乏上述表现，以持续的、泛化的焦虑为主，故不予考虑。

四、处理方案与基本原则

1. 综合评估

首先需要评估患者的安全，是否有抑郁、自杀等表现，排除任何可能引起或加重焦虑的因素，如甲状腺功能亢进、尼古丁和咖啡因依赖、工作过度等，同时发现任何继发的并发症，如物质滥用等。

2. 药物治疗

焦虑症患者常常对药物持有怀疑，担心药物的不良反应或对药物产生依赖。因此，在药物治疗开始前，有必要和患者认真仔细地讨论药物的作用和不良反应。药物剂量宜从小剂量开始，逐渐增至有效剂量。此外，减药时也需要注意逐渐减量，不能突然中止用药。

3. 心理治疗

研究证实对于广泛性焦虑症患者，精神分析治疗和认知行为治疗有效，而且疗效可以维持长达 2 年。在心理治疗时需要注意治疗关系的建立，理想的治疗态度是避免过度保护患者，但又不抛弃要求过度的患者，给予患者稳定和安全的印象。

五、要点与讨论

（1）通常广泛性焦虑症患者起病前有一定的性格基础，生活中会被看做是忧心忡忡的人，遇事容易担心紧张，同时这一障碍在女性中更为多见，常与应激相关。

（2）患者至少在数周（通常为数月）中的大多数时间存在焦虑的原发症状，这些症状包括恐慌、运动性紧张、自主神经功能亢进等。

（3）患者主诉或者占优势的症状相当不一，通常有肌肉紧张、心悸、头晕、发抖等主诉，而且常称自己或家人即将有疾病或灾祸临头。

（4）药物治疗症状改善后，仍应继续巩固治疗 3～6 个月，停药需要缓慢。

（5）在药物治疗的基础上，最佳治疗为合并心理治疗，以面对患者不良的应对机制和方式，改善患者的认知，而在药物停用后，心理治疗的效果将巩固之前的疗效，预防复发。

六、思考题

（1）广泛性焦虑症患者的临床表现主要包括哪些症状？

（2）简述广泛性焦虑症的鉴别诊断，以及具体的处理方案和原则。

七、推荐阅读材料

［1］Andrews G，Hunt C，Jarry M.精神障碍的处理［M］.3 版.上海：上海科学技术出版社，2002：219－223.

［2］吴文源.心身医学基本技能［M］.上海：同济大学出版社，2009：110－146.

（戴云飞）

案例 *42*

惊恐障碍

一、病历资料

1. 现病史

患者,男性,36 岁,私营业主,已婚,因"发作性心悸、胸闷、濒死感 3 月"来院就诊。患者经营一家网络公司,平时工作较多,经常应酬。2012 年 10 月某日,独自一人驾车前往饭店途中,突感心跳加速,心脏就像要从喉咙口跳出来似的,伴有胸闷不适,感到呼吸困难,有手脚发麻、四肢无力、出汗、头晕、昏死过去的感觉。患者立即停车,躺在车内休息了约 10 min 后,症状逐渐缓解。之后患者自行驾车至医院就诊,ECG、胸片、血液学检查均未见异常,未予诊断。患者未予重视,继续如常的工作和生活,但 1 周后,在家中休息时,又无故突然出现心跳加速、窒息感,当时由家人打 120 急送居住地对面的医院,EKG检查示:窦性心动过速,心率 112 次/min。患者至医院后,症状逐渐减轻,整个发作过程约 15 min。发作过程,通常还伴有四肢无力。

此后的 3 个月患者又有一次类似的发作,在发作间期,患者对发作时的感觉心有余悸,常常担心自己会再次出现相似的症状,导致失眠、不敢单独出门,只能在家通过电话来处理公司业务,已经影响到患者的生活和工作。上述担心症状超过 1 个月,患者为求治疗,来我院门诊,门诊拟"惊恐障碍"收治住院。

本次起病以来,常有入眠困难,胃纳欠佳,体重无明显变化,大小便无异常,无消极言语。本次发病期间无发热、外伤等。

2. 既往史

否认重大躯体疾病史。

3. 个人史

无殊。病前性格开朗。

4. 家族史

否认两系三代以内精神障碍史。

5. 体格检查

躯体及神经系统未查及阳性体征。

6. 实验室和辅助检查

心电图、脑电图、胸片检查正常,血常规、生化常规等检查未见异常。

7. 精神检查

(1)意识:清晰,时间、地点、人物定向完整。

(2)仪态:整洁,衣着得体,无怪异姿态。

（3）面部表情：大部分时间显得紧张，警觉性高。

（4）接触交谈：合作，主动，对答切题，言语表达流畅、有序，语速无明显加快。

（5）情感：情感反应协调，情绪有些焦虑，对曾经发作时的感受表示恐惧，担心那种感觉再次来袭，未见明显情绪低落。

（6）感知觉：未及明显错觉和幻觉。

（7）思维：思维联想如常，未引出妄想。

（8）意志行为：无明显意志行为的增强或减弱，无消极言行。

（9）性症状：无变化。

（10）睡眠：入眠困难。

（11）食欲：稍有减退，体重无明显改变。

（12）智能：正常，智力水平与受教育背景相符。

（13）自知力：部分，认为自己的症状可能是心脏病所致，但心电图检查未见异常。因此，考虑是否是心理问题。

二、诊治经过

1. 初步诊断
惊恐障碍。

2. 治疗经过

（1）舍曲林：25 mg/d 起始，根据耐受性情况，2 周末增量至 100 mg/d，持续治疗至出院（12 周末）。

（2）阿普唑仑：①第 1 周：0.2 mg tid；②第 2 周：0.2 mg bid；③第 3 周：停用。

三、病例分析

1. 病史特点

（1）男性，36 岁首发。

（2）全病程特点为突然发作-自行缓解，缓解期存在预期性焦虑。

（3）表现为无明显诱因下反复出现的急性焦虑症状，如心慌、胸闷、呼吸困难、手脚发麻、濒死感，病程较短，可自行缓解。

（4）上述状况出现后患者继发害怕再次发作的焦虑持续时间≥1 个月。

（5）发作不可预测，发作时意识清晰，事后能回忆。

（6）风险评估：当前表现为焦虑症状群，不存在明确自杀观念等自杀相关症状，故评估低自杀风险。

（7）既往史及本次发作期间均无躯体疾病或脑器质性疾病存在的证据。

2. 诊断与诊断依据

1）诊断

惊恐障碍。

2）诊断依据

（1）发作出现在没有客观危险的环境。

（2）无明显原因突然发生的强烈惊恐、濒死感。

（3）发作时有明显的自主神经症状。

（4）发作时意识清晰，每次发作时间短暂。

（5）发作间期有预期性焦虑。

（6）功能损害显著：生活、工作能力功能均受损。

3. 鉴别诊断

（1）躯体疾病伴发类惊恐发作：一些躯体疾病如二尖瓣脱垂、甲状腺功能亢进、自发性低血糖、颞叶癫痫等，可以出现类似惊恐发作的临床表现，这些躯体疾病都有特定的躯体症状和体征。本患者既往无相关疾病史，临床检查也未见异常，若需进一步排除，可完善实验室检查加以鉴别。

（2）恐怖性焦虑障碍：某些恐怖性焦虑障碍患者，如广场恐怖患者，在面对开放的空间时会出现与惊恐障碍发作类似的症状，但恐怖性焦虑障碍患者有特定且明确的恐惧对象，并且伴随对特定对象的回避行为。本患者没有明显的恐惧对象，只是因为害怕焦虑再次发作而不愿出门，故不符合恐怖性焦虑障碍的诊断。

四、处理方案及基本原则

1. 护理和临床观察要点

因患者存在预期性焦虑，并可能出现再次惊恐发作的可能，故须加强安全护理和动态临床观察，及时处理急性焦虑发作。

2. 心理治疗

认知行为治疗对惊恐发作有效，有研究发现其疗效上与一线药物治疗相当。治疗主要的行为技术包括呼吸控制和放松训练。认知治疗包括认知重构，对患者的不适感进行良性的解释。

3. 药物治疗

（1）选择性 5-羟色胺再摄取抑滞剂在惊恐障碍的治疗中有很好的疗效，与三环抗抑郁剂（TCAs）相比，其安全性更高，耐受性更好，且服用方便，目前已成为了惊恐障碍治疗的一线用药，既可单独使用，也可在需要时与苯二氮䓬类联合。

（2）非苯二氮䓬类抗焦虑剂丁螺环酮和坦度螺酮也有抗焦虑作用，部分患者可以使用 β 肾上腺素能阻滞药物，例如普萘洛尔（心得安）。

五、要点与讨论

（1）人口学特征：惊恐障碍通常是年轻的成年人，多在 30 多岁的年龄段，本例为男性患者，但流调显示女性患者相对多见。

（2）纵向病史特点：突然发作-自行缓解，发作间期存在 1 个月以上的预期性焦虑。

（3）当前（横断面）临床相：存在焦虑症状，担心再次发作。

（4）治疗考量：目前患者存在焦虑症状，并有再次急性焦虑发作的可能，在对治疗方案中应考虑目前症状的治疗及长期疗效的维持问题。

六、思考题

（1）惊恐障碍与恐怖性焦虑障碍的鉴别要点有哪些？

（2）简述惊恐障碍急性发作的治疗。

七、推荐阅读材料

［1］江开达. 精神病学［M］. 2 版. 北京：人民卫生出版社，2011：142-159.

［2］Baillie A J，Rapee R M. Panic attacks as risk markers for mental disorders ［J］. Soc Psychiatry Psychiatr Epidemiol，2005，40(3)：240-244.

（朱　益）

案例 43

强迫症

一、病历资料

1. 现病史

患者，女性，28岁，职员，未婚，因"反复关门窗、反复检查9年余，加重半年"来院就诊。2005年（患者18岁）患者就读高三时感觉学习压力较大，渐渐出现反复担心晚上家中及宿舍的门窗没有关好，担心会有坏人进来伤害自己，故每天晚上都要反复检查多次。因此，花费了大量的时间，每天很晚才能睡觉。患者深感烦恼痛苦，但无法摆脱。有时患者自己反复检查完了以后还要询问家人门窗是否关好，如果家人不予回答或未做明确的肯定回答，则会反复询问，因而影响家人的生活。曾在当地医院心理科进行心理咨询，医生建议转移注意力，但自觉疗效甚微，故未再继续咨询。后患者坚持完成高考，但考试成绩不理想，进入大专学习。随着学习压力减轻，患者对关门窗的不放心渐渐减轻，但每晚仍要检查1~2次。期间能通过各门学科考试。2008年，患者临近毕业找工作期间，再次反复担心门窗是否关好，反复进行检查。且怕脏，怕给自己带来疾病，故反复洗手，每次洗手都洗3~4遍，心中会默默进行计数。为了怕麻烦，有时回避出门，失去了多次较好的面试机会。之后曾到当地精神卫生中心就诊，诊断为"强迫症"，服用氯丙咪嗪，渐渐加量至150 mg/d，服药1年后自觉不放心及怕脏情况有所减轻，但觉服药后口干、便秘、手抖，有时心慌，故2年后自行渐渐停药。之后一般情况尚可，虽仍有不放心及怕脏，但每次检查门窗及清洗一般都为1~2遍，自觉对自己的生活及工作影响较小。

2014年6月起患者谈恋爱，渐渐地反复检查门窗，怕脏，反复清洗的情况又变得严重，每次洗手都要反复洗5~6次，心中同时进行计数，有时会自己小声说出洗手的遍数，且每次不能只用清水洗，必须要用自己认为唯一具有消毒效果的舒肤佳肥皂，甚至洗澡也必须用该种肥皂，洗澡的时间也较平时更长。每3天就要用掉一块肥皂。双手都洗得皮肤变白、甚至龟裂。尤其出门回家时要将所有在外穿着的衣服（包括内衣）均要换掉，再洗澡，之后才可以碰家中的东西。清洗过程中如果有其他人经过自己或在自己旁边，就会觉得受到了干扰，因此整个清洗的动作要从头再来一遍。自己也知道其实不必这样，但觉得如果不清洗就浑身难受，连手脚都不知道放在哪里，自己想要克制，但无法做到。此种情况严重影响患者的生活工作，因此来本院就诊，门诊拟"强迫症"收治住院。

本次起病以来，多数时间睡眠可，胃纳可，体重无明显变化，大小便无异常，否认消极言行。本次发病期间无发热、外伤等。

2. 既往史

否认重大躯体疾病史。

3. 个人史

独女。父母平素管教甚严。病前性格仔细认真,追求完美。

4. 家族史

否认两系三代以内精神障碍史。

5. 体格检查

躯体及神经系统未查及阳性体征。

6. 实验室和辅助检查

头颅 CT、脑电图检查正常,智商测定正常,血常规、生化常规等检查未见异常。

7. 精神检查

(1) 意识:清晰,时间、地点、人物定向完整。

(2) 仪态:整洁,衣着得体,无怪异姿态。

(3) 面部表情:表情稍显不好意思,谈及自己的症状时显得较为烦恼。

(4) 接触交谈:合作,主动,对答切题,言语表达流畅、有序,语速无明显加快,但对自己的病情演变叙述较为详细,甚至对某些细节也要说得非常清楚。

(5) 情感:情感反应协调,情绪焦虑,感到自己的生活工作为疾病所影响,深觉困扰。

(6) 感知觉:未引出明显错觉、幻觉及感知综合障碍。

(7) 思维:思维连贯,未引出思维形式障碍及思维内容障碍,存在强迫性怀疑,强迫性检查、强迫性清洗、强迫性计数。

(8) 意志行为:行为适切,未见明显精神运动性兴奋或抑制。病理性意志增强,觉得必须要检查门窗及清洗。

(9) 智能:正常,智力水平与受教育背景相符。

(10) 自知力:存在,自觉必须进行检查及清洗是自己出了心理问题。

二、诊治经过

1. 初步诊断

强迫症。

2. 治疗经过

(1) 药物治疗:①舍曲林口服第 1~2 周:50 mg/d 起始,根据患者的耐受情况,第 2 周增量至 100 mg/d;②第 3~6 周:根据疗效和耐受性,第 3 周增至 125 mg/d,第 4 周增至 150 mg/d,第 5 周增至 175 mg/d,第 6 周增至 200 mg/d;③第 6 周至出院:维持 200 mg/d 剂量持续治疗至出院(10 周末)。

(2) 心理治疗:①暴露反应预防治疗:针对患者的强迫性行为,评估患者暴露于不同的强迫症状所致的焦虑等级,制定相应的逐步暴露练习进度,并鼓励患者在治疗外时间进行实践。每周 2 次,每次 50 min,持续 10 周;②认知行为治疗:帮助患者认识与症状形成相关的负性自动想法,识别核心信念,并进行认知重建。每周 1 次,每次 50 min,持续 10 周;③团体心理治疗:从心理动力学角度理解患者,并以支持性技术进行团体干预,使患者进一步理解自己的疾病与自己的人格特点。每周 2 次,每次 90 min,持续 10 周。

三、病例分析

1. 病史特点

(1) 女性,18 岁首发。总病程 9 年余。病前性格仔细认真,追求完美。

(2) 全病程特点为生活事件下逐步起病,慢性病程,症状呈波动性,好转期功能状况保持尚可。

（3）在学习压力下逐步起病，表现为强迫性怀疑、强迫性检查，有时还表现为强迫性询问，压力解除后症状有所改善。再次遇到生活事件时强迫症状加重，表现为强迫性怀疑、强迫性检查、强迫性洗涤、强迫性计数，经药物治疗后好转。

（4）本次发作病程半年余，表现为强迫性怀疑、强迫性检查、强迫性洗涤、强迫性计数。

（5）风险评估：患者无明显冲动、消极言行，对疾病存在自知力，无明显风险。

（6）既往史及本次发作期间均无躯体疾病或脑器质性疾病存在的证据。

2. 诊断与诊断依据

1）诊断

强迫症。

2）诊断依据

目前符合"强迫症"的诊断标准：

（1）存在强迫性怀疑、强迫性检查、强迫性洗涤、强迫性计数。

（2）患者自己的思维或冲动；患者虽试图对这些想法或动作进行抵制，但无法做到；这些动作是令患者不愉快的；这些想法和动作一再出现。

（3）本次病程6个月余，总病程9年余。

（4）功能损害显著：生活、工作功能显著受损，导致入院。

（5）既往2次生活事件下明显强迫症状加重。

3. 鉴别诊断

（1）恐惧症：患者数次症状加重均表现为怕门窗没有关好、怕脏，且有回避行为，但患者恐惧的并非某一具体对象或某个场景，其症状具有反复出现、患者试图抵制的特点，故不支持本诊断。

（2）应激相关精神障碍：患者均在出现生活事件后起病及多次加重，但患者的症状内容与生活事件并无明显相关性，且主要表现为强迫症状群，故不符合本病。

四、处理方案及基本原则

1. 护理和临床观察要点

患者存在明显强迫症状，并为此痛苦，需观察患者治疗过程中的症状变化情况。患者目前虽无消极言行，但仍需关注其情绪变化情况。患者在病室内仍然持续存在强迫性清洗，占用卫生设施时间较长。因此，会影响同病房其他患者的住院生活，需关注其与其他患者之间的相处情况。

2. 药物治疗

对于强迫症宜首选选择性5-羟色胺再摄取抑制剂进行治疗。且患者之前曾经使用氯丙咪嗪进行治疗，但患者对该药的耐受性欠佳，故影响依从性。考虑到药物疗效及患者的耐受性，本次治疗选用舍曲林，逐步将剂量滴定至有效治疗剂量。

3. 心理治疗

针对强迫症的心理治疗，以认知及行为治疗为主。在住院条件下选用暴露反应预防、认知行为治疗及以心理动力学为基础的团体心理治疗。

五、要点与讨论

（1）人口学特征：首发年龄为18岁，首次治疗距发病达3年余。

（2）纵向病史特点：为慢性病程，生活事件下逐步起病或症状加重，症状呈波动性特点，好转期功能保持尚可。

（3）性格特征：病前性格仔细认真、追求完美。此性格特征为强迫性人格的明显特点。患者有此性格特征，可能预示着其预后不甚理想。

（4）当前（横断面）临床相：主要为强迫临床相，表现为强迫性怀疑、强迫性检查、强迫性清洗及强迫性计数。

（5）治疗考量：既往治疗情况［如对氯丙帕明（氯丙咪嗪）耐受性及依从性欠佳］、纵向病程特点（病程长、多次于生活事件后明显加重）、人格特点（仔细认真、追求完美）等对治疗方案的选取具有重要指引价值。

六、思考题

（1）如何理解强迫症症状的心理学意义？

（2）强迫症的药物治疗中，如何选择疗效、依从性最好的药物？

（3）如何评价动力性心理治疗为基础的团体心理治疗在强迫症治疗中的作用？

七、推荐阅读材料

［1］江开达.精神病学［M］.北京：人民卫生出版社，2005：150－153.

［2］Gabbard. Psychodynamic psychiatry in clinical practice［M］. 3th ed. American psychiatric press，Inc. 1990：212－216.

［3］Ponniah K，Magiati I，Hollon D S. An update on the efficacy of psychological treatments for obsessive-compulsive disorder in adults［J］. Journal of Obsessive-Compulsive and Related Disorders，2013，2(2)：207－218.

（蒋文晖）

案例 44
躯体化障碍

一、病历资料

1. 现病史

患者，女性，60岁，已婚，退休，因"反酸、恶心、胀气，胸闷、气促，全身皮肤刺痛及游走性疼痛伴失眠2年余，加重2周"来院就诊。2012年起，无明显诱因下，患者渐出现反酸、恶心、胀气等不适，有时感觉胸闷，呼吸困难，曾于综合性医院消化内科、呼吸科、心内科等就诊，胃镜检查发现轻度浅表性胃炎，胸部摄片、心电图等检查均未发现明显异常，故消化科医生拟诊断为"轻度浅表性胃炎"，并给与进一步相关检查及治疗。患者长期于消化内科随访，但以上症状未见明显改善。患者于多家三级医院就诊，行多种检查均未发现明显异常。2013年中旬，患者渐出现全身皮肤刺痛感，阴部为甚，有时不能端坐，浑身出现游走性疼痛，感觉体内有一股气四处游窜、胀痛，以至于夜不能寐。于是在家人陪同下，患者于皮肤科、神经科、妇科等相关科室就诊，行多种检查均未发现明显异常。心理科会诊后，建议其于我院就诊。近2周来，患者称无明显诱因下，自感反酸、恶心、胸闷及皮肤刺痛等感觉加重，且睡眠困难，否认有什么人或事让自己不开心，与家人关系和睦，由于躯体不适不能从事家务劳动，仍能规律参加老年健身活动。家人担心其状况，故主动带其到我院就诊。

近两年来，患者食欲差，体重减轻5 kg左右，大小便无异常，睡眠困难，主要表现为入睡困难，且易醒，否认冲动、消极言行。

2. 既往史
否认重大躯体疾病史。

3. 个人史
无殊。病前性格开朗。

4. 家族史
否认两系三代以内精神障碍史。

5. 体格检查
躯体及神经系统未查及阳性体征。

6. 实验室和辅助检查
头颅CT、脑电图检查正常，智商测定正常，血常规、生化常规等检查未见明显异常。

7. 精神检查
（1）意识：清晰，时间、地点、人物定向完整。
（2）仪态：整洁，衣着得体，无怪异姿态。

（3）面部表情：双眉紧蹙，愁苦面容。

（4）接触交谈：合作，主动，对答切题，言语表达流畅、有序，语速无明显加快，主要诉及躯体症状的痛苦体验及担忧。

（5）情感：情感反应协调，情绪显低落，称躯体不适及反复就诊严重影响生活质量，伴显著焦虑体验，对躯体疾病颇为担忧，不想到躯体疾病时情绪尚可，对于我院就诊颇感怀疑，称自己是躯体毛病而不是精神问题。

（6）感知觉：患者存在感觉过敏，痛触觉感受性增强；存在内感性不适，游走性疼痛感及气四处乱串的感觉。未引出幻觉、错觉及感知综合障碍。

（7）思维：对躯体疾病存在先占观念，医学检查及医生的解释均无法打消其身体存在疾病的疑虑。思维连贯，未及思维联想障碍、思维属性障碍及思维逻辑障碍。

（8）意志行为：未及冲动、消极言行。

（9）性症状：性欲减退。

（10）睡眠：睡眠困难，入睡困难且早醒。

（11）食欲：减退，体重下降。

（12）智能：正常，智力水平与受教育背景相符。

（13）自知力：存在，有求治意愿。

二、诊治经过

1. 初步诊断

躯体化障碍。

2. 治疗经过

（1）药物治疗：① 第 1 周：度洛西汀 30 mg qd、劳拉西泮（罗拉）0.5 mg qn；②第 2、3 周：度洛西汀 30 mg bid、喹硫平 50 mg qn；第 4、5 周：度洛西汀 30 mg bid、喹硫平 100 mg qn；③第 6、7 周：度洛西汀 30 mg bid、喹硫平 100 mg qn、米氮平 15 mg qn；第 8～11 周：度洛西汀 30 mg bid、喹硫平 100 mg qn、米氮平 15 mg qn；第 12 周：度洛西汀 30 mg bid、喹硫平 100 mg qn、米氮平 15 mg qn；④门诊随访中。

（2）心理治疗：①支持性心理治疗：建立良好的医患关系，建立信任感，理解和接纳患者的众多躯体症状及漫长而无效果的就诊经历，耐心倾听，对患者进行心理学教育，并予以一些建议和指导。每周 1 次，每次 50 min，持续 12 周；②认知治疗：帮助患者识别其负性自动想法及常见的认知错误。每周 1 次，每次 50 min，持续 12 周。

三、病例分析

1. 病史特点

（1）患者，女，60 岁。

（2）主要表现为反复反酸、恶心、胀气，胸闷、气促，全身皮肤刺痛及游走性疼痛伴失眠 2 年余，加重 2 周。

（3）既往史及个人史无特殊。

（4）精神检查发现存在感觉过敏及内感性不适。

（5）辅助检查未发现明显异常。

（6）风险评估：目前存在明显焦虑抑郁表现，未及冲动、消极言行。

2. 诊断与诊断依据

1) 诊断

躯体化障碍。

2) 诊断依据

目前符合"躯体化障碍"诊断标准：

（1）以多种多样、反复出现、经常变化的躯体症状为主，表现为以下 3 组症状：①胃肠道症状：如反酸、恶心、胀气；②呼吸系统和循环系统症状：胸闷、气促；③皮肤症状或疼痛症状：周身刺痛、游走性疼痛。

（2）体格检查和实验室检查未发现躯体障碍的证据，能对症状的严重性、变异性、持续性或继发的社会功能损害做出合理解释。

（3）对上述症状的优势观念使患者痛苦，不断求医，或要求进行各种检查，但检查结果阴性和医生的合理解释，均不能打消其疑虑。

（4）本次病程 2 年余。

（5）功能损害显著：社会、人际及家庭功能受损。

（6）可排除脑器质性精神障碍、物质滥用所致精神障碍、精神分裂症等。

3. 鉴别诊断

（1）躯体疾病：某些躯体疾病早期不一定能找到客观的医学证据，且患者为老年女性，需慎重排除躯体疾病。本案例病程 2 年余，反复检查未发现明显器质性疾病，且症状具有多样性、多变性，目前不能以某种躯体疾病来解释，故目前暂不考虑躯体疾病的可能性。

（2）疑病症：躯体化障碍患者关注重点是症状本身及症状的现实影响。而疑病症患者的注意力更多地指向潜在进行性严重疾病过程及致残后果。疑病症患者常要求反复检查以确定潜在疾病的性质，而躯体化障碍患者要求治疗以改善痛苦的症状。疑病症患者的躯体疾病信念荒诞而脱离实际，如"一个器官或身体的一分正在腐烂"。该患者与其不符，故可排除之。

（3）抑郁症和焦虑症：躯体化障碍患者往往出现不同程度的焦虑、抑郁情绪，但程度较轻。本案例中患者由于躯体不适及反复就诊，从而产生焦虑、抑郁情绪，但患者否认多数时间中情绪显著低落，故尚不符合抑郁症诊断标准；且患者主要表现为对躯体不适的担忧，而广泛性焦虑障碍主要表现为对无明确对象或固定内容的紧张不安，故也与焦虑症不同。

四、处理方案及基本原则

1. 药物治疗

由于躯体化障碍患者常常会有焦虑和抑郁症状，可以使用抗抑郁剂治疗，以改善不良情绪，早期控制症状。治疗前必须讲明药物的不良反应，以解除患者的担心。药物剂量要个体化，要充分了解患者用药后感受，宜请患者参与决策。药物治疗只是针对症状，不少患者症状缓解后急于减药或停药。因此，医生要反复强调本病的治疗要有巩固和减药的过程，其时间长短取决于病程、个性及环境多方面因素。症状一旦缓解，要加强心理、家庭、社会综合康复措施。

2. 心理治疗

（1）支持性心理治疗：建立良好的医患关系是治疗成败的关键。本病患者往往诉及众多躯体症状及漫长而无效的就诊经历，情绪紧张而焦虑。因此，医生要特别耐心倾听，对患者表示关心、理解和同情，让患者对医生产生信任，对治疗抱有信心。

（2）认知治疗：让患者认识到虽然病痛是他们的真实感受，但并不存在器质性病变，对健康、生命不会带来威胁。纠正患者的错误认知,重建正确的疾病概念和对待疾病的态度,学会与症状共存。

五、要点与讨论

（1）人口学特征:患者老年女性,初中文化程度,具备一定疾病性格基础。

（2）纵向病史特点:病程 2 年余,以躯体不适为主,症状表现具有多样性、多变性,反复医学检查均未发现明显器质性病变,医生解释无法打消患者疾病疑虑。患者关注于其躯体症状,缺乏情绪感受及理解的能力。

（3）治疗考量:患者存在明显焦虑、抑郁表现,故可先采用抗抑郁剂改善焦虑、抑郁情绪,从而增强患者对医生的信任及战胜疾病的信心,症状缓解后,加强心理、家庭、社会综合康复措施,帮助患者改善错误认知,改善患者家庭及社会适应。

六、思考题

（1）躯体化障碍的诊断及鉴别诊断是什么?

（2）如何评价药物治疗及心理治疗对躯体化障碍治疗的作用?

七、推荐阅读材料

沈渔邨.精神病学[M].4 版.北京:人民卫生出版社,2003:475 - 477.

（王兰兰）

案例 45
特定恐怖症

一、病历资料

1. 现病史

患者,女性,23岁,未婚,公司职员,因"害怕蜘蛛并回避加重一年,总病程13年"来院就诊。2002年患者读小学四年级时转学至新学校,新学校的蜘蛛较多。患者之后渐渐发现自己很害怕蜘蛛,总会小心翼翼地避开有蜘蛛的地方或环境,即使知道蜘蛛不会伤害自己,比如在昆虫馆。2014年初患者和父母搬到靠近河边的小区居住,那里有很多蜘蛛,她几乎每天都会看到,对此的害怕就变得更强烈了。家人发现了她的强烈恐惧并很重视这个问题,他们总是尽量不让她看到蜘蛛。患者为了保护自己,在家的时候总是关着窗户,夏天从来不穿短裙,睡觉时再热也要穿长袖衣服盖被子,甚至捂出痱子,为此感到痛苦。患者及家属今来门诊咨询,希望通过治疗改善对蜘蛛的强烈恐惧。

本次起病以来,患者神清,胃纳可,睡眠可,大小便无异常,体重无明显变化,否认自伤、外跑和冲动言行。

2. 既往史

否认重大躯体疾病史。

3. 个人史

无殊。否认烟、酒等不良嗜好,否认吸毒史。病前性格内向少语,适应新环境困难。

4. 家族史

否认两系三代以内精神障碍史。

5. 体格检查

躯体及神经系统未查及阳性体征。

6. 实验室和辅助检查

头颅CT、脑电图检查正常,智商测定正常,血常规、生化常规、甲状腺功能、心电图等检查未见异常。

7. 精神检查

(1) 意识:清晰,时间、地点、人物定向完整。

(2) 仪态:整洁,衣着得体,无怪异姿态。

(3) 面部表情:大部分时间显得表情自然,谈到蜘蛛时表情显略紧张。

(4) 接触交谈:合作,主动,对答切题,言语表达流畅、有序,语速、语量和语音无明显异常。

(5) 情感:在诊室内情感反应协调,总体显平稳。承认看到蜘蛛时会感到过度的害怕、紧张,为此感到痛苦,平时不遇到蜘蛛,情感反应平稳。

（6）感知觉：未引出错觉、幻觉及感知综合障碍。

（7）思维：思维连贯，未引出妄想、思维逻辑障碍、思维属性障碍，承认对于蜘蛛的害怕是过度的，也认为在目前的生活环境下蜘蛛伤害不到自己，但还是担心万一碰到蜘蛛会被咬。

（8）意志行为：在诊室内未见明显异常言行，承认对蜘蛛会有过度的回避行为，比如关窗、夏天穿长袖盖被子、以减少看到的机会等，未引出消极和冲动言行。

（9）性症状：性欲无明显异常。

（10）睡眠：睡眠无明显异常。

（11）食欲：无明显异常。

（12）智能：正常，智力水平与受教育背景相符。

（13）自知力：存在，承认对蜘蛛的害怕和回避行为是过度的。

二、诊治经过

1. 初步诊断

特定的恐怖。

2. 治疗经过

以充分教育和认知行为治疗为主，包括暴露疗法、认知治疗、放松训练。

三、病例分析

1. 病史特点

（1）女性，10 岁首发，总病程 13 年，加重一年。

（2）社会心理因素：最早发病有转学的经历，新学校的蜘蛛较多，近一年加重前搬家，附近有很多蜘蛛，病前性格内向少语，适应新环境困难。

（3）强烈地害怕蜘蛛，会有过度的回避行为。比如，关窗、夏天穿长袖盖被子，以减少看到的机会等。

（4）严重程度：为过度地害怕蜘蛛及回避行为而感到痛苦。

（5）风险评估：无消极、冲动和外跑风险。

（6）既往史及发病期间均无躯体疾病或脑器质性疾病存在的证据（包括此次体格检查和辅助检查）。

2. 诊断与诊断依据

1）诊断

特定的恐怖。

2）诊断依据

目前符合《ICD－10 F40.2》"特定的恐怖"诊断标准：

（1）害怕、紧张是焦虑的原发表现，而不是继发于其他症状。

（2）焦虑局限于面对特定的恐怖物体蜘蛛。

（3）尽一切可能对恐怖情境加以回避，如关窗、夏天穿长袖盖被子、减少看到的机会。

3. 鉴别诊断

（1）普通人的恐惧情绪：有些普通人对于蜘蛛也会有害怕的情绪体验，需要结合处境是否具有危险性、症状的严重性及有无回避行为相鉴别。患者即使在安全的环境，面对蜘蛛时，仍有强烈地害怕蜘蛛，会有过度的回避行为，并感到痛苦，故考虑达到特定的恐怖诊断标准。

（2）强迫症：可有强迫性担心和强迫行为，患者虽然有担心万一碰到蜘蛛会被咬，但不是反复持续存在，和面对蜘蛛这一特定的恐怖物体有关，故不支持本诊断。

（3）惊恐障碍：患者发病以来虽有害怕和紧张的情绪，但没有突然惊恐发作的体验，而且只在面对特定的恐怖物体蜘蛛时才出现，不是自发的、不可预测的，故不支持本诊断。

（4）器质性疾病所致精神障碍：有些躯体疾病也会产生类似焦虑或惊恐发作的症状，如心脏病、甲状腺功能亢进、嗜铬细胞瘤、低血糖及颞叶癫痫等，既往史及发病期间均无躯体疾病或脑器质性疾病存在的证据（包括此次体格检查和辅助检查），故不支持本诊断。

四、处理方案及基本原则

1. 充分的教育

关于疾病、治疗方法、疗效、不同治疗选择的耐受性、恶化的因素、复燃迹象、自助材料的信息等的教育对患者都是有帮助的。

2. 心理治疗

以心理治疗为首选，特别是认知行为治疗。暴露疗法技术对特定的恐怖有相当好的治疗效果。

3. 药物治疗

由于特定的恐怖暴露疗法疗效较好和药物治疗研究较少，药物治疗在特定的恐怖治疗中的作用较少。在大多数特定的恐怖治疗中药物治疗不作为推荐的治疗方法。

五、要点与讨论

（1）人口学特征：10岁起病，女性，对特定的恐怖症的诊断与鉴别诊断有指引价值。

（2）病程特点：持续性病程，总病程13年，面对特定的恐怖物体蜘蛛时有害怕、紧张，最近一年加重。

（3）症状特征：强烈地害怕蜘蛛，会有过度的回避行为，比如关窗、夏天穿长袖盖被子，以减少看到的机会等。

（4）相关的社会心理因素：最早发病有转学的经历，新学校的蜘蛛较多，近一年加重是因搬家所致，新家附近有很多蜘蛛，病前性格内向少语，适应新环境困难。认知行为治疗可以识别可能的负性自动思维，结合暴露疗法，对不合理认知进行调整。

（5）既往史及发病期间：均无躯体疾病或脑器质性疾病存在的证据（包括此次体格检查和辅助检查），有助于特定的恐怖的诊断与鉴别诊断。

（6）治疗考量：治疗方案以心理治疗为首选，其中病程特点、症状特征和相关的社会心理因素对具体的心理治疗方法和技术的选取具有重要指引价值。

六、思考题

（1）特定恐怖症的主要临床表现及诊断标准是什么？

（2）特定恐怖症需与哪些疾病相鉴别？

（3）特定恐怖症的治疗原则及主要的心理治疗方法是什么？

七、推荐阅读材料

[1] 江开达.精神病学[M].2版.北京：人民卫生出版社，2011.

［2］ Katzman M A，Bleau P，Blier P，et al. Canadian clinical practice guidelines for the management of anxiety，posttraumatic stress and obsessive-compulsive disorders ［J］. BMC Psychiatry，2014,14(Suppl)：S1.

［3］ Bandelow B，Sher L，Bunevicius R，et al. Guidelines for the pharmacological treatment of anxiety disorders，obsessive-compulsive disorder and posttraumatic stress disorder in primary care ［J］. International Journal of Psychiatry in Clincial Practice，2012,16：77 - 84.

（范　青）

案例 46

疑病症

一、病历资料

1. 现病史

患者,男性,45岁,高中文化,生意人。已婚,育有一女,因"害怕、认为自己罹患艾滋病近4年"来院就诊。患者称因为做生意陪客户的需要,有冶游史十几年。尽管对其妻偶也感内疚,但认为在其所认识的男人里面,没有人是不这么做的。在4年前的一次无防护的冶游史后,突然感觉自己下身不适,曾到男性科检查说是龟头发炎;经治疗后好转。之后又出现牙龈浮肿、感冒,曾有一次发皮疹,口服氯苯那敏(扑尔敏)及涂外用药后皮疹消除。来访者认为自己阴茎有问题,免疫力下降了,开始担心自己是得了艾滋病。到男性科、性病科等反复进行艾滋病病毒的各项检测,因为不放心,甚至跑到北京,以求得在不同地方权威机构的检查结果。尽管结果均为阴性,专科医生均告知他没有罹患艾滋病,来访者在状态好的时候害怕和顾虑有好转,但是阴影始终存在,而且觉得越压越重。他担心万一他是假阴性,认为艾滋病的发病潜伏期最高可以达10年,现在没有表现出来有可能只是疾病还在"窗口期",因此焦虑不安,情绪低落,甚至无法进行正常的工作,也觉得生活没有意思。在男性科、性病科反复就诊未果,专科医生推荐他前来看心理门诊。一开始他很抗拒,认为自己怎么会得心理毛病。但因为在这些专科反复就诊也没有结果,而且心理痛苦加剧,2年前开始在心理咨询门诊就诊,诊断疑病症,先后予以帕罗西汀、文拉法辛治疗。来访者觉得药物对改善其担忧、情绪低落有一定帮助,但还是开朗不起来,恐艾滋病阴影挥之不去。在对疾病的担忧下,来访者和其妻讲了自己找过妓女,现在担心被传染了艾滋病,要求其妻去接受检查。其妻的检查结果同样为阴性,但还是让来访者不放心。有时在家坐立不安、唉声叹气,无心做生意。自觉这样很痛苦,也给家人带来很大影响,在心理门诊医生的建议下,自愿住进心身科开放病房住院治疗。

2. 既往史

否认重大躯体疾病史。

3. 个人史

第一胎第一产,有一弟弟和一妹妹。幼时因父母工作忙碌,由奶奶和外婆轮流带大。小学4年级回父母身边生活。自小学习成绩一般,高中没毕业即参加工作,当过工厂工人、摆过地摊等,现在做建材生意,有一段时间生意做得很好,家中经济状况不错,这两年因病生意下滑。和妻子自由恋爱结婚,婚后感情尚可。生病后情绪状况总体一直欠佳,性欲减退,加上向妻子承认冶游史,两人感情变淡。两人育有一女21岁,已上大学,患者和女儿关系好。患者病前性格开朗,最近2年开始变得有点内向、消沉。

4. 家族史

否认两系三代精神疾病史。

5. 体格检查

入院时测得体温：T 36.5℃，HR 78 次/min，R 18 次/min，BP 130 mmHg/80 mmHg。未发现神经系统阳性体征。

6. 实验室和辅助检查

在外院多次检测 HIV1/2 抗体阴性，艾滋病抗体- p24 抗原：阴性。入院时在我院测得 HIV 抗体阴性。头颅 CT、脑电图检查正常，血常规、生化常规等检查未见异常。

7. 精神检查

（1）意识：清晰，时间、地点、人物定向完整。

（2）仪态：衣着得体、整洁，无怪异姿态。

（3）面部表情：大部分时间表情显得愁苦，不理解自己怎么会得这种病，担心以后会否一直这样，是否能好起来，什么时候能好起来。

（4）接触交谈：合作，主动，对答切题，言语表达流畅、有序，语速无明显加快。交谈的主题都围绕在"艾滋病"上，交谈中反复问医生是否自己的害怕是多余的，是自己吓自己。

（5）情感：情感反应与内心体验协调。情绪低落，感到生活中兴趣、愉快感下降，精力不如从前，对未来悲观，觉得这样生活没有意思；伴有焦虑体验，担忧、焦躁、坐立不安，记忆力、注意力受影响。

（6）感知觉：正常。否认各种幻觉体验。

（7）思维：未发现明显思维奔逸或思维迟缓。思维内容因集中关注在"艾滋病"上，显得思维内容范围有些狭窄，其疑病未达妄想程度，否认被害等其他妄想。

（8）意志行为：未发现明显意志增强或减退，现在最大的愿望就是把病治好。未发现怪异行为。

（9）性症状：性欲下降，性功能也有所下降。

（10）睡眠：基本正常，偶尔想得多时会难以入睡。

（11）食欲：有所减退，4 年内体重下降约近 4 kg。

（12）智能：正常，智力水平与受教育背景及阅历相符。

（13）自知力：存在。接受自己对艾滋病的担心、害怕及认为自己得了艾滋病，是一种心理疾病。

二、诊治经过

1. 初步诊断

疑病症伴发焦虑抑郁。

2. 诊治经过

1）既往门诊诊治经过

患者在 2 年前开始在心理咨询门诊就诊，一开始诊断为"疑病症"，以乐友 20 mg/d 治疗，一个月后改为 30 mg/d，第 3 个月开始剂量调整为 40 mg/d，患者坚持了半年，对治疗效果不够满意，并因此自行停药 3 个月。此后出现的继发性焦虑抑郁让其深感痛苦，故停药 3 个月后又来门诊治疗，换用了文拉法辛（怡诺思），以 75 mg/d 为起始剂量，1 周后改为 150 mg/d，第 2 个月起改为 225 mg/d，以此剂量服用 4 个月后又因对疗效不够满意而自行停药。

2）在病房的治疗经过

患者反应无论是帕罗西汀（乐友）还是文拉法辛（怡诺思），的确是对他的抑郁焦虑症状有缓解作用，但无法消除他心里对艾滋病的恐慌。入院后，患者表示愿意配合医生进行规律治疗。

3）药物治疗

（1）予艾司西酞普兰 10 mg/d 作为起始剂量抗焦虑抗抑郁及一定程度的抗疑病症治疗，1 周后改为 15 mg/d。患者身高 1.78 m，体重近 80 kg，既往门诊使用的药物剂量都比较高，2 周后改艾司西酞普兰为 20 mg/d。

（2）患者入院后因不习惯病房内与多人同睡一个房间的环境，前两个晚上失眠，在征得其同意后，第 3 个晚上起予以唑吡坦（思诺思）10 mg qn 助眠，1 周后改为 5 mg qn，两周后停服唑吡坦片，能自然入睡。

4）心理治疗

（1）个体治疗：患者在 3 个月的住院期间，有一个心理治疗师给予其每周 1 次的心理治疗，治疗以支持性为主，患者主要谈对艾滋病的担忧、恐慌，以及由此"把自己的生活搅得乱七八糟"；偶尔谈到与妻子目前的关系冷淡，妻子对自己的痛苦并不怎么关心，但认为妻子在经济上依靠自己，加上女儿的关系，不会与自己离婚；父母与其居住在不同的城市，现在来往挺少，原来关系也不算亲近。患者表示还是挺喜欢有人跟自己这样聊天的。他原来在生活中是"大哥"，是"豪爽、照顾人"的，每想到现在如此"落魄"颇感生落。

（2）团体治疗：患者在入院后参加病房内每周 2 次的团体治疗，每次 90 min。在一次团体治疗中，有一个抑郁症患者谈到她生病住院与一年多前老公得癌症过世，最近妈妈又查出罹患癌症，自己承受不了。在这次团体治疗中，他谈到了 5 年前其母脑卒中（中风），医院下了病危通知书，但是当时他并没有什么大的情绪反应，后来偶尔想起有点害怕，不过未曾深想。在个体治疗中他没有和个体治疗师提及此事。

三、病例分析

1. 病史特点
（1）患者，男性，45 岁，有冶游史十几年。
（2）担心、害怕、认为自己罹患艾滋病 4 年，虽然各种艾滋病血清学检查均为阴性，无法消除来访者的顾虑。
（3）担忧、焦躁、坐立不安，记忆力、注意力受影响。
（4）情绪低落、兴趣缺乏、精力减退，愉快感下降、对未来感到悲观，存在消极念头。
（5）疾病呈慢性波动性特点，有逐渐恶化趋势。
2. 诊断与诊断依据
1）诊断
疑病症伴发焦虑抑郁。
2）诊断依据
根据《ICD-10 精神与行为障碍分类》确认为疑病症：
（1）长期担心、害怕或认为自己得了艾滋病这个不治之症，反复的检查不能找到充分的躯体解释。
（2）生病前 2 年拒绝接受、后 2 年难以完全相信多位不同医生关于其身体不适并不意味着罹患艾滋病的保证。
3）确诊其伴发焦虑抑郁的依据
（1）患者存在明显的紧张、担忧、焦躁、坐立不安、记忆力注意力受影响的症状，继发于疑病症之后。
（2）患者存在明显的抑郁发作的表现：情绪低落、精力缺乏、兴趣愉快感下降、悲观消极念头，其抑郁症状也是继发于疑病症之后。
3. 鉴别诊断
（1）焦虑症：患者存在明显的紧张、担忧、焦躁、坐立不安、记忆力注意力受影响的症状，但这些症状是继发于疑病症之后,故不做此诊断。

(2) 抑郁症:患者存在明显的抑郁发作的表现:情绪低落、精力缺乏、兴趣愉快感下降、悲观消极念头,其抑郁症状是继发于疑病症之后,故不做抑郁症的诊断。

(3) 躯体化障碍:疑病症和躯体化障碍同为躯体形式障碍中的分类。躯体化障碍表现为不同部位的各种躯体不适主诉,一般不是严重甚至致死性的疾病;而疑病症则症状比较固定,所害怕的疾病比较严重甚至具有致死性,该患者符合疑病症的诊断。

(4) 强迫症:患者反复疑虑自己是否得了艾滋病,具有一定的强迫色彩,但是他并不认为其疑虑是没有必要的,而在疾病的一段时间里觉得自己就是得了艾滋病,而且反复检查的阴性结果也无法让其信服,故不做强迫症的诊断。

四、处理方案及基本原则

1. 药物治疗

使用 SSRI 或 SNRI 类药物来改善来访者的焦虑、抑郁症状,在一定程度上缓解其疑病心理;在其失眠时应用唑吡坦片(思诺思)等非成瘾类安眠药改善睡眠。

2. 心理治疗

来访者的疑病症无法用现实、客观的检查依据来消除,这并非是原发于其思维内容出现障碍,而是源于其情绪上对疾病和死亡的恐惧,作为防御而使其思维内容固着在疑病的内容上。而且疑病症本身与患者原来"貌似良好",但实际往往功能化的人际关系、特别是亲密关系有关,无论是目前现实的人际关系还是患者既往的人际关系在其心里的投影。心理治疗一开始常常是支持性的,对疑病所带来的抑郁和焦虑也有缓解作用;但往往需要在与患者建立良好、坚实的治疗关系后,对这些问题进行探索与呈现,才会带来持久的疗效。这需要在患者住院心理治疗后在门诊继续跟进治疗。

五、要点与讨论

(1) 患者固着在严重的、甚至可以致死性的躯体疾病上,反复检查的阴性结果和医生的解释、保证无法消除其恐慌和顾虑。

(2) 尊重患者的主诉,在未建立良好的治疗关系前,不要直接说他的担忧或疾病先占观念子虚乌有,否则会影响患者治疗的依从性,容易治疗脱落。

(3) 单纯的药物治疗无法根治一些顽固性的疑病症,必须合并心理治疗;但 SSRI 或 SNRI 等抗焦虑抑郁药在改善疑病症伴发的焦虑抑郁上效果明确。

(4) 患者通过疑病及求医行为来掩盖其原始的对疾病和死亡的恐慌,以及回避现实的人际关系问题,心理治疗如果能深入到对这些问题的探索和呈现,对疗效的巩固和患者的心理成长、人际关系问题会有很大的帮助。

(5) 对疑病症患者的心理治疗一开始常常很"无趣",因为患者相当一段时间内主要都关注在躯体疾病上,治疗师要经受住"考验"。

六、思考题

(1) 疑病症伴发焦虑抑郁的临床表现和治疗措施与单纯的焦虑症或抑郁症的临床表现和治疗措施有什么异同?

（2）作为躯体形式障碍中的一个类别，疑病症有什么自身的特点？又有什么特点使其归类于躯体形式障碍这个类别之下？

（3）患者有十几年的冶游史，既往也有未做安全防护的冶游经历，为何会在4年前开始恐慌、固着于自己得了"艾滋病"？这个时间点与他在现实生活中的生活任务、生活事件、人际关系和心理发育水平有什么关系？

七、推荐阅读文献

［1］范肖冬,等译.ICD-10精神与行为障碍分类［M］.北京:人民卫生出版社,1993.
［2］马辛,毛富强.精神病学［M］.3版.北京:北京大学医学出版社,2013.

（吴艳茹）

案例 47

社交恐怖症

一、病历资料

1. 现病史

患者,女性,40岁,家庭主妇,已婚,因"易紧张、面颊红,不敢与异性交往20年"来院就诊。患者从小害羞内向,高中毕业前从未有谈恋爱经验。20岁时经人介绍认识一个男孩,两人交往了数月后男孩主动提出分手。患者对于分手的事情非常生气,却无法直接表达。从此以后,患者在看到异性时就不由自主地脸红、紧张、心跳加快、出汗,说不出话来,完全不能和对方对视。不久以后经由相亲,患者认识了自己的丈夫,并迅速地结婚生孩子。但是患者跟异性接触时脸红、害怕的情况日益严重。生完儿子后由于种种原因患者不再上班成为全职家庭主妇。患者也因此回避了和家人以外的异性接触的机会。

随着时间推移,患者的儿子逐渐长大,并进入发育期。患者渐渐觉得和儿子讲话也不自在,甚至于看见自己的父亲和弟弟也会难受脸红,不知道该把视线放在何处。患者对此非常困扰,不希望父亲和弟弟到访,也尽量回避家庭聚会。患者每天都过得提心吊胆、心慌不安,感到难以忍受。因为症状明显加重,患者主动来医院就诊。

2. 既往史

否认重大躯体疾病史。

3. 个人史

无殊。病前性格胆小内向。

4. 家族史

否认两系三代以内精神障碍史。

5. 体格检查

躯体及神经系统未查及阳性体征。

6. 实验室和辅助检查

头颅CT、脑电图检查正常,智商测定正常,血常规、生化常规等检查未见异常。

7. 精神检查

(1)意识:清晰,时间、地点、人物定向完整。

(2)仪态:整洁,衣着得体,无怪异姿态。

(3)面部表情:表情紧张不安,显得烦恼懊恼,问及为何就诊时称"看到男的就会脸红、心慌、紧张。现在连看到自己的爸爸和弟弟都说不出话来"。

(4)接触交谈:合作,主动,对答切题,言语表达流畅、有序,语速无明显加快。

（5）情感：情感反应协调，情绪焦虑，在提到和异性接触的场景时显得慌张害羞。

（6）感知觉：未发现明显感知觉障碍。

（7）思维：思维联想速度适中，未引出妄想及强制性思维等思维障碍。

（8）意志行为：无明显意志行为异常。

（9）性症状：无性欲增强或减弱。

（10）睡眠：睡眠正常。

（11）食欲：正常，无体重增加或下降。

（12）智能：正常，智力水平与受教育背景相符。

（13）自知力：完整，认为自己的症状异常，需接受治疗。

二、诊治经过

1. 初步诊断

社交恐怖症。

2. 治疗经过

（1）药物治疗：帕罗西汀：①第1～5周：20 mg/d起始，持续治疗至5周末；②第6～12周：根据疗效和耐受性，将剂量增加至30 mg/d。

（2）心理治疗：①放松疗法：在药物治疗起效前，教授患者肌肉放松训练方法，并要求患者每天回家练习；②认知行为治疗：每周1次，每次50 min的认知行为治疗共12次。主要治疗技术包括识别自动思维、识别和纠正认知错误、真实性检验等，每次治疗结束布置家庭作业，并在下一次治疗中检查作业完成情况。

三、病例分析

1. 病史特点

（1）女性，20岁首发。

（2）中心症状是害怕在和异性接触时被对视，同时伴随脸红、手抖、心慌等表现。

（3）总病程20年。

（4）风险评估：当前表现为焦虑症状群，不存在自杀、冲动、外跑等相关症状，故评估无风险。

（5）既往史及本次发作期间均无躯体疾病或脑器质性疾病存在的证据。

2. 诊断与诊断依据

1）诊断

社交恐怖症。

2）诊断依据所采用的诊断系统

目前符合"社交恐怖症"诊断标准：

（1）存在原发心理、行为问题及伴有自主神经症状的原发焦虑表现，焦虑并非继发于妄想或强迫症状等其他症状。

（2）焦虑主要发生于特定的社交情境。

（3）对恐怖情境有明确的回避。

（4）总病程历时20年。

（5）存在社会功能损害：生活、工作和社交功能均受损，导致患者主动求治。

3. 鉴别诊断

（1）广场恐怖症：患者虽有回避人群、减少外出到公共场合的机会等表现。但患者回避的原因并非对特定场所的恐惧，而是对特定异性对象的回避，主要焦虑表现出现在社交场合。故不支持本诊断。

（2）广泛性焦虑症：患者常常出现心慌、手抖、出汗等焦虑表现，且也有"提心吊胆、不安紧张"等焦虑主诉，但患者的焦虑症状出现在特定的社交场合，并非无明确对象的焦虑。因此，不支持广泛性焦虑障碍的诊断。

四、处理方案及基本原则

1. 药物治疗

对于社交恐怖症目前还没有统一的药物治疗的疗程。关于选择性 5-羟色胺再摄取抑制剂的选择，帕罗西汀是研究得到最好的治疗社交恐怖症的 SSRIs。因此，遵循《中国焦虑障碍防治指南》要求选择帕罗西汀进行药物治疗。

2. 心理治疗

对于社交恐怖症，药物与心理治疗的结合是最有效的治疗方案。心理治疗能够改善患者特征性的负性思维等不良认知模式，有助于改善患者的长期预后。研究证实认知行为治疗对患者有良好的疗效。因此，选择认知行为治疗作为主要的心理治疗方式，同时辅以放松治疗以减轻和缓解患者的焦虑症状。

五、要点与讨论

（1）人口学特征：女性，首发年龄 20 岁。社交恐怖症常始于少年期，男女两性发病率几乎相同。

（2）纵向病史特点：症状往往持续存在，并逐步加重，没有发作-缓解的特点。

（3）症状特征：中心症状围绕着害怕在小团体（与人群相对）中被人审视，导致对社交情境的回避。

（4）治疗考量：治疗方案主要以药物结合心理治疗最为有效。药物治疗起效快，但长期疗效有待论证，心理治疗起效慢，但长期疗效稳定持久。个别心理治疗方法多采用认知行为治疗、认知领悟疗法、暴露疗法等，团体心理治疗包括认知行为团体治疗、社交技能训练等。

六、思考题

（1）社交恐怖症和其他焦虑障碍包括广泛性焦虑症、强迫症等鉴别要点有哪些？

（2）社交恐怖症的心理治疗方法有哪些？如何选择适当的心理治疗方法？

（3）如何评价药物治疗在社交恐怖症治疗中的作用？

七、推荐阅读材料

［1］江开达.精神病学［M］.2 版.北京：人民卫生出版社，2011.

［2］Stopa L，Clark D M. Cognitive processes in social phobia ［J］. Behaviour Research and Therapy，1993，3(3)：255-267.

［3］Fedoroff IC1，Taylor S. Psychological and pharmacological treatments of social phobia：a meta-analysis［J］. J Clin Psychopharmacol，2001，Jun；21(3)：311－324.

（陈维珺）

案例 *48*

神经性厌食症

一、病历资料

1. 现病史

患者,女性,14岁,初二学生,未婚,因"怕胖、进食减少、消瘦7月余"来院就诊。2014年9月起患者因同学说其胖而开始减肥,当时患者体重约48 kg,身高约1.60 m。起初患者只是运动减肥,每日跑步800 m,跑楼梯18层,每晚做仰卧起坐20 min。约1月后患者体重减轻至45 kg,患者虽觉得较为满意,但仍希望更瘦,故开始减少进食,起初晚饭比平时少吃一些,后逐渐发展为中餐及早餐也减少食量。从2014年11月份开始几乎不进食主食,而只吃水果、稀粥和鸡蛋等食物,同时患者开始出现体力减退,并感到进食后胃胀。至2015年1月份患者体重减轻至35 kg左右,出现皮肤干燥、汗毛增多、怕冷等现象,并出现闭经,便在母亲陪同下至上海市心理咨询中心就诊,医生告知其目前有严重营养不良,并给予营养指导。但2月份复诊时体重继续减轻至32 kg,因患者感到烦躁、易怒、对周围的任何事物均不感兴趣,医生予以抗抑郁剂"舍曲林50 mg/d"口服治疗,并予以心理疏导。虽然患者当时已感觉到体力减退及头晕、目眩等躯体不适,但仍然害怕体重增加,仍控制不住想少吃,但无明显催吐、导泻、服用减肥药物及过度运动等行为。家人劝其进食,患者显反感,甚至要发脾气,因躯体情况不佳,患者从2014年12月起开始休学在家。至2015年4月入院前1日患者体重减轻至26.5 kg,进食情况无明显改善,故家人及患者自己担心身体出危险而要求入院治疗。

本次起病以来,患者体重显著减轻,7月间由48 kg减轻至26.5 kg,进食明显减少,睡眠情况一般,小便正常,大便约1~2周一次。无明显冲动、外跑及消极言行。

2. 既往史

否认重大躯体疾病史。

3. 个人史

独生女,足月顺产,幼年生长发育与同龄人无异,7岁入学,学习成绩较好,读至初二,目前因病休学。病前性格开朗、外向、认真、追求完美。月经史:12岁初潮,月经周期28~30天,行经4~5 d,无痛经史,2014年10月末次月经,2015年曾行人工周期治疗行经1次,目前停经4月。

4. 家族史

否认两系三代以内精神障碍史。

5. 体格检查

体质检查:T 36.5℃, P 60次/min, R 18次/min, BP 80 mmHg/50 mmHg。身高160 cm,体重26.8 kg,体质指数(BMI)=10.46 kg/m²。显著消瘦,营养不良,腹部及颈后部汗毛增多,神经系统未查

及阳性体征。

6. 实验室和辅助检查

头颅 MRI、脑电图检查正常,智商测定正常,心电图、血常规检查正常,肝功能正常,肾功能检查提示:尿素氮 13.10 mmol/L,余无殊;电解质正常。

7. 精神检查

(1) 意识:清晰,时间、地点、人物定向完整。

(2) 仪态:整洁,衣着得体,无怪异姿态。

(3) 面部表情:表情放松,无明显紧张、坐立不安感。

(4) 接触交谈:合作,主动,对答切题,言语流畅,语速一般,注意力集中,未见明显随境转移现象。

(5) 情感:情感反应协调适切,未引出明显情绪明显高涨或低落,情绪平稳,无明显焦虑情绪。

(6) 感知觉:无明显错觉、幻觉及感知觉综合障碍。

(7) 思维:思维连贯,未引出明显妄想,未引出思维逻辑障碍,无强迫性思维及强制性思维,存在怕胖的超价观念。

(8) 意志行为:进食愿望明显减退,意志要求存在,存在严格控制进食行为,无暴食行为,无其他异常及怪异行为,无冲动伤人及毁物行为,无外跑行为,无消极行为及消极言语。

(9) 睡眠:睡眠尚可。

(10) 食欲:显著减退,体重明显下降,BMI 指数显著低于正常值。

(11) 智能:正常,智力水平与受教育背景相符。

(12) 自知力:存在,认为自己目前有必要住院治疗,有主动求知欲望。

二、诊治经过

1. 初步诊断

神经性厌食症。

2. 治疗经过

(1) 营养治疗:根据患者的年龄、躯体状况及 BMI 指数等因素,在营养师的指导下安排三餐配餐,保证足够的能量供应及营养支持,同时辅以蛋白质粉额外补充营养,并与患者签订进食协议,督促患者在协议规定范围内主动完成营养摄入,同时予以行为管理规定患者的活动级别以控制能量的消耗,设定明确最低目标体重及体重增长计划。

(2) 心理治疗:①予以团体认知行为治疗(每周 1 次,每次 90 min);②个体认知行为治疗(每周 2 次,每次 45 min)改善进食症状;③精神动力学团体治疗(每周 2 次,每次 90 min);④促进人格成长,家庭治疗(隔周 1 次,每次 90 min)改善失功能的家庭关系;⑤同时辅以康复治疗,如团体艺术治疗、团体绘画治疗等改善患者人际关系及社会功能。

(3) 药物治疗:予以舍曲林 50 mg/d 口服,改善抑郁情绪。

三、病例分析

1. 病史特点

(1) 女性,青少年,13 岁首发,总病程 7 月余。

(2) 全病程特点为持续性病程,逐渐加重。

(3) 主要症状表现为自我主观意识造成的进食减少,导致体重显著下降,并有明显病理性怕胖观念,病程中同时出现内分泌系统功能紊乱的症状及体征。

（4）患者发病后社会功能及生活能力受到严重影响。

（5）风险评估：患者目前躯体情况差，过度消瘦，重度营养不良，故存在显著的躯体健康风险。

（6）发病期间无躯体疾病或脑器质性疾病存在的证据。

2. 诊断与诊断依据

1）诊断

神经性厌食症。

2）诊断依据

（1）体重保持在低于期望值 15% 以上的水平，BMI＝10.46 kg/m²，显著低于 17.5 kg/m²。

（2）体重减轻是自己造成的，包括过度节食、运动过度。

（3）持续存在一种害怕发胖的无法抗拒的超价观念。

（4）包括下丘脑-垂体-性腺轴的广泛的内分泌障碍，患者存在闭经、甲状腺素外周代谢变化等。

（5）本次病程 7 月余。

（6）功能损害显著：生活、学习功能显著受损，导致入院。

3. 鉴别诊断

（1）器质性疾病导致的营养不良：患者存在明显体重过轻、营养不良等状况，需排除其他躯体疾病所致，故需鉴别。但患者无明显躯体器质性疾病的临床证据，如相应的躯体症状、体征及辅助检查结果。同时患者症状特点符合神经性厌食的诊断，出现的重度营养不良及内分泌功能的紊乱可以用患者主观的进食行为改变解释，故不支持本诊断。

（2）抑郁障碍：患者存在明显消瘦、食欲差、进食减少，体力、精力差，病程中有情绪波动，如烦躁、易发脾气、对任何事物不感兴趣等抑郁症状，故需鉴别。但患者上述症状均出现在减肥后体重过低、营养重度不良的情况下，即其抑郁症状减肥后营养不良所导致的结果，故目前不诊断为抑郁障碍。

四、处理方案及基本原则

1. 护理和临床观察要点

护理上应注意观察患者的进食行为，是否有藏食、催吐、过度活动（包括长时间站立等行为）等，同时应加强心理护理，增加患者的进食动机，同时做好患者家属的疾病及健康教育工作。

2. 营养治疗

患者当前存在显著的躯体健康风险，故需要在营养师和医生、护士的合作下完成营养治疗，需注意治疗过程中患者的躯体情况，定期复查电解质、血糖、血常规等指标；注意是否发生再喂养综合征，循序渐进，逐步增加体重。

3. 心理治疗

心理治疗是神经性厌食症有效的治疗手段之一，在营养治疗基础上，合并认知行为治疗、精神动力性治疗、家庭治疗等可以显著改善预后。

4. 药物治疗

神经性厌食的患者通常会合并抑郁、焦虑、强迫、失眠等症状，当上述症状严重时，在营养治疗的基础上可予以相应药物治疗、改善症状。

五、要点与讨论

（1）人口学特征：首发年龄多在青少年期及成年早期，女性明显多于男性。

（2）纵向病史特点：除了有进食显著减少、体重明显减轻等表现外，不少患者会在病程中某个阶段会出现不同程度的暴食及暴食后催吐等行为，故需与神经性贪食症鉴别。

（3）横断面病史特征：体重显著下降、明显的怕胖观念、体像障碍、继发的内分泌系统紊乱的症状和体征是神经性厌食症的显著临床特征。

（4）治疗考量：对患者执行严格的躯体情况评估对营养治疗方案的制定具有重大的意义。同时患者如需药物治疗，应充分考虑患者的年龄、躯体情况、耐受程度等因素，谨慎用药，尤其是青少年。心理治疗是目前最有效的治疗手段及预防复发的手段。

六、思考题

（1）神经性厌食症的诊断要点有哪些？

（2）神经性厌食症的治疗方案该如何制订？

（3）神经性厌食症患者营养治疗过程中出现再喂养综合征如何处理，应如何避免？

七、参考书籍

［1］ 王祖承，方贻儒. 精神病学［M］. 上海：上海科技教育出版社，2011.

［2］ 陈珏. 进食障碍［M］. 北京：人民卫生出版社，2013.

［3］ Yager J，Powers P S. Clinical manual of eating disorders［M］. Arlington：American Psychiatric Publishing Inc，2007.

（陈　珏）

神经性贪食症

一、病历资料

1. 现病史

患者,女性,26岁,公司职员,未婚,因"间歇性暴饮暴食伴呕吐6年,伴情绪低落3月"来院就诊。2008年9月(19岁)患者就读大一时因为感觉自己体型偏胖,希望瘦身减肥,开始节食,每日只吃菜和水果,米饭等少吃或者不吃,同时饭后一直有散步和站立的习惯,到2009年3月份体重从开始的53 kg(身高158 cm)逐渐下降到41 kg,身形明显消瘦,有月经周期紊乱,渐出现情绪不稳,有时候见到食物控制不住要多吃,并吃到自己胃胀不能再进食为止,食后又担心发胖,怕自己努力减肥的心血付诸东流,所以加大体育锻炼的消耗。但随着暴食次数的增多,情绪变得很不稳定,体重也开始增长,最高恢复到50 kg左右,但是还是会越吃越多,有一次感觉食物已经吃到喉咙口,控制不住去卫生间吐了,吐后感觉胃舒服多了,心情放松许多,并感觉食后呕吐是比较好的一种方式,既可以满足食欲,也可以不增加体重。所以每次暴食好之后患者就偷偷去卫生间吐掉,开始还用手指刺激喉咙口催吐,后来呕吐次数多了只要想吐就可以吐出,但是渐渐地患者吐后胃会不舒服,心情也不好,上述症状一直持续存在,特别是体重变得忽高忽低,影响患者的心情,身体也变得很不好。从胃肠道疾病到内分泌紊乱,直到最近的情绪低落,和家人关系恶化,让患者感觉生活很累,力不从心。在家人建议下,患者在2015年1月来我院门诊,诊断为"神经性贪食症",予以心理疏导合并药物盐酸氟西汀20 mg/d治疗,但患者在家饮食无法自控,暴饮暴食,呕吐频繁,无法正常工作、生活,故于2015年4月门诊拟"神经性贪食症"收治住院。

本次起病以来,多数时间睡眠较浅,胃纳好,饮食不规律,暴饮暴食,几乎每天有1~2次的餐后呕吐行为,体重有波动,近3月波动于45~49 kg,本次发病期间无发热、外伤等。

2. 既往史

否认重大躯体疾病史。

3. 个人史

无殊。病前性格开朗。

4. 家族史

否认两系三代以内精神障碍史。

5. 体格检查

躯体及神经系统未查及阳性体征。

6. 实验室和辅助检查

头颅CT、脑电图检查正常,智商测定正常,血常规等检查未见异常。生化常规中电解质钾离子

3.4 mmol/L,偏低。

　　7. 精神检查

　　(1) 意识:清晰,时间、地点、人物定向完整。

　　(2) 仪态:整洁,衣着得体,无怪异姿态。

　　(3) 面部表情:谈话中面部表现自然,谈到饮食和身体健康问题时显得紧张不安。

　　(4) 接触交谈:合作,主动,对答切题,言语表达流畅、有序,语速无明显加快,减慢。

　　(5) 情感:情感反应协调,情绪低落,对目前的状态感到失控和无助,担心身体,担心自己失去工作生活能力,伴轻度焦虑体验,对住院环境下需要饮食管理感到不安,反复询问饮食管理的细节,会提出很多相关问题。

　　(6) 感知觉:未引出错觉、幻觉,未发现体像障碍,对自己的体型能正确感知。

　　(7) 思维:思维联想速度无异常,思维内容适切,未发现思维逻辑障碍,未发现思维内容异常。

　　(8) 意志行为:自感精力减退、易疲劳。在暴食后常有控制不住去呕吐的冲动行为。无消极言行。

　　(9) 性症状:性欲减退,长时间月经紊乱。

　　(10) 睡眠:睡眠质量差,易醒,睡眠时间无异常。

　　(11) 食欲:时有亢进,体重波动大。

　　(12) 智能:正常,智力水平与受教育背景相符。

　　(13) 自知力:存在,承认自己患有"贪食症",希望自己能尽力去配合治疗。

二、诊治经过

　　1. 初步诊断

　　神经性贪食症。

　　2. 治疗经过

　　(1) 恢复正常进食行为,补充电解质,恢复体重,逆转营养不良。

　　(2) 心理治疗:①目标为激发并维持患者的治疗动机。②治疗方法:a. 认知行为治疗,可以分为3个阶段:第1个阶段,正常化体重和进食;第2个阶段,认知症状及相关症状的处理,第3个阶段,预防复发。b. 合并家庭治疗。

　　(3) 药物治疗:盐酸氟西汀:①第1~2周:20 mg/d;②第3~4周:40 mg/d;③第5周:60 mg/d。

三、病例分析

　　1. 病史特点

　　(1) 女性,19岁首发,起病前有一定诱因。

　　(2) 病程特点为慢性、易复发。

　　(3) 首发表现为厌食、体重减轻,体重开始半年下降明显,后几年有出现暴食、体重增加,后几年伴有呕吐。

　　(4) 风险评估:当前表现为大量进食后呕吐,情绪不稳定,最近3个月有情绪低落,但是没有消极意念,故评估低自杀风险。

　　(5) 既往史及本次发作期间均无躯体疾病或脑器质性疾病存在的证据。

　　2. 诊断与诊断依据

　　1) 诊断

　　神经性贪食症。

2）诊断依据

目前符合"神经性贪食症"诊断标准：

（1）持续存在进食的先占观念，对食物有种不可抗拒的欲望；难以克制的发作性暴食，患者在短时间内吃进大量饮食。

（2）患者试图以下列一种或多种手段抵消食物的"发胖"作用：自我引吐；滥用泻药；间断饮食；使用某些药物如食欲抑制剂、甲状腺制剂或利尿药。当糖尿病患者出现贪食症时，他们可能会无视自己的胰岛素治疗。

（3）精神病理包括对肥胖的病态恐惧，患者为她自己制定了严格的体重限度；它远低于病前合宜的或医师认可的健康的体重标准。患者多有（但并非总有）神经性厌食发作的既往史，两者间隔从数月至数年不等。既往厌食症可能表现得很充分，也可能以轻微潜隐的形式表现，如中度体重下降/或短暂停经史。

（4）本次病程6年。

（5）功能损害显著：身体营养差，生活功能受损，导致入院。

3. 鉴别诊断

（1）导致反复呕吐的上消化道障碍：患者发病期间曾经多次在消化科就诊，内镜检查未发现明显病变。纵观病史，患者有明显厌食、暴食、呕吐等行为异常，故不支持本诊断。

（2）人格障碍：进食障碍可能与酒精依赖及轻微违法行为（如扒窃）并存。但人格障碍不存在特征性的厌食、暴食、呕吐等进食障碍行为。该患者目前除控制不住暴饮暴食外，大部分时间社会功能较正常，有正常工作和人际关系。不支持该诊断。

（3）抑郁障碍：贪食症患者常体验到抑郁症状，目前患者除了在暴食后容易有自责、缺乏自信等抑郁症状，大部分时间情绪尚稳定。目前还达不到抑郁发作的诊断标准。

四、处理方案及基本原则

1. 躯体情况的对症处理

对患者的营养状况，需要对患者的饮食、活动量进行监管，恢复正常进食行为，恢复体重，逆转营养不良。

2. 心理治疗及饮食管理

（1）可分为3个阶段：①第1个阶段：正常化体重和进食；②第2个阶段：认知症状及相关症状的处理；③第3个阶段：预防复发。

（2）可以合并家庭治疗：①第1个阶段：患者的医学稳定和安全是最优先考虑的目标；②第2个阶段：结构化的互动目标，包括帮助患者去承担自己年龄相称的责任，鼓励家庭成员转向或开始她自己的发展，增加恰当的代际界限和承认联盟，改善语言交流，增强表达情感的能力，以及在家庭内解决冲突；③第3个阶段：终点目标，包括巩固改变和为将来做出计划。

（3）药物治疗：首选盐酸氟西汀：如果伴有情绪问题可以选择抗抑郁药治疗，原则上不选用对体重影响比较大的抗抑郁药。氟西汀的使用一般可以缓慢加量，大部分患者可能需要使用到40～60 mg。①第1～2周：20 mg/d；②第3～4周：40 mg/d；③第5周：60 mg/d。

五、要点与讨论

（1）人口学特征：神经性贪食在年轻女性（<30岁）多见，多在青春期和成年初期起病。

（2）病史特点：反复发作、不可控制、冲动性地暴食，继而采取防止体重增加的不适当的补偿性行为,如禁食、过度运动、诱导呕吐、滥用利尿剂、泻药、食欲抑制剂、代谢加速药等,这些行为与其对自身体重和体形的过度和不客观的评价有关。

六、思考题

(1) 神经性贪食症的病程与症状学特点有哪些?

(2) 简述神经系贪食症与伴有呕吐的上消化道障碍的鉴别诊断。

(3) 简述神经性贪食症的治疗原则。

七、推荐阅读材料

[1] 陈珏.进食障碍[M].北京:人民卫生出版社,2013.

[2] 江开达.精神病学[M].2版.北京:人民卫生出版社,2011.

(刘　强)

案例 50

非器质性失眠症

一、病历资料

1. 现病史

患者,男性,64岁,退休工人,已婚,因"失眠20余年,加重2月"来院就诊。约20年前(44岁)因有一段时间和单位同事发生矛盾,此后出现失眠,主要为入睡困难,睡着后多梦,易醒,一晚上只能睡3~4 h。当时来我院门诊诊断"失眠",服用氯普噻吨(泰尔登)、艾司唑仑(舒乐安定)等药有一定效果,但停药后又睡不好。

此后睡眠仍时好时坏,如果遇到烦心的事就更容易失眠,好的时候可以睡4~5 h,不好的时候整晚不睡。曾服用中药调理一段时间有效,有时断续服用艾司唑仑、阿普唑仑(佳静安定)等药。白天总体状态还可以,睡不好会比较急躁,睡得好心情就不错,可以坚持工作,每天锻炼身体。

近一年一直服用中药调理,睡眠尚好。但近两个月因和家人为家事生气,失眠加重,睡觉前就会担心睡不着,晚上8:00多就躺在床上准备睡觉,常常要翻来覆去几个小时才能睡着,睡1~2 h就会醒来,有时整晚都睡不着。白天会比较急躁,容易发脾气。如果前一晚睡好,次日绪就比较稳定。服用中药无效,加用艾司唑仑2粒仍只能睡1 h左右,故来我院门诊。

本次起病以来,食欲可,大小便无异常。无消极言行。本次发病期间无发热、外伤等。

2. 既往史

否认重大躯体疾病史。

3. 个人史

病前性格内向,多思多虑。

4. 家族史

否认两系三代以内精神障碍史。

5. 体格检查

躯体及神经系统未查及阳性体征。

6. 实验室和辅助检查

头颅CT、脑电图检查正常,智商测定正常,血常规、生化常规等检查未见异常。

7. 精神检查

(1)意识:清晰,时间、地点、人物定向完整。

(2)仪态:整洁,衣着得体,无怪异姿态。

(3)面部表情:表情有些急躁,可有眼神交流。

（4）接触交谈：合作，主动，对答切题，言语表达流畅、有序，语速无明显加快及减慢，语量适中。

（5）情感：情感反应协调，情绪焦虑，担心晚上睡不着，担心失眠会影响身体。对平时失眠的情感体验描述为只要睡得好就心情好，睡不好就会心情不好。

（6）感知觉：感觉正常，未见幻听、幻视等幻觉，无感知综合障碍。

（7）思维：思维联想速度正常，思维内容未见妄想内容。

（8）意志行为：正常，无消极言语和行为。

（9）性症状：无。

（10）睡眠：睡眠困难。

（11）食欲：正常。

（12）智能：正常，智力水平与受教育背景相符。

（13）自知力：存在，主动求治。

二、诊治经过

1. 初步诊断

非器质性失眠症。

2. 治疗经过

了解此次导致失眠加重的生活事件，予以心理疏导；进行睡眠卫生的宣教，建议有睡意时再就寝，不要过早躺在床上等，并告知其对睡眠的过度关注反而会影响睡眠；指导患者在入睡前采用腹式呼吸进行放松。同时予以佐匹克隆，1 mg/d 起始，睡前口服，根据睡眠情况，可增量至 3 mg/d；同时予以曲唑酮 50 mg/d，2 周后门诊随访睡眠明显好转。

三、病例分析

1. 病史特点

（1）男性，44 岁首发。

（2）全病程特点为慢性病程，病情时轻时重。

（3）以失眠为主要表现，表现为入睡困难，睡眠浅，容易醒，早醒。

（4）上述状况持续 20 年，时轻时重，中药调理及催眠药治疗有效。

（5）本次病情加重 2 个月。

（6）风险评估：无自伤、自杀及伤人风险。

（7）既往史及本次发作期间均无躯体疾病或脑器质性疾病存在的证据，体检及辅助检查无阳性发现。

2. 诊断与诊断依据

1）诊断

非器质性失眠症。

2）诊断依据

（1）存在入睡困难，睡眠浅，容易醒，早醒。

（2）上述状况每天发生，已持续 2 个月，总病程 20 年。

（3）对失眠关注，过分担心失眠的后果。

（4）睡眠量和质的不满意引起了明显的苦恼。

3. 鉴别诊断

（1）抑郁障碍：患者失眠会出现心情不好，但是睡眠好转心情就恢复正常，整个病程以失眠为主要表现，未见自我评价降低、思维迟缓、兴趣下降等抑郁症状群，故不支持本诊断。

（2）广泛性焦虑障碍：患者对睡眠问题较担心，入睡困难时会感到紧张、焦虑，白天易发脾气，但程度较轻，如果睡眠好情绪就好转，焦虑情绪是继发于失眠，并非在大多数时间内均存在焦虑的原发症状。故不支持该诊断。

四、处理方案及基本原则

1. 临床观察要点

患者因失眠伴发焦虑、抑郁情绪，如果焦虑抑郁情绪显著持续存在，应考虑其他诊断，并予以相应的治疗。

2. 一般治疗原则

了解失眠的原因，注意睡眠卫生宣教，采取非药物治疗和药物治疗相结合。

3. 睡眠卫生宣教

患者每天很早就上床睡觉，可进行睡眠的卫生宣教工作，待有睡意再就寝。此外，还包括定时作息，白天适度的运动，尽量减少午睡时间或不要午睡，睡前避免烟、酒和咖啡等刺激性的食物。

4. 非药物治疗

患者此次失眠与心理因素有关，可以进行相应的疏导。此外，患者对睡眠要求较高，关注睡眠，对失眠的焦虑和恐惧会导致恶性循环，可进行一般的解释、指导，以及在睡前进行放松训练都可以帮助患者减轻焦虑情绪。此外还可采用中医药调理。

5. 药物治疗1

非苯二氮䓬类药物（如唑吡坦、佐匹克隆等药物）仅有催眠作用，而无日间困倦等不良反应，不会改变正常的睡眠结构，应作为首选；苯二氮䓬类药物（如艾司唑仑等药物）疗效确切，长期使用还会引起依赖和戒断反跳症状，故不作为首选。尤其是老年人应慎用苯二氮䓬类药物，以防发生共济失调、意识模糊、反常运动、幻觉、呼吸抑制以及肌肉无力，从而导致外伤或其他意外。

6. 药物治疗2

患者同时存在对睡眠的焦虑，可考虑合并有镇静作用的抗抑郁抗焦虑药物（如曲唑酮、米氮平等），必要时也可选择非典型抗精神病药思瑞康作为合并治疗方案。

五、要点与讨论

（1）失眠常发生于生活应激增加的情况，并多见于妇女、老人等人群。

（2）失眠有反复发作和慢性化倾向，反复失眠会导致患者对失眠越来越恐惧并反复关注，形成恶性循环，导致失眠问题持续存在。

（3）失眠患者常继发焦虑、抑郁等情绪，如果焦虑抑郁情况显著持续存在并符合焦虑和抑郁障碍的诊断，应该有相应的诊断和治疗。

（4）失眠常常是其他精神障碍或是躯体障碍的症状之一，如果在临床相中并不占主要地位，那么不做单独诊断。

（5）部分失眠患者为慢性病程，症状时有波动，治疗可能会长期存在。对于慢性失眠患者的药物治疗持续时间没有明确规定，一般建议根据患者情况而调整剂量和维持时间，前几周可采用持续治疗，在随访过程中根据患者睡眠改善状况适时采用间歇治疗。

六、思考题

（1）失眠是其他精神障碍中常见的精神症状，如精神活性物质所致精神障碍、精神分裂症、抑郁症等均可伴有失眠，如需确立非器质性失眠症的诊断需要采集哪些临床信息？

（2）在非器质性失眠症治疗中如何评价抗抑郁药和抗精神病药物的作用？

七、推荐阅读材料

［1］ 中华医学会神经病学分会睡眠障碍学组. 中国成人失眠诊断和治疗指南［S/J］. 中华神经科杂志，2012，45：534－540.

［2］ Morin C M，Benca R. Chronic insomnia［J］. Lancet，2012，379：1129－1141.

（李 樱）

案例 51

冲动型人格障碍

一、病历资料

1. 现病史

患者,男性,24 岁,无业,未婚,因"冲动伤人毁物加重 2 周,总病程 7 年"来院就诊。患者自小受其父亲严格管教,实行棍棒教育,以优异的成绩考入上海某名牌大学,就读期间成绩明显下降,与同学、老师关系差,1 年后因考试作弊被勒令退学。次年再次参加高考,考入上海某二本院校,入学后多门功课不及格,常与老师、同学为小事争吵,甚至对班级女生大打出手,故再次被学校勒令退学。回到家中,患者常与父母发生争执,并多次打伤父亲、砸坏家中物品。本次入院前,患者再次与父母发生争执,并强行拿走 3 万元外出不归。1 月后,父母在警察的帮助下将其找回,发现患者带走的 3 万元钱款已所剩无几。父母感无法管理,将其送入我院,诊断"人格障碍",予利培酮等药物治疗 2 月后,获"进步"出院。

患者自上次出院后能在家人督促下坚持服药(利培酮 4 mg/d),但仍然经常因小事与父母、同学等发生冲突。1 年后,患者因学习成绩差,人际关系不佳再次被勒令退学。以后在家表现无所事事,到处闲逛或上网玩游戏。曾经父母介绍,到亲戚朋友所开公司打工,但不久便因无法与同事相处或在正常时间上下班被公司辞退。某日患者外出停车违规与纠察发生口角,一气之下用刀将其捅伤,被警方拘禁 6 个月,出狱后待人接物和处事方式依然如故。近 2 周来,患者经常埋怨父亲毁了他的前途,要求父亲送他去日本,遭拒绝后,便将父亲打得遍体鳞伤,甚至掐父亲脖子,并将家中多个电器砸坏,家人感管理困难,为求进一步治疗,再次送入我院。

本次发病以来,胃纳可,夜眠可,二便无殊。体重无明显变化。有冲动伤人、毁物行为,无消极、外跑行为。

2. 既往史

否认重大躯体疾病史。

3. 个人史

足月顺产,婴幼儿期生长发育无异常,适龄入学,成绩优良,考入上海某名牌大学,因考试作弊被勒令退学。次年再次高考,考入上海某二本院校,因成绩不佳等再次被勒令退学,某日因违章停车与纠察发生争执,用刀捅伤纠察而被拘禁 6 个月。曾在亲戚朋友所开公司就职,但不久便被辞退。目前休息在家,少与人交往,在大学期间有短暂恋爱史未果。否认烟酒等不良嗜好。否认不洁性生活史。否认有毒有害物质接触史。病前性格:倔强。

4. 家族史

否认两系三代以内精神障碍史。

5. 体格检查

躯体及神经系统未查及阳性体征。

6. 实验室和辅助检查

头颅 CT、脑电图检查正常,智商测定正常,血常规、生化常规等检查未见异常。

7. 精神检查

(1) 意识:清晰,时间、地点、人物定向完整。

(2) 仪态:整洁,衣着得体,无怪异姿态。

(3) 面部表情:未见明显异常表情。

(4) 接触交谈:合作,被动,对答切题,言语表达流畅、有序。

(5) 情感:情感反应尚协调,未见明显情绪低落或高涨。但谈到父亲时情绪显较激动,认为都是父亲的过错导致自己没有前途。

(6) 感知觉:未引出明显错觉、幻觉及感知综合障碍。

(7) 思维:未引出明显思维内容或形式障碍,承认病史提供的冲动行为,但认为这些冲动行为都是对方的原因引起的。承认自己做事不计后果,因冲动甚至被拘禁,但不能吸取教训下次遇事时仍不能控制自己的行为。

(8) 意志行为:未见明显增强或减弱。

(9) 智能:正常,智力水平与受教育背景相符。

(10) 自知力:缺乏。

二、诊治经过

1. 初步诊断

冲动型人格障碍。

2. 治疗经过

(1) 奥氮平:5 mg/d 起始,根据耐受性情况,1 周内增量至 20 mg/d,持续治疗至 12 周末。

(2) 丙戊酸镁:第 1 周:500 mg/d;第 2~12 周:1 000 mg/d。

三、病例分析

1. 病史特点

(1) 男性,起病于青春期。

(2) 全病程特点为症状与行为模式持续性的存在。

(3) 其持久的心理行为模式表现为情绪不稳定及缺乏冲动控制,暴力或威胁性行为的爆发很常见。

(4) 患者这种持久的心理行为模式不能用其他精神障碍的表现或结果来解释。

(5) 患者这种持久的心理行为模式不能归因于某种物质(例如:滥用的毒品/药物)的生理效应或其他躯体疾病(例如:头部外伤)。

(6) 风险评估:患者有明显的冲动行为及缺乏自我控制能力,故评估高冲动风险。

2. 诊断与诊断依据

1) 诊断

冲动型人格障碍。

2) 诊断依据

目前符合"冲动型人格障碍"诊断标准:

（1）患者起病于青春期。

（2）其主要特征为情绪不稳定及缺乏冲动控制,暴力或威胁性行为的爆发很常见。

（3）患者的冲动及控制缺乏的特征持续性的存在。

（4）功能损害显著:生活、学习功能和现实检验能力均显著受损,导致入院。

3. 鉴别诊断

（1）心境障碍（双相情感障碍）:患者有多次冲动言行及消极言语存在,故需鉴别。但患者除了冲动言行外并未发现其他明显的情感高涨或低落症状,且患者的病程特点也不是发作-缓解-发作的病程特点,而是呈现持续存在的特点。故不考虑该诊断。

（2）精神分裂症:患者当前存在冲动言行,且社会功能受损明显故需考虑,但患者整个病程发展过程中未发现明确的精神病性症状（例如:幻觉或妄想等）,故不支持本诊断。

四、处理方案及基本原则

1. 护理和临床观察要点

因患者存在高冲动风险,故须加强安全护理和动态临床观察,谨防冲动及其他病理性异常行为,如自伤、出走等。

2. 心理治疗

对于人格障碍的治疗首选心理治疗,认知行为治疗和压力管理训练帮助患者对情绪进行管理和控制,学会通过正常健康的方式释放体内能量,建立适应性归因认知方式、应对方式和行为模式,正确面对和处理环境中的挫折和压力。

3. 药物治疗 1

对于冲动型人格障碍宜首选心境稳定剂治疗。

4. 药物治疗 2

为控制患者的冲动言行,同时可选择非典型抗精神病药（例如:奎硫平或奥氮平等）作为合并治疗方案。

5. 物理治疗（无抽搐电痉挛治疗,MECT）

患者当前存在冲动高风险,故必要时可考虑改善冲动症状较快的 MECT 方案。如选择此治疗需获家属及患者书面签署《知情同意》,需及时与患者及家属沟通和病情告知,此治疗方案作为备选治疗。

五、要点与讨论

（1）人口学特征:起病于儿童或青春期,一直延续到成年。

（2）纵向病史特点:病程呈现持续发作状态,基本无缓解期。

（3）横断面临床相:以不计后果的冲动言行并伴有情感不稳定。

（4）治疗考量:人格障碍的治疗目前多以心理治疗及对症药物治疗为主,但疗效及预后均较差。

（5）对于病房管理:这类患者会对病房的管理造成很大的压力。

（6）对于整个社会:这类患者在社会上会增加恶性犯罪事件的发生率。

六、思考题

（1）冲动型人格障碍的临床表现和诊断标准是什么?

（2）冲动型人格障碍与心境障碍的病程特点、起病时间和病期、症状特征和治疗效果鉴别要点有哪些？

（3）如何治疗和预防冲动型人格障碍？

七、推荐阅读材料

［1］江开达.精神病学［M］.2版.北京:人民卫生出版社,2011.

［2］美国精神医学学会.张道龙,等译.精神障碍诊断与统计手册——案头参考书［M］.5版.北京:北京大学出版社,2014.

［3］Bockian N R, Jongsma A E.张宁,等译.人格障碍心理治疗计划［M］.北京:中国轻工业出版社,2005.

（江学峰　周　卉　陆　峥）

案例 *52*
边缘型人格障碍

一、病历资料

1. 现病史

患者,女性,26 岁,酒吧服务员,未婚,因"情绪欠平稳,反复消极自伤 10 年"来院诊治。患者(16 岁) 2005 年男友提出分手后情绪欠佳,有哭泣、用针刺自己等行为,苦苦哀求男友回心转意未果后有割腕行为,因出血量较大至当地医院住院治疗,具体不详。患者出院后表现情绪波动大,急躁易怒,难以自控,常为小事与家人、同学大发脾气,发生冲突后或无明显诱因时有自伤行为(平均每周 1 次),多为用针刺四肢或用刀划手臂。患者自觉有难以忍受的压力,甚至有时会伴有明显的头痛或胃痛,每次自伤后不良情绪及躯体不适症状会有所缓解,称"看到温热的血流出感觉自己是活着的"。家人及同学都感觉患者喜怒无常渐明显,发脾气时患者有扔砸东西行为,经常发现患者手臂有新鲜伤口。患者 18 岁来沪打工,在工作的场所常与顾客同事发生冲突,因此频繁更换工作单位。2012 年起患者与女友同居,病情较前有所平稳,消极自伤行为有所减少(3 个月左右 1 次),2015 年 5 月患者的同居女友要出国定居,患者劝说无用后自觉情绪低落,喝醉后用刀割伤前臂,因出血量较多至市六医院住院治疗,住院期间女友表示暂缓出国计划后情绪渐平稳,现为进一步治疗,在女友陪同下我院咨询。

本次起病以来,夜眠减少,胃纳一般,体重无明显减轻,大小便无异常,有消极自伤及冲动言行,无外跑行为。有多次割伤史。

2. 既往史

否认重大躯体疾病史。有多次自伤行为,2015 年 5 月割伤手臂后上海市第六人民医院住院治疗,因出现重度贫血,予输血处理,无输血反应。

3. 个人史

家中独女,母孕期间无殊,足月顺产,自幼生长发育可,适龄入学,学习成绩尚可,与同学关系欠佳。6 岁时生父因车祸去世,母亲独自抚养,10 岁母亲再婚,因母亲经常夜班,继父照顾期间对患者多次猥亵行为直至患者外出独自生活。患者中学毕业后参加工作,更换工作较频繁,无法与同事及领导和睦相处。16 岁时曾与男生恋爱,无性交史,与男友分手后首次出现割腕行为,近 2 年与女友关系较紧密。吸烟史 10 年,半包/天;饮酒史 10 年,1 000 ml 啤酒/天,无毒品兴奋剂接触史。病前性格内向、少语。

4. 家族史

否认两系三代以内精神障碍史。

5. 体格检查

四肢可见多处陈旧刀疤,神经系统未查及阳性体征。

6. 实验室和辅助检查

红细胞及血红蛋白降低;头颅 CT、脑电图正常,智商测定正常。

7. 精神检查

(1) 意识:清晰,时间、地点、人物定向完整。

(2) 仪态:体型消瘦,脸色苍白,仪态整洁,衣着得体,无怪异姿态。

(3) 面部表情:表情尚平静,但提及女友可能离开自己显得愁眉不展,唉声叹气。

(4) 接触交谈:尚合作,稍显被动,对答切题,言语表达流畅、有序,语速较平缓,语调稍低,提及家人时表现警觉、回避。

(5) 情感:情感反应协调,情绪低落,感到生活中唯一的光明是女友的陪伴,伴显著焦虑体验,对未来和前途感到悲观失望。对既往病程的异常情感体验描述为:时而抑郁焦虑、时而暴怒难控,发脾气或自伤后情绪可迅速平稳。

(6) 感知觉:未引出错觉、幻觉及感知觉障碍。

(7) 思维:思维联想速度较慢,未及明显猜疑被害、自责自罪等思维内容及属性障碍。

(8) 意志行为:行为略显迟缓,自感精力减退、易疲劳。同时存在激越表现。病理性意志增强,有频繁的自伤及冲动言行。

(9) 性症状:回避与性有关的事情接触。

(10) 睡眠:睡眠时间减少。

(11) 食欲:一般,体重无明显变化。

(12) 智能:正常,智力水平与受教育背景相符。

(13) 自知力:缺乏。对自己的“情绪”问题有所了解,但从不主动求医。

二、诊治经过

1. 初步诊断

边缘型人格障碍。

2. 治疗经过

(1) 丙戊酸钠缓释片 500 mg/d 稳定情绪。

(2) 舍曲林:50 mg/d 起始,根据耐受性情况及情绪调整治疗方案,治疗剂量 50～100 mg/d。

三、病例分析

1. 病史特点

(1) 患者,女性,16 岁起病。

(2) 表现为情绪的不稳定性和冲动性,控制情绪的能力受限;想与人交往但往往不能持久,人际关系不稳定;职业亦不稳定,频繁更换工作。

(3) 情绪失控时多次自伤行为;有酒精滥用。

(4) 上述不良人格模式存在多年,非发作性病程,给患者的工作生活带来诸多不良后果,但患者不能从中吸取教训,长期环境适应不良。

2. 诊断与诊断依据

1) 诊断

边缘型人格障碍。

2) 诊断依据

（1）行为冲动，不计后果。

（2）强烈的愤怒爆发导致行为失控。

（3）情绪不稳定。

（4）易卷入强烈及不稳定的人际关系。

（5）伴有自杀威胁或自伤行为。

3. 鉴别诊断

（1）双相情感障碍：患者存在情绪抑郁及情绪易激惹表现及冲动自伤等行为，需考虑本病，但患者情绪不稳定，无持续情绪低落或情绪高涨，且无兴奋性增多、思维加快等表现，病程非发作—缓解—发作，故排除。

（2）创伤后应激障碍：患者童年长期承受继父猥亵等行为，存在明显的应激事件，而后出现情绪不稳定、冲动自伤等行为，对性接触有所回避，入院表现警觉，需考虑本病，但患者目前无明显闪回表现，待进一步了解病情以明确。

四、处理方案及基本原则

1. 护理和临床观察要点

因患者存在高自杀风险，故需加强安全护理和动态临床观察，谨防消极及其他病理性异常行为，如冲动、自伤等。

2. 心理治疗

对边缘型人格障碍的治疗以心理治疗为主，药物治疗为辅。通过帮助患者认识自我，学会如何处理情绪创伤、调节负性情绪，建立有效的人际关系，学会如何忍受生活中不可避免的痛苦。

3. 药物治疗

（1）情感不稳定是边缘型人格障碍的重要表现，可选用心境稳定剂改善症状。

（2）患者目前表现情绪低落及消极言行，可选用抗抑郁药物改善患者抑郁情绪，如选用 SSRI 类药物控制迅速变化的情绪、愤怒、自伤行为，剂量与治疗抑郁障碍剂量相当。

（3）如存在明显焦虑及睡眠问题，可予以苯二氮䓬类药物；小剂量抗精神病药物对控制 BPD 患者冲动及攻击行为有效。

五、要点与讨论

（1）人口学特征：边缘型人格障碍患者发病率占总人口的 3%，且女性多于男性；在 $9\sim19$ 岁的人群中高达 11%。本例女性患者，16 岁起出现症状。

（2）纵向病史特点：青少年起病，症状轻则情绪抑郁、焦虑、易怒中摇摆不定，重则自残自伤。难以维持稳定的人际关系及职业，遇到亲密关系结束时症状明显。

（3）心理因素：患者 6 岁丧父，10 岁起持续遭受继父的猥亵，母亲未予保护及阻止直至患者离开家庭。继父的性侵犯及母亲的忽视导致患者在生活中主要使用一系列不成熟的防御机制，如分裂（导致不稳定的人际关系模式、身份的紊乱、心境及情绪不稳定）、投射（认知歪曲更易出现极端愤怒）、见诸行动（潜在的冲动性、自伤消极行为）等。

（4）当前（横断面）临床相：患者目前情绪欠平稳，近期有严重自伤行为，需与双相障碍-抑郁发作等鉴别。

（5）治疗考量：注意患者风险评估，以心理治疗为主，结合药物治疗。

六、思考题

（1）边缘型人格障碍形成的心理学机制是什么？

（2）边缘型人格障碍心理治疗如何具体实施，治疗初期需要注意什么？

（3）边缘型人格障碍药物治疗的注意事项有哪些？

七、推荐阅读材料

［1］沈渔邨.精神病学［M］.5版.北京：人民卫生出版社，2010.

［2］黄建军，武江，西英俊.边缘型人格障碍患者的防御机制及与早年虐待的关系［J］.中华健康管理学杂志.2012，6（6）：363－366.

［3］Presniak M D，Olson T R，Macgregor M W. The role of defense mechanisms in borderline and antisocial personalities［J］. J Pers Assess，2010，92：137－145.

（江学峰　周　卉　陆　峥）

案例 53

非器质性阴道痉挛

一、病历资料

1. 现病史

患者,女性,24岁,职员,已婚,因"性交疼痛、困难,性生活失调3个月"来院就诊。3个月前临近新婚时,患者因为担心将要过夫妻生活而感到恐惧不安,新婚之夜再三要求其丈夫不要同房,宁愿终生在其他方面服侍丈夫而不愿做爱。当时患者丈夫情急之下行动粗暴,使患者感到惊恐。勉强性交时,患者出现阴道痉挛,使阴茎不能拔出,患者感到下身疼痛,后"昏厥不醒",其丈夫待阴茎萎缩后拔出。对此事两人都不敢声张,婚后3个月两人再也无法同房。夫妻二人曾至医院进行检查,患者内外生殖器发育无异常,其丈夫阴茎虽粗大,但尚在正常范围内。夫妻双方为此都很苦闷,患者本人甚至出现过一闪而过的轻生念头。在妇科医师推荐下今患者在丈夫陪同下来我院就诊。

本次起病以来,患者夜眠差,主要表现为入睡困难,胃纳尚可,体重无明显变化,二便无殊,曾有过片段的消极观念,无消极行为。

2. 既往史

否认重大躯体疾病史。

3. 个人史

患者出身于知识分子家庭,父亲不准子女谈论性爱问题,认为"万恶淫为首"。因此患者虽高中毕业,但十分缺乏有关性的知识。22岁时由家人介绍与其夫相识,内心虽对丈夫有好感,但害怕结婚,后在父亲督促下,勉强答应完婚,由于性生活不和谐,患者曾向其夫提出过离婚,但其夫不答应。患者病前性格:内向。

4. 家族史

否认两系三代以内精神障碍史。

5. 体格检查

躯体及神经系统未查及阳性体征。

6. 实验室和辅助检查

头颅CT、脑电图检查正常,智商测定正常,血常规、生化常规等检查未见异常。

7. 精神检查

(1) 意识:清晰,时间、地点、人物定向完整。

(2) 仪态:整洁,衣着得体,无怪异姿态。

(3) 面部表情:大部分时间显得表情愁苦。

（4）接触交谈：合作，对答切题，言语表达流畅、有序，谈及夫妻生活的问题时，人略显不安。

（5）性症状：性生活时出现阴道痉挛，感到明显疼痛，性欲减退，长期以来无性生活。

（6）感知觉：无明显幻觉、错觉及感知综合障碍。

（7）思维：思维连贯，无明显思维逻辑障碍及思维内容障碍，无明显思维属性障碍。

（8）情感：情感反应协调，情绪稍显低落，无明显精力减退、兴趣丧失，为夫妻关系感到烦恼，曾因此有过一闪而过的消极观念，无消极行为。

（9）意志行为：意志要求存在，有一闪而过的消极观念，无消极行为，无冲动、紊乱行为。

（10）睡眠：夜眠差，主要表现为入睡困难。

（11）食欲：无明显食欲减退。

（12）智能：正常，智力水平与受教育背景相符。

（13）自知力：不全。虽然认识到自己的性生活方面存在问题，但对于其中的心理因素了解并不确切。

二、诊治经过

1. 初步诊断

非器质性阴道痉挛。

2. 治疗经过

（1）向夫妻双方说明病情，劝其暂缓同房，配合治疗。

（2）晚间服用阿米替林 50 mg 缓解其焦虑情绪，改善性交疼痛的症状。

（3）阴道扩张治疗：首先让患者做骨盆肌肉的绷紧—松弛练习，在松弛时医生用涂滑润剂的扩张器轻轻插入阴道。当患者掌握后，可自行或让丈夫协助扩张。从小号开始，每天 3～4 次，每次 10～15 min，直至患者能够接受第 5 号最粗的扩张器而不发生痉挛反应，夫妇双方可以开始试验过性生活。

（4）性治疗：治疗师采用的主要治疗方式包括：性心理教育、放松训练、感知集中以及性自信训练。

（5）疼痛治疗：将生殖器疼痛作为一种疼痛类型，从生物—心理—社会方面对患者进行教育，结合疼痛日记帮助患者将其疼痛强度转化为具体想法、感受、行为和性环境，增强有效地应对能力，发现逃避性生活的原因。

三、病例分析

1. 病史特点

（1）女性，24 岁首发。

（2）病程特点为反复出现与性生活有关的生殖器疼痛症状。

（3）表现为阴道痉挛与性交疼痛，无法进行正常的性生活。

（4）上述症状持续 3 个月，表现为性交时阴道周围肌肉挛缩，导致阴道痉挛，使阴茎插入困难，并引起疼痛。

（5）患者发病存在一定心理因素，对性感到厌恶和恐惧。

（6）风险评估：患者为此感到苦闷，甚至出现过一闪而过的轻生念头，但无行动，有潜在的自伤、自杀风险。

（7）既往史无躯体疾病或脑器质性疾病存在的证据。患者内外生殖器发育无异常。其丈夫阴茎虽粗大，但尚在正常范围内。

2. 诊断与诊断依据

1）诊断

非器质性阴道痉挛。

2）诊断依据

（1）患者在性生活时出现阴道周围的肌肉痉挛，导致阴道入口的痉挛，使得阴茎插入困难，引起性交时的疼痛。

（2）患者内外生殖器发育无异常。

（3）因为上述症状，患者无法进行正常的性生活。

3. 鉴别诊断

（1）器质性阴道痉挛：患者在性生活时出现阴道痉挛，首先应排除生殖器器质性病变可能，患者已至医院进行检查，其内外生殖器发育无异常，无器质性病变依据，故不支持本诊断。

（2）非器质性性交疼痛：患者在性生活中感到下身疼痛，故应考虑该病可能，但患者的疼痛继发于阴道痉挛，不符合该病诊断标准，故不予该诊断。

四、处理方案及基本原则

1. 药物治疗

夜间服用阿米替林 50～75 mg，对于广泛性性交疼痛有较好的改善作用，而对于局部性交疼痛作用则因人而异。患者在性生活过程中出现阴道痉挛，继发性交疼痛，故选择此药改善疼痛症状。

2. 阴道扩张治疗

此方法是治疗阴道痉挛最有效的方法。对该患者坚持治疗，逐渐增加扩张器的尺寸，插入阴道，会逐渐产生治疗效果。

3. 性治疗

性治疗中的团体认知行为治疗是目前唯一有研究支持的阴道痉挛治疗方法。它可以完善和增强其他治疗的效果。

4. 疼痛治疗

理论上此法是一个十分有效的办法，它可以帮助患者了解自己的疼痛、增加自我效能、缓解疼痛直觉、减轻心理痛苦、改善性功能。同时可以考虑结合药物或社会心理治疗。

五、要点与讨论

（1）人口学特征：患者为 24 岁女性。有研究者认为越是年轻的女性越容易出现生殖器疼痛，也有人认为性交疼痛会随着年龄递减。

（2）纵向病史特点：患者因为担心过夫妻生活在洞房时出现阴道痉挛，后再无法进行性生活。

（3）心理因素：患者出身于知识分子家庭，父亲不准子女谈论性爱问题，认为"万恶淫为首"。因此患者虽高中毕业，但十分缺乏有关性的知识。相关证据表明，存在生殖器疼痛的女性性态度也不是很积极。相关联的因素包括：保守的性观念、消极的性态度以及缺乏性经验等。

（4）当前（横断面）临床相：患者目前表现性生活时的阴道痉挛，并出现性交疼痛，明确诊断需要注意性交疼痛是否与阴道痉挛相关。

（5）治疗考量：通过药物治疗、阴道扩张治疗以及各种心理治疗的技术，使得患者不再发生阴道痉挛反应，能够获得满意的性生活。

六、思考题

（1）诊断"非器质性阴道痉挛"时需要注意与哪些器质性因素相鉴别？
（2）"非器质性阴道痉挛"的治疗方法有哪些？

七、推荐阅读材料

[1] 陆峥.性功能障碍与性心理障碍[M].北京：人民卫生出版社，2012.
[2] Fugl-Meyer K S，Bohm-Starke N，Petersen C D，et al. Standard Operating Procedures for Female Genital Sexual Pain [J]. J Sex Med，2013，10：83 - 93.

（刘　娜　李清伟　陆　峥）

恋物症

一、病历资料

1. 现病史

患者,男性,28岁,技术员,已婚,因"偷窃女性衣物以获得性兴奋1年余,总病程15年"来院就诊。患者12岁时家中雇佣一位年轻女保姆,女保姆常与周围男性打情骂俏,甚至有性行为。一次患者偶遇女保姆送走男友后换洗内衣、内裤,第一次引起了患者的性冲动。后患者偷偷将她的一条三角裤藏起来,夜间用它来手淫。从此患者形成了手淫的习惯,而且手淫时常常结合情景幻想,以获得性高潮而射精。手淫的习惯延续到18岁读高中时,在听到老师介绍手淫的危害后产生恐惧感而戒掉,后患者对此逐渐淡忘。27岁结婚后,患者再次想起青少年时期的手淫习惯,怕引起性功能障碍,性生活时心理过度紧张,一度出现阳痿及早泄现象。同房时只有联想到当年窥视女保姆的性行为与洗涤内衣裤时,才会有较强的性兴奋而使性生活比较满意。由于性生活不和谐,常与妻子发生口角,之后患者用其他女性的衣物来手淫获得的性快感反而更加强烈,因此患者千方百计地去偷窃他人胸罩、三角裤等,并将其锁在一个皮箱里。近来该皮箱被其妻子打开,妻子看到里面的东西后对患者大起疑心,患者反复解释无果,为明确病情,今其在妻子陪同下来我院就诊。

病程中患者进食、夜眠可,二便无殊,有异常性行为,无明显冲动、毁物行为,无消极言行。

2. 既往史

否认重大躯体疾病史。

3. 个人史

无殊。病前性格开朗。

4. 家族史

否认两系三代以内精神障碍史。

5. 体格检查

躯体及神经系统未查及阳性体征。

6. 实验室和辅助检查

头颅CT、脑电图正常,智商测定正常,血常规、生化常规等未见异常。

7. 精神检查

(1) 意识:清晰,时间、地点、人物定向完整。

(2) 仪态:整洁,衣着得体,无怪异姿态。

(3) 面部表情:表情自然,谈及收集女性内衣裤的事情时,患者略显紧张、尴尬。

(4) 接触交谈:合作,对答切题,言语表达流畅、有序。

(5) 性症状:性生活不和谐,有阳痿及早泄现象。同房时只有联想到当年窥视女保姆的性行为与洗涤内衣裤时,才会有较强的性兴奋。用其他女性的衣物来手淫可达到性高潮。

(6) 感知觉:无错觉、幻觉及感知综合障碍。

(7) 思维:思维连贯,无明显思维内容障碍及思维逻辑障碍,无强迫性思维及强制性思维。

(8) 情感:情感反应协调,无明显情绪高涨或低落,情绪较为稳定。无消极观念及消极行为。

(9) 意志行为:意志要求存在,有偷窃女性内衣裤的行为,通过使用其他女性内衣裤手淫获取性高潮。无冲动、毁物行为,无消极言行。

(10) 睡眠:尚可。

(11) 食欲:无食欲亢进或减退,无明显体重下降。

(12) 智能:正常,智力水平与受教育背景相符。

(13) 自知力:不全。虽对于自己的异常性行为感到羞愧,但对其病态表现认识不足。

二、诊治经过

1. 初步诊断

恋物症。

2. 治疗经过

1) 认知行为治疗

(1) 帮助患者认识这是一种适应不良性行为,共同找出适应不良性认知,同时进行疏导,改善挫折心理及焦虑情绪。

(2) 通过患者呼吸、脉搏、血压、阴茎勃起等情况来观察患者发生性冲动的潜伏期,确定注射阿扑咖啡的时间,这样患者看、摸女性内衣而出现兴奋时,会有头晕、恶心等厌恶反应。反复治疗后,患者的行为可以得到矫正。为了巩固疗效,治疗要持续进行多次。

2) 药物治疗

以 20 mg/d 氟西汀起始,根据耐受性情况,逐渐增加药物剂量,最大剂量为 80 mg/d,观察 4～6 周,直到患者症状改善,后维持治疗。

三、病例分析

1. 病史特点

(1) 男性,青少年期开始出现异常性行为。

(2) 全病程特点:青少年期起病,至 18 岁时自行克制,症状消失;1 年前婚后出于最初的担心,病情再次反复。

(3) 表现为偷窃女性衣物,通过使用其他女性的衣物来手淫获得的性快感,达到性高潮。

(4) 在正常的夫妻生活中,一度出现阳痿及早泄现象。同房时只有联想到当年窥视女保姆的性行为与洗涤内衣裤时,才可能使性生活比较满意。

(5) 本次病程 1 个月,表现为异常性行为。

(6) 风险评估:目前无自伤、自杀及冲动风险。

(7) 既往史及本次发作期间均无躯体疾病或脑器质性疾病存在的证据。

2. 诊断与诊断依据

1) 诊断

恋物症。

2) 诊断依据

(1) 患者以女性的内衣裤作为自身性唤起及性满足的刺激物。

(2) 患者通过使用女性的衣物进行手淫来达到性高潮,女性内衣裤是其性刺激的最重要来源,也是其达到满意性反应的必备条件。

3. 鉴别诊断

(1) 恋物性异装症:患者有对于女性衣物的迷恋,故应与本病相鉴别,但异装症患者所迷恋的衣物不仅是穿戴,而是打扮成异性的整个外表,通常不止穿戴一种物品,而该患者仅通过异性衣物来达到性高潮,并无持续穿戴的表现,与该病特征不符,故可排除。

(2) 易性症:易性症患者也喜欢穿戴和佩带异性物品,但其目的在于使自己更像异性和"适应"自己的内在人格而不是为了给自己以性的刺激。而该患者收集异性衣物是为了寻求性刺激而获得性高潮,不符合易性症特征,故不考虑该诊断。

四、处理方案及基本原则

1. 心理治疗

对于恋物障碍的治疗以心理治疗为主,通过识别适应不良性行为,纠正适应不良性认知,增强患者对于自身异常性行为的认识;并通过厌恶疗法,纠正患者的异常性行为。

2. 药物治疗

药物治疗对于心理治疗有辅助作用。抗雄激素药物虽然可以通过降低患者性欲水平达到治疗的目的,但由于其副作用较多,且导致性欲减退,因此该种治疗方法目前仍存在争议,故不作为首选。而近年来人们发现恋物症与强迫症有不少相似,于是临床上开始使用5-羟色胺再摄取抑制剂(SSRIs)来控制异常性行为,较为常用的药物有氟西汀和舍曲林。针对本患者,选用氟西汀治疗,以期改善症状。

五、要点与讨论

(1) 人口学特征:患者青少年期开始出现异常性行为,而性欲倒错障碍大多数开始于青少年时期,在18岁以前出现的约占半数。

(2) 纵向病史特点:青少年期起病,至18岁时自行克制,症状消失;1年前婚后出于最初的担心,病情再次反复,正常的性生活受到严重影响。

(3) 心理因素:患者12岁一次偶然机会看到女保姆换洗内衣裤而出现性兴奋,自此反复使用异性内衣裤进行手淫,以获得性高潮。关于恋物障碍的起因,大致是通过学习使得很多刺激性性兴奋和性满足连接在一起,这种最先的特殊经历可能相当偶然。性满足的恋物形式之所以成为个人偏好的形式,通常是因为它是更大的一种不良适应行为的一部分。

(4) 当前(横断面)临床相:患者目前以偷窃女性衣物,通过使用其他女性的衣物来手淫获得的性快感,达到性高潮,正常性生活中一度出现阳痿或早泄。通过患者收集女性衣物的目的不同,与恋物性异装症和易性症加以鉴别。

(5) 治疗考量:以心理治疗为主,结合药物治疗,使得患者异常的性行为得以纠正。

六、思考题

(1) 恋物症形成的心理学机制有哪些?

(2) 恋物症心理治疗具体是如何实施的?

七、推荐阅读材料

[1] 陆峥. 性功能障碍与性心理障碍[M]. 北京:人民卫生出版社. 2012.

[2] Garcia F D, Thibaut F. Current Concepts in the Pharmacotherapy of Paraphilias [J]. Drugs. 2011,71(6):771-790.

(刘　娜　李清伟　陆　峥)

窥阴障碍

一、病历资料

1. 现病史

患者,男性,36 岁,经理,已婚,因"反复窥视更衣或进行性生活的女性以获得性兴奋 20 年"来院就诊。患者 16 岁参加夏令营时曾与男同学一起偷窥女性,第一次唤起患者的性冲动。此后患者经常在家利用望远镜观望对面公寓有无正在更衣或进行性行为的女性,患者不想进入被窥视的寓所,也否认有强奸的冲动,每当看到女性脱衣或从事性活动的情景,即以手淫达到性高潮,高考前期这类行为有所增多。患者进入大学以后开始在学校等家以外的地点进行窥视行为。在校期间患者曾因多次在女厕所窗外偷窥女生如厕、女浴室外偷窥女生洗澡更衣,窥视时伴有手淫,然后回寝室。虽然整个窥视过程表现焦虑,但患者只是因为担心被抓到,且对整个窥视过程的总体体验是非常愉快的。患者的偷窥行为曾被同学老师发现 2 次,经校方教育、警告及家长责罚,但患者仍无法控制,反复出现类似的念头及行为。患者完成学业后离开家乡工作,工作能力可,30 岁与妻子结婚,对性交兴趣不大,偶尔性交也只有联想到偷窥经历时,会有较强的性兴奋而使性生活比较满意。因为性生活不和谐,夫妻关系逐渐恶化,妻子怀孕时发现电脑中有偷拍自己及女同事换衣视频,多次发生口角。此次由于患者偷窥的行为被单位发现,人事部门警告如果再次出现这种行为将会予以解雇,故在妻子陪同下来我院就诊。

病程中患者进食、夜眠可,二便无殊,有异常性行为,无明显冲动、毁物行为,无消极言行。

2. 既往史

否认重大躯体疾病史。

3. 个人史

患者家中幺子,有一个姐姐,父亲是退役军人,对患者持惩罚态度。母亲外向富于表达情绪,对患者比较偏爱。病前性格开朗。

4. 家族史

否认两系三代以内精神障碍史。

5. 体格检查

躯体及神经系统未查及阳性体征。

6. 实验室和辅助检查

头颅 CT、脑电图正常,智商测定正常,血常规、生化常规等未见异常。

7. 精神检查

（1）意识：清晰，时间、地点、人物定向完整。

（2）仪态：整洁，衣着得体，无怪异姿态。

（3）面部表情：表情自然，谈及偷窥行为时，患者略显羞愧、自责。

（4）接触交谈：合作，对答切题，言语表达流畅、有序。

（5）性症状：性生活不和谐，有阳痿及早泄现象。同房时只有联想到偷窥女性更衣性行为的场景，才会有较强的性兴奋。偷窥女性如厕、沐浴、性生活时手淫可达到性高潮。

（6）感知觉：无错觉、幻觉及感知综合障碍。

（7）思维：思维连贯，无明显思维内容障碍及思维逻辑障碍，无强迫性思维及强制性思维。

（8）情感：情感反应协调，无明显情绪高涨或低落，情绪较为稳定。无消极观念及消极行为。

（9）意志行为：意志要求病理性增强，有偷窥女性如厕、沐浴、更衣、性行为时手淫获取性高潮。无冲动、毁物行为，无消极言行。

（10）睡眠：尚可。

（11）食欲：无食欲亢进或减退，无明显体重下降。

（12）智能：正常，智力水平与受教育背景相符。

（13）自知力：不全。虽对于自己的异常性行为感到羞愧，但对其病态表现认识不足。

二、诊治经过

1. 初步诊断

窥阴障碍。

2. 治疗经过

1）认知行为治疗

（1）帮助患者认识这是一种适应不良性行为，共同找出适应不良性认知，同时进行疏导，改善挫折心理及焦虑情绪。

（2）针对"靶症状"治疗：在患者看女性裸露视频或图片而出现兴奋时，予以电击、橡皮筋弹击手腕及注射催吐剂方式给予厌恶性质的条件刺激，反复治疗后，患者的行为可以得到矫正；在实施过程中也应及时予以正常性行为的心理刺激，以促进并建立强化正常向的意向和兴趣，以巩固疗效和预防复发。

2）药物治疗

以 20 mg/d 氟西汀起始，根据耐受性情况，逐渐增加药物剂量，最大剂量为 80 mg/d，观察 4～6 周，直到患者症状改善，后维持治疗。

三、病例分析

1. 病史特点

（1）男性，青少年期开始出现异常性行为。

（2）全病程特点：青少年期起病，期间持续存在异常行为，高考等生活重大改变时行为有所增多。

（3）表现为偷窥女性如厕、更衣、沐浴、性行为时手淫获得的性快感，达到性高潮。

（4）在正常的夫妻生活中，一度出现阳痿及早泄现象。同房时只有联想到偷窥女性更衣性行为的场景，才会有较强的性兴奋。

（5）总病程 20 年，表现为异常性行为。

（6）风险评估：目前无自伤、自杀及冲动风险。

（7）既往史及本次发作期间均无躯体疾病或脑器质性疾病存在的证据。

2. 诊断与诊断依据

1）诊断

窥阴障碍。

2）诊断依据

（1）患者通过非自愿个体裸露、更衣或从事性活动获得反复而强烈的性唤起、性冲动、性幻想或性行为，持续10年。

（2）导致具有临床意义的痛苦或其他重要领域的功能损害。

3. 鉴别诊断

（1）性流氓行为：窥阴癖患者缺乏正常性满足要求，仅通过偷窥女性如厕、更衣、沐浴、性行为时手淫获得的性快感，达到性高潮。仅表现单一的异常行为，无其他劣迹，事后为此痛苦内疚，性流氓行为则相反，故排除。

（2）性好奇：窥阴活动是一种较为常见对性的好奇心的表现，但窥阴癖患者为了获得性兴奋反复进行窥阴活动，被看对象至少是与自己没有性关系的女性，在明知可能出现的悲惨后果的情况下也不能克制这种冲动，与一般性好奇不同。

四、处理方案及基本原则

1. 心理治疗

对于窥阴障碍的治疗以心理治疗为主，通过识别适应不良性行为，纠正适应不良性认知，增强患者对于自身异常性行为的认识；并通过厌恶疗法，纠正患者的异常性行为。

2. 药物治疗

药物治疗对于心理治疗有辅助作用。通过药物降低睾酮水平以降低患者性欲水平而保留患者勃起功能，为患者提供与正常性伴侣进行性交提供可能，但由于此类药物副作用较多，存在一定争议，需要签订知情同意书后方可使用。而近年来人们发现窥阴症具有自己难以控制的特点，与强迫症类似，于是临床上开始使用治疗强迫症有效的抗抑郁药物来控制异常性行为，较为常用的药物有氟西汀和氯丙咪嗪。针对本患者，选用氟西汀治疗，以期改善症状。

五、要点与讨论

（1）人口学特征：患者青少年期开始出现异常性行为，而性欲倒错障碍大多数开始于青少年时期，在18岁以前出现的约占半数。

（2）纵向病史特点：青少年期起病，期间持续存在异常行为，高考等生活重大改变时行为有所增多。正常的性生活受到严重影响。

（3）心理因素：患者16岁偷窥女性时唤起性冲动，自此多次窥视女性更衣、洗澡、性行为等场景进行手淫，以获得性高潮。窥阴活动是一种较为常见的对性的好奇心的表现。观看有吸引力的女性的躯体是件相当刺激的事；性活动在传统意义上的隐蔽性及神秘性加重了好奇心。另一面，在与异性关系上感到羞怯和不够格时，会以窥视作为替代。这样既可满足对性的好心，又可以满足对性的需求，也不会有实际接近异性而发生的伤害。窥视过程的紧张和危险会增加性的刺激。

（4）当前（横断面）临床相：患者目前以反复偷窥女性更衣、如厕、性行为等场景进行手淫，达到性高潮，正常性生活中一度出现阳痿或早泄，或唯有靠想象既往偷看女性裸体唤起性兴奋明确诊断。

(5) 治疗考量：以心理治疗为主，结合药物治疗，使得患者异常的性行为得以纠正。

六、思考题

(1) 窥阴障碍形成的心理学机制有哪些？
(2) 窥阴障碍心理治疗具体是如何实施的？

七、推荐阅读材料

陆峥.性功能障碍与性心理障碍[M].北京：人民卫生出版社，2012.

（刘　娜　李清伟　陆　峥）

案例 *56*

注意缺陷多动障碍

一、病历资料

1. 现病史

患者,男性,12岁,学生,第一次住我院,因"自幼好动、注意力不集中、不服管教、对抗、盗窃、恐吓他人加重3年"来院就诊。患儿自幼多动、顽皮,做什么事情注意力都不能长时间集中;不服家人管教,难以管束。进入小学后,患儿上课不能注意听讲,在课堂上来回走动;与同学关系差,无故招惹同学,朝同学吐口水,与同学吵架、打架;回家作业不完成,不服从家人管束,学习成绩差。家长为此多次带其就诊,三年级时诊断为注意力缺陷多动障碍(ADHD),予以择思达每日25 mg治疗,效果不明显。此后,患儿逐渐出现对家人不礼貌,直呼其名;容易对家里人发脾气;不能听从家长的劝告,时常与家里人对着干,捉弄爷爷奶奶;说脏话,辱骂家人及老师,称妈妈是"神经病";偷家里的钱,偷别人家的菜,卖掉后去网吧上网玩游戏;不去上学,或者从学校逃出来,经常与其他不去上学的孩子一起,在马路上放钉子,导致他人自行车损坏;拦截和吓唬老年人和小孩子。2012年8月(患儿六年级),我院诊断为注意缺陷多动障碍、对立违抗障碍、品行障碍,予以择思达25 mg/d治疗,服药一月后回到学校(转到一所住宿学校),不能遵守校规,半夜逃离学校外出游玩;在学校恐吓比自己小的孩子,收保护费,将年级的电子投影系统破坏,被勒令退学。现为进一步治疗来我院。

发病以来,饮食略差,睡眠、二便均可,在外有打人行为,有夜不归宿的情况,否认自杀、自伤行为。

2. 既往史

过敏性鼻炎史多年,春秋季节易发作。否认其他重大躯体疾病史。

3. 个人史

家中独子,母孕期先兆流产而行保胎治疗。足月剖宫产,出生时无异常。自幼有祖父母抚养,幼时生长发育可,12个月会说话,12个月会走路。父母在外打工挣钱,但周六、日会回家,疏于照看。自小多病,家人宠溺、有求必应。因其自小行为过于倔强、大胆(例如:4岁时因与奶奶怄气跳到湖中),家人感照顾困难。适龄上学,学习成绩差,不服从老师的管教,与同学关系一般。自患儿进入小学以后,父母回乡工作,常常因其读书的事情而打骂患儿。此后患儿更加不服从管教,逃学、通宵上网、夜不归宿等。有抽烟、喝酒行为,具体不详。否认不洁性生活史,否认疫区接触史。病前性格:大胆、爱冒险、脾气倔强、容易与家人冲突、发脾气。

4. 家族史

否认两系三代以内精神障碍史。

5. 体格检查

躯体及神经系统未查及阳性体征。

6. 实验室和辅助检查

头颅 CT、脑电图正常,智商测定正常,血常规、生化常规等未见异常。

7. 精神检查

(1) 意识:清晰,时间、地点、人物定向完整。

(2) 仪态:整洁,因其身材瘦小,衣着略显宽大,无怪异姿态。

(3) 面部表情:交谈中,患儿较放松,谈及自身的盗窃、欺骗行为显得十分得意,侃侃而谈,笑容满面;谈及读书等事宜时,表情变得严肃,自觉内疚,但不久岔开话题。

(4) 接触交谈:主动合作,对答切题,经常抓衣领,剥手指,容易走神;言语表达流畅、有序,语速常常偏快,容易插话,有时显得不能顾及环境及他人反应,侃侃而谈,显兴奋。交谈中被动注意增强,常常东张西望,容易受到周围事物影响,显得注意力不能集中。

(5) 情感:情绪反应与谈话内容相适切,谈到自己做的"得意"的事情,如吓唬小孩等,显得兴奋,洋洋得意;谈到家长对自己的期望时,显得失落;自觉读书没有动力,不愿意做自己不想做的事情,称愿意让父母亲放心,但是不知道该怎么做。总体情感反应协调。

(6) 感知觉:未引出错觉、幻觉等感知觉障碍,未引出感知综合障碍。

(7) 思维:思维联想速度略快,但未引出夸大妄想,思维连贯,未引出思维逻辑障碍,否认被害妄想,否认关系妄想,否认思维被洞悉感。

(8) 意志行为:患儿对读书有恐惧感,自觉学习困难,对目前做的事情感到内疚,愿意改过,但是自觉困难,承认自己兴奋起来以后就不容易自控。承认吓唬老人是错误的,但是感到有趣,难以自制。

(9) 性症状:患儿为儿童,否认有性活动。

(10) 睡眠:睡眠需要量较同龄人略少,但无明显睡眠障碍。

(11) 食欲:进食量较同龄儿童略少。

(12) 智能:初查尚可,智力水平与受教育背景基本相符合。

(13) 自知力:对自身的行为有后悔,但对自己的好动不宁不能充分认识。

二、诊治经过

1. 初步诊断

注意缺陷多动障碍、对立违抗障碍、品行障碍。

2. 治疗过程

盐酸哌甲酯缓释剂每日 18 mg,服药后进食较前没有改善,但发生入睡困难,常在床上辗转不宁近 1 h 方能入睡。病情初始情况尚可,在团体活动中能始终保持注意力,在病房内能克制自己的行为,在病房内能和其他病友和平相处。入院后一周逐渐出现易冲动,好动不安,经常不慎弄伤病室病友,容易与部分病友发生冲突,一度因在床上蹦蹦跳跳,拉坏病室内的窗帘。病房结合患儿体重(35 kg),哌甲酯加量至 36 mg。一周后,患儿注意力、多动好转明显,但仍存在入睡困难、兴奋时难以自控,后加用利培酮 1 mg,情况明显好转。住院期间,病房结合家庭访谈的形式,对患儿的家长进行行为管理方法的培训。

三、病例分析

1. 病史特点

(1) 患儿男性,自小表现为好动不宁,大胆、倔强等特质,家人难以约束;学龄期表现尤为典型,上课无法集中精神,好动、插嘴、招惹同学。

（2）在此基础上逐渐出现与家人对立,不服从权威的管教,容易发脾气。

（3）三年级以后,尤其是五年级以后,逐渐出现与校外同伴厮混、逃课、夜不归宿,在同伴影响下偷窃、捉弄老人、欺负低年级同学。

（4）病程表现为自幼出现,学龄前气质特征明显,学龄期临床表现典型,进入小学高年级以后合并行为问题发生,并逐渐加重。

（5）上述情况起病于学龄前,在过去 6 个月当中行为问题表现明显。

（6）风险评估:当前表现为明显的行为问题。

（7）既往史无躯体疾病或脑器质性疾病存在的证据。

2. 诊断和诊断依据

1）诊断

注意缺陷多动障碍,对立违抗障碍,品行障碍。

2）诊断依据

（1）患者自幼起病,表现多动,注意力不能集中,上课不能听讲,好动不安;逐渐出现与家长对立,对抗,好发脾气;高年级以后逃课、经常说谎、打架、辱骂他人、偷东西、毁坏公共财物。

（2）严重度:患者起病早,近年来病情加重,学习功能受损明显;在校学业完成困难,有部分社交困难,与同伴相处不良;与家人对立,亲子关系受到影响。

（3）风险:患者在外有冲动言行,需注意防冲动,注意患者饮食及躯体情况。

3. 鉴别诊断

双相障碍:患儿在病史中有明显的动作多、话多,情绪容易兴奋,行为缺乏自控力;在精神检查时有明显的兴奋,滔滔不绝,因此需要和躁狂发作相鉴别。但是,患儿的情况是发育的过程中逐渐发生并且持续存在的,表现出连续性病程和发育性特点,而躁狂发作是一类发作性疾病,而从临床特点来说,患儿主要表现为多动、容易兴奋,没有明显的心境高涨;言语虽然滔滔不绝,但没有典型的思维奔逸特点,而行为增多是患儿的一贯性表现,并非发作性,故本病例考虑为多动障碍,以及其继发的系列行为问题。

四、处理方案及基本原则

1. 护理和临床观察要点

该患儿受到疾病特征影响,好多、爱招惹他人,在病区活动需要注意提醒患儿的行为,防止他与病房其他病友发生冲突;同时注意防止在他的挑衅行为下,其他病友对其发生攻击性行为。

2. 药物治疗

对于 ADHD 的药物治疗需要把握指针,首先对于症状轻微的患儿并不直接主张药物治疗,而以行为干预为主,但是对于症状明显且伴有明显功能损害的案例需要考虑药物治疗,在本病例中,患儿显然存在典型的 ADHD 症状,并且随之产生了明显的破坏性行为问题（对立违抗障碍、品行障碍）,造成功能的明显损害,因此药物治疗是必需的。在该案例中,选择了治疗 ADHD 的首选用药——精神振奋剂哌甲酯,该药物的使用需要综合考虑患儿的体重。回顾该患儿的病史,可以发现既往他曾经使用择思达,这是一类选择性去甲肾上腺素再摄取抑制剂,同样可以用于 ADHD 的治疗,但从目前的治疗指南来说,仍然将精神振奋剂作为首选药物。此外,对于这个患儿结合考虑使用利培酮,是基于两点考虑:第一,患儿在使用振奋剂的同时出现了睡眠不良,入睡困难,这时常见的副作用,利培酮具有镇静作用;第二,该患儿在 ADHD 基础上出现了明显的行为问题,兴奋难以自制,行为存在冲动性,合并小剂量利培酮可以起到改善行为问题的作用。

3. 非药物治疗

在住院期间,病区采用了行为管理的方式对患儿的行为进行矫正,包括制定行为规范,明确告诉患儿哪些行为是被接受和赞许的,哪些行为是不好的,哪些行为是会受到惩罚的,并且制定了相应的奖励、惩罚制度。同时,治疗还需要将患儿的父母亲邀请进来,告诉他们行为管理的意义,并且帮助他们制定在家庭中可以使用的行为管理方法。非药物治疗,尤其是行为管理,在 ADHD 的治疗当中扮演了相当重要的角色,是不容忽视的重要一步。表 56-1 为行为合同表格。

表 56-1 行为合同

行为规范
1. 认真参加集体活动
2. 遵守病区秩序,不大声喧哗,不追逐打闹
3. 和病区小伙伴友好相处,不说脏话,不言语讽刺
4. 尊重长辈,不和长辈发生争吵
规则
以上各条每天都进行评分,每一条可以获得一颗星;
攒足 50 颗星,可以获得奖励机会一次;
攒足 100 颗星,可以获得要求奖励的机会三次。

五、要点与讨论

(1) 人口学特征:注意缺陷多动障碍是一类发育性疾病,学龄前就可能表现出明显的多动、注意力不能集中的特征,到了学龄期这种表现更加典型;其次,ADHD 更容易发生在男性身上。

(2) 纵向病史特点:ADHD 是一类发育性疾病,它的特征是伴随着儿童生长发育逐渐出现,在发育的过程中持续存在,并不会突然地出现或者消失,这一点可以作为 ADHD 与其他疾病相鉴别的重要因素。

(3) 当前(横断面)临床相:该病例在学龄早期表现为典型的 ADHD 症状,随着年龄的增加,逐渐发生了在 ADHD 患儿当中最常发生的行为问题,对立违抗障碍,实际上在个人史中,就已经提到了早期存在不能服从家长命令的特征,是对立违抗障碍的早期表现;随着年龄的增加,尤其进入了高学龄阶段以后,儿童的行为能力增加,他的破坏性也随之明显,在这个孩子当中表现出典型的品行障碍。

(4) ADHD 儿童病情发展的规律与治疗考量:ADHD 是一类神经发育性疾病,研究证明 ADHD 患儿的大脑发育成熟水平较同龄儿童低,因此患儿会表现为不成熟的外化行为,疾病存在生物性的基础。当孩子的行为问题突出或者功能明显受损时,尽早的药物干预会起到很好的效果。但是当这些孩子的行为无法达到成人的期望时,环境又无法理解和包容孩子的行为,无法提供给他们一个良好的氛围时,不良的环境因素对 ADHD 儿童将产生重要的影响。在这个病例当中,患儿学龄前就存在典型的 ADHD 特质,好动、兴奋后难以自制、不服从家人管束,如果家长能够早期识别,并且采取必要的行为管理手段,可以有效地早期矫正患儿的行为,但是该名患儿并没有及时就诊。进入学龄期以后,患儿的疾病特征更加明显,逐渐带来日常功能的明显损害,而家长、教师、同伴对其行为的无法理解和接受,导致患儿的行为进入了一个恶性循环,逐渐发展为对立违抗乃至品行障碍。当行为问题逐渐出现并且固化以后,对于 ADHD 儿童的干预就更为复杂了,在本例当中,不仅仅需要结合疾病本身,给予精神振奋剂治疗,还需要结合利培酮等药物控制其行为的冲动性,在这些药物治疗的帮助下进一步纠正孩子的行为。

六、思考题

（1）注意缺陷多动障碍的核心症状、诊断要点和治疗原则。

（2）请简述注意缺陷多动障碍合并行为问题的发生机制、临床特点、治疗方法。

（3）请简述注意缺陷多动障碍的其他共病及特点。

七、推荐阅读材料

［1］杜亚松.注意缺陷多动障碍［M］.北京：人民卫生出版社,2012.

［2］Matthews M，Nigg J T，Fair D A. Attention Deficit Hyperactivity Disorder ［M］. Curr Top Behav Neurosci. 2014.

（江文庆）

案例 57
智力发育障碍伴行为问题

一、病历资料

1. 现病史

患者,男孩,13岁,6年级,因"发育落后,学习困难伴冲动打人"来院就诊。患儿母亲孕期37周,做常规B超胎心监测异常而紧急剖宫产。患儿出生时脐带绕颈3周,出生时有口唇发紫,宫内缺氧史。出生3月因肺炎住院,并伴有发热惊厥。1岁半会独自走路,2岁开口有意识叫"妈妈"。3岁起上幼儿园,口齿表达不清,中班才会表达大小便。在幼儿园时,老师觉其发育落后于同龄人,同学给其起绰号"傻子"。2009年患儿进入正常小学一年级,上课坐不住,做鬼脸,各科成绩不及格。在上海精神卫生中心做韦氏智力测试IQ61,提示智力轻度缺损。因无法跟上正常教学,无法在班级正常上课,1~5年级班主任常常单独辅导,患儿随班就读。患儿因说话做事幼稚,常受同学取笑、欺负,在学校无朋友,情绪差。6年级时易激惹,不愿上学,打骂家人,外跑,家人带其来就诊。

2. 既往史

出生3月肺炎住院伴有发热惊厥,余否认重大躯体疾病。

3. 个人史

患儿出生时脐带绕颈3周,口唇发紫,有宫内缺氧史。1岁半会独自走路,2岁开口有意识叫"妈妈"。

4. 家族史

否认两系三代以内精神异常史。

5. 体格检查

全身体格及神经系统检查未及阳性体征。

6. 实验室和辅助检查

脑电图未及异常。智商测定轻度智能缺损。

7. 精神检查

(1)意识:清晰,时间,地点,人物定向完整。

(2)仪态:整洁。

(3)面部表情:低头,愁苦。

(4)接触交谈:被动,合作,言语少,口齿欠清,表达差。

(5)感知觉:未引出幻视,幻听及感知觉综合障碍。

(6)思维:思维反应慢,理解力差,未引出思维内容及逻辑障碍。

（7）情感：情感尚协调，陈述自己总是被欺负，被捉弄，情绪差，不开心，心情烦躁，觉得上学没意思，但未及消极观念。

（8）意志行为：自觉不想做事情，无聊，从不会扫地、洗衣。毁物及打家人的行为时不自知，特别是殴打较宠自己的妈妈和奶奶。

（9）智能检查：差，复杂问题难以理解和回答，类比困难，完整复述故事困难。复杂计算不能完成。

（10）自知力：部分。

二、诊治经过

1. 初步诊断

轻度智力发育障碍伴行为问题。

2. 诊疗经过

（1）心理疏导。

（2）建议改变学习环境。

（3）进行药物干预控制行为问题：①安律凡 5 mg/d；②患儿服药后无不适，冲动打人行为减少；③2 个月后转入辅读学校就读，老师较关注，同学相处尚融洽，患儿表现积极，情绪较稳定。一直维持 5 mg/d 安律凡剂量。目前可以主动料理日常简单生活。

三、病例分析

1. 病史特点

（1）男孩，13 岁。

（2）出生有缺氧史，自幼发育落后。

2. 诊断及诊断依据

1）诊断

智力发育障碍伴行为问题。

2）诊断依据

（1）智商在 50～69 之间。

（2）学习成绩差（在普通学校中学习时常不及格或留级）或工作能力差（只能完成较简单的手工劳动）。

（3）能自理生活。

（4）无明显言语障碍，但对语言的理解和使用能力有不同程度的延迟。

（5）有毁物、打人等行为问题，经说服不能消除。

四、处理方案及基本原则

（1）全面评估患者智力水平及生活适应能力。

（2）全面评估患者精神及心理状况。

（3）评估患者家庭环境及学习环境，对环境做适当调整。

（4）行为管理。

（5）药物治疗：给予小剂量的精神科药物改善患者冲动性行为问题。

五、要点与讨论

(1) 智力障碍是发育阶段发生的障碍。

(2) 存在智力和适应功能两方面的缺陷。

六、思考题

(1) 智力发育障碍的程度划分如何划分,有几类?

(2) 轻度智力发育障碍的诊断依据是什么?

(3) 智力发育障碍的治疗方案有哪些?

七、推荐阅读材料

[1] 杜亚松.儿童心理障碍诊疗学[M].北京:人民卫生出版社,2013.

[2] 陶国泰,郑毅,宋维村.儿童少年精神医学[M].2版.南京:江苏科学技术出版社,2008.

(张　宏)

案例 *58*
分离性焦虑障碍

一、病历资料

1. 现病史

患儿,女孩,7岁,一年级学生,因"害怕与母亲分离,哭闹,不愿上学2个月"来院就诊。从小与父母同住,家境优越,受家人宠溺。父亲工作忙,很少陪伴及管教孩子,对孩子物质上的要求满足多。母亲为全职妈妈,比较容易焦虑,不放心孩子,对孩子照顾细致周到,孩子的很多事情由母亲包办代替多,如母亲喂孩子吃饭、帮孩子穿衣服。患儿依赖性大,与母亲关系紧密,至今和父母同床睡。3岁时就读幼儿园小班,母亲送其上学,大哭不已,抓着妈妈的手不放,母亲离开后乱踢乱跳,躺在地上,即使老师哄劝也听不进,中午的午饭也拒绝吃,拒绝睡午觉,一直哭闹,影响整个班级的小朋友,老师通知母亲后带回家。以后不愿去幼儿园,不肯进教室,家长向孩子妥协,每天让孩子上半天学,中午吃好午饭后就由家人接回家,从来不在幼儿园睡午觉。从小班到大班,孩子基本上只上半天学。2个月前(2014年9月)孩子去一所教学质量很好的寄宿制民办小学读一年级,第一天晚上在学校宿舍里,孩子不愿睡觉,哭闹,想要走出学校回家,老师哄骗后不起作用,哭闹着要回家,老师只好通知家长带其回家,次日孩子即不肯再去学校,一到学校门口就哭闹不肯进校门。父母亲软硬兼施,孩子就是不愿去学校,整天黏着母亲,2周后父母无奈之下将其转到公办小学,但患儿仍然不愿上学,哭闹,母亲到哪里都要跟着,在家有母亲陪伴时情绪可。

2. 既往史
否认重大躯体疾病史。

3. 个人史
独生女,足月顺产,出生情况可,1周岁开口叫爸爸妈妈,13个月会独立行走,自幼身体发育及言语、运动发育与同龄儿童相仿。

4. 家族史
虽否认两系三代以内精神障碍史,但母亲个性比较敏感多虑。

5. 体格检查
发育营养良好,躯体及神经系统未查及阳性体征。

6. 实验室和辅助检查
头颅CT、脑电图正常,智商测定正常,血常规、生化常规等未见异常。

7. 精神检查
(1)意识:清晰,时间、地点、人物定向完整。

（2）仪态：整洁，衣着得体，无怪异姿态。

（3）面部表情：表情有些腼腆，害羞。

（4）接触交谈：合作，对答切题，能配合回答医生的提问。

（5）情感：情绪焦虑，烦躁，害怕与母亲的分离。

（6）感知觉：未引出幻觉及感知觉障碍。

（7）思维：思维连贯，未引出幻觉妄想，表达能力可，表示喜欢和妈妈在一起，离开妈妈时紧张。问其为何不想上学，在逐步询问下表达出第一次在外住校特别紧张、害怕、想妈妈，以后就不愿离开妈妈，一直想和妈妈待在一起。

（8）意志行为：倚靠在母亲身旁，黏着母亲，讲话时常常看着母亲。

（9）睡眠：和母亲同床睡，近期睡眠欠佳，有时做噩梦。

（10）食欲：食欲稍有减退。

（11）智能：正常。

（13）自知力：部分。

二、诊治经过

1. 初步诊断

分离性焦虑障碍。

2. 治疗经过

（1）药物治疗：选择舍曲林治疗。第 1 周：12.5 mg/d 起始，根据耐受性情况，1 周内增量至 25 mg/d，持续治疗至 6 周末；第 6～12 周：根据疗效和耐受性，经充分告知，舍曲林维持 25 mg/d。

（2）心理治疗：心理教育，向患儿及父母解释症状表现、治疗方法和步骤。对患儿进行支持性心理治疗，帮助患儿适应新环境。让父母了解培养孩子独立性的重要性。通过认知行为治疗，采用逐级暴露、系统脱敏的疗法，让患儿逐步克服对上学的焦虑，逐步和母亲的分离，患儿独立睡觉，培养孩子的自主性。患儿逐渐对于母亲的分离不再害怕、焦虑，适应新环境，愿意去上学。

三、病例分析

1. 病史特点

（1）女孩，7 岁。

（2）以与主要依恋人（母亲）分离时产生过度焦虑情绪为主要的临床特征。

（3）本次发作病程 1 个月，诱发因素是去上寄宿制小学，引发焦虑的因素是与主要依恋人分离的这一场景，表现为不愿与母亲分离，不愿上学。

（4）已影响患儿的日常生活和学习，社会功能受损。

（5）风险评估：当前表现为焦虑症状群，不愿与母亲分离，没有自杀观念，故为低风险。

2. 诊断与诊断依据

1）诊断

儿童分离性焦虑障碍。

2）诊断依据

目前符合"分离性焦虑"的诊断标准：

（1）不现实地害怕母亲可能遇到意外。

（2）因不愿离开依恋对象（母亲）而不愿上学。

（3）和母亲分离前过分担心，烦躁不安、痛苦、发脾气。

（4）本次病程 1 个月。

（5）功能损害显著：日常生活、社会功能受损。

（6）起病于 6 岁之前，符合症状标准和严重标准至少已 1 个月。

（7）排除标准：不是由于广泛性发育障碍、精神分裂症、儿童恐惧症及具有焦虑症状的其他疾病所致。

3. 鉴别诊断

（1）正常儿童分离焦虑：部分儿童与依恋对象分离，会产生焦虑和回避行为。症状为感觉不安，但经过一段时间能够自行缓解，一般不超过 1 个月。该患儿从幼儿园到现在有过 2 次明显的分离性焦虑的发作，时间长，程度严重，影响其功能，对其日常生活及学习均造成影响，故已超过正常儿童分离焦虑的范畴。

（2）学校恐惧症：学校恐惧症表现为对学校产生强烈的恐惧并拒绝上学，每到上学时就不愿意去而提出各种条件理由，以逃避上学，即便被说服去上学，也可能在走到学校门口或接近学校时逃走。该患儿最主要的病情核心内容是不愿意和母亲分离，和母亲分离时过分担心，烦躁不安、痛苦、发脾气，而并非害怕上学本身。

（3）广泛性焦虑症：有些广泛性焦虑的儿童担心父母生病，会重复询问父母的健康状况，他们并不是担心与父母的分离，而是担心父母及自己的健康状况的，除此之外，他们对很多事物有担心，如担心飞机失事、害怕小偷入室偷窃、害怕考试学习成绩不理想等。分离性焦虑障碍主要是与主要依恋人分离时产生过度焦虑情绪为主要的临床特征，可以此作为鉴别。

四、处理方案及基本原则

1. 支持性心理治疗

尽快帮助患儿适应新环境。多用鼓励性语言，态度诚恳、表情温和，尊重患儿，充分倾听，让患儿表达自己的情绪、害怕恐惧的具体内容，进行安慰和疏导。建立良好的关系，取得患儿的信任和合作。

2. 心理教育

对患儿和家庭同样重要，帮助父母和孩子了解分离性焦虑障碍的症状表现、疾病性质、治疗方法和步骤等，让他们懂得虽然开始时有痛苦，但面对恐惧或困难的情境可以降低焦虑，而回避只会增加焦虑，这样可提高他们的治疗依从性。

3. 行为治疗

需要分析患儿的异常行为和内心矛盾冲突，在此基础上，采用逐步暴露疗法，逐步让患儿适应与主要依恋人的短暂分离。如患儿上学，从在幼儿园待一会儿逐步过渡到上半天学，最终能够全天上学，这需要取得幼儿园或学校老师对治疗的支持和配合，支持父母，鼓励孩子逐步适应学校。

4. 家庭治疗

父母在治疗中占了很重要的部分，因为父母的知识水平、教育方法直接影响孩子心理素质的发展，而且父母的焦虑情绪和态度对孩子有暗示作用，所以需要进行家庭治疗。应鼓励他们能理解孩子对抚慰的需求，培养孩子逐渐增长与年龄相符的独立性行为和责任感。在让孩子上学的问题上父母意见要统一，应鼓励孩子上学，锻炼孩子适应新环境的能力。患分离性焦虑障碍的儿童往往与母亲关系紧密，对父亲往往有些疏远或排斥，故家庭治疗的核心应放在调整父母与孩子的关系上。

5. 药物治疗

当心理干预和行为治疗效果不理想或患儿焦虑程度很严重时，药物治疗可以作为辅助手段，SSRIs

药物疗效肯定,是治疗儿童分离性焦虑症的首选药物。

五、要点与讨论

(1)分离性焦虑儿童往往在刚入幼儿园、升学或转到新环境时容易诱发症状出现。

(2)明确存在分离性焦虑障碍症状群。

(3)治疗考量:目前临床表现为患儿不愿上学,与母亲分离非常焦虑,表现出强烈的情绪反应、纵向病程特点("从3岁起就存在与主要依恋人分离困难"),治疗方案的选取要考虑到目前的病情及纵向病程特点,需要对患儿及家庭进行心理干预,并对患儿予以小剂量药物治疗。

六、思考题

(1)分离性焦虑障碍的诊断标准是什么?

(2)分离性焦虑障碍如何与学校恐惧症做鉴别?

(3)对分离性焦虑障碍患儿的治疗方法及原则?

七、推荐阅读材料

[1] 杜亚松.儿童心理障碍诊疗学[M].北京:人民卫生出版社,2013.

[2] 陶国泰,郑毅,宋维村.儿童少年精神医学[M].2版.南京:江苏科学技术出版社,2008.

(范　娟)

案例 59
儿童孤独症

一、病历资料

1. 现病史

患者,男孩,6 岁,因"自幼孤僻,不与人亲近,行为怪癖"来院就诊。患儿自幼十分孤僻,婴儿时期不会仰起双臂期待父母的拥抱,即使被父母抱起,也不会看父母。大部分时间一个人在婴儿床上不哭不闹。即使哭闹也不需要父母的陪伴与安抚。16 个月会走路,喜欢独自玩,似乎完全沉浸在自己的世界里,大人叫他名字,或给他什么指令通常毫无反应。不会因为父母的离开而难过,也不会因为父母离开一段时间后再回来而高兴。入幼儿园后,对老师和其他小朋友从不理睬。从不参与集体活动,格格不入。

患儿自幼言语发育迟滞,18 个月左右才开始偶尔叫"妈妈",之后经过父母的不断重复,患儿渐渐学会称呼一些动物及物品的名称。4 岁后词汇量有所增加,但至今仍说不清较复杂的句子。常常自言自语,内容凌乱,旁人无法理解。至今仍几乎不用语言与人交流,也不会用手势、眼神、表情等与人交往。有什么要求,通常会拉着母亲的手,把她带到想要的东西前。

患儿经常会摇晃自己的身体和头,喜欢用手指反复摸有纹路的鞋底。经常专心致志地凝视旋转的物体,如电风扇。从小喜欢小汽车,但是他玩小汽车并不是在地上开来开去,而是把所有的小汽车按照颜色分类,车头朝一个方向排成整齐的一排。对于家里的物品,尤其是他使用的物品,必须放在固定的地方,即使有些细小的变动,也要恢复原样。每天去幼儿园必须走同一条路线,如果改变路线就会大吵大闹。患儿从小不怕痛,打针从来不哭,摔破了也无动于衷,不会寻求妈妈的安慰。但经常会莫名其妙地大哭或手舞足蹈。

自幼饮食不正常,婴儿期经常吐奶,现在经常不肯吃饭。夜眠情况正常,大小便无异常。

2. 既往史

否认重大躯体疾病史。过敏体质,对海鲜、花粉等过敏。

3. 个人史

G1P1,母孕期有妊娠期糖尿病,胎盘老化,足月剖宫产,出生时情况正常。4 个多月能抬头,14 个月能扶着站立,16 个月会独自行走,但直到 4 岁还跑不稳。3 岁多会控制大小便,能自己用小勺吃饭,目前能自己穿脱衣服。

4. 家族史

否认两系三代以内精神障碍史。

5. 体格检查

发育营养好,躯体及神经系统未查及阳性体征。

6. 实验室和辅助检查

（1）头颅 CT、脑电图正常，血常规、生化常规等未见异常。

（2）儿童孤独症评定量表：总分 40。

（3）儿童孤独症诊断量表：总分 15。

（4）智商：68。

7. 精神检查（此例为不合作病例）

意识清，仪态整洁。随家长步入诊室后，独自在诊室内走来走去，有时喃喃自语，不知所云，对外界毫不关心。医生呼其姓名毫无反应，医生问话也不搭理，不用眼睛看医生及周围的人。发现诊室内的水龙头后，开始反复开关水龙头，被父母拉开后突然做到地上大喊大叫，用手打自己的头。

二、诊治经过

1. 初步诊断

童年孤独症。

2. 治疗经过

主要为接受训练。

三、病例分析

1. 病史特点

（1）男性，5 岁，3 岁前起病。

（2）自幼社会行为缺乏，与他人缺乏交往，不论是言语的还是非言语的交流都十分缺乏。与人无眼神交流，对父母缺乏依恋。

（3）自幼言语发育迟滞，存在言语交流障碍。口语及手势语言，语法、句型结构等均有障碍。对别人的语言缺乏情绪反应，自己也不会用语言或行动来表达感情与需求。

（4）存在明显的刻板行为，以简单刻板的方式玩玩具，对环境维持原样有强迫要求。

（5）感觉反应异常，对痛觉迟钝。

（6）情感异常，莫名其妙地哭或兴高采烈、手舞足蹈。

（7）智商 68，轻度缺损。

（8）无明确躯体疾病病史。

2. 诊断与诊断依据

1）诊断

孤独症。

2）诊断依据

目前符合"儿童孤独症"的诊断标准：

（1）在多种场合下社会交流和社会互动存在持续型缺陷。包括社交情感互动缺陷，社交互动中使用非言语交流行为的缺陷，发展、维持及理解人际关系的缺陷。

（2）受限的重复的行为模式、兴趣或活动；包括刻板或重复的躯体动作，坚持向同性、缺乏弹性地坚持常规的行为模式，高度受限、固定的兴趣，对感觉输入的过度反应或反应不足。

（3）症状存在于发育早期。

（4）这些在症状导致目前有临床意义的功能损害。

（5）这些症状不能用智力障碍或全面发育迟缓来更好地解释。

3. **鉴别诊断**

(1) 精神发育迟滞：患儿存在语言发育迟滞，社会适应存在明显缺陷，智商68，轻度缺损。但患者除了这些表现外，还存在明显的社会交往、人际关系缺陷，并存在明显的兴趣狭窄及刻板重复动作。研究资料显示，孤独症患儿中25%存在轻度智力低下（智商50～70）。

(2) 精神分裂症：患儿有自言自语及难以预料的情绪反应，行为怪异。精神分裂症患儿也可表现出孤独、情感平淡。但是精神分裂症大多在少年期起病，起病前有正常发育阶段。通常有明显的思维障碍、妄想及幻觉症状。智力一般正常，社交能力的损害也不及孤独症严重，可能有家族史，发病前可能有诱因，可以通过抗精神病药物治疗。

(3) 选择性缄默：患儿存在言语交流的异常。但是选择性缄默的患儿讲话时有明显的选择性。在社交场合，如学校，拒绝讲话，但是可以通过手势、点头、摇头或发单音节词与人交往，能理解别人的口语。在家能与家人正常交谈。孤独症患儿在任何场合表现都是一样的。

(4) 强迫症：患儿存在明显的刻板动作，但是与强迫症不同，既无痛苦的主诉也无克制强迫的意愿。

四、处理方案及基本原则

(1) 教育及训练。

(2) 行为矫正。

(3) 家长咨询。

(4) 对于情绪不稳定及行为异常，必要时可考虑小剂量使用非典型抗精神病药物，如利培酮。对于严重的刻板重复行为，可考虑使用抗抑郁药。

五、要点与讨论

1. **概述**

童年孤独症是一种广泛性发育障碍，在3岁以前出现发育异常和（或）受损。特异性功能失常可见于以下三方面：社会交往、沟通和局限的重复行为。

2. **典型临床症状**

(1) 社会交往障碍。

(2) 语言交流障碍，包括：①语言发育延迟或不发育；②语言内容形式异常；③非语言交流障碍；兴趣狭窄、刻板行为模式。

(3) 感觉和动作障碍。

(4) 智能和认知异常。（四分之三以上孤独症患者伴有不同程度智力异常，患者智力损害模式一般具有特征性，即智力的各方面发展不平衡。部分患者可以在智力低下的同时出现"智力孤岛"现象。）

(5) 其他精神症状，如与境遇不相称的情感过分或不恰当，部分患者合并注意缺陷和多动症状，有些患者会出现冲动、自伤、攻击、破坏等行为。

3. **孤独症的治疗原则**

(1) 早发现，早治疗。越早开始治疗，改善程度越明显。

(2) 对家长进行教育，促进家庭参与，让父母成为治疗的合作者或参与者。患儿、患儿父母及老师、心理医生和社会应共同参与治疗过程，形成综合治疗团队。

(3) 治疗方案应个体化、结构化和系统化。根据患儿病情因人而异地进行治疗，并依据治疗反应随时调整治疗方案。

（4）坚持治疗，持之以恒。

4. 治疗方法

孤独症缺乏特效治疗，最主要和有效的治疗方法是教育和训练。目前用于孤独症的疗法主要有：

（1）以促进人际关系为基础的疗法：地板时光（floor time）疗法、人际关系发展干预（relationship development intervention，RDI）疗法等。

（2）以技巧发展为基础的干预疗法：图片交换交流系统（picture exchange communication system，PECS）、行为分解训练法（discrete trial training，DTT）等。

（3）基于生理学的干预疗法：感觉统合训练、听觉统合训练等。

（4）综合疗法。

5. 药物治疗

孤独症没有特效药物治疗，用药的目的在于改善特定的症状，也为照料和特定的训练提供条件。选用药物时要注意药物的药理作用、适应证及禁忌证和副作用。

6. 预后

孤独症预后较差，早发现、早诊断、早干预对于孤独症儿童的预后至关重要。一般认为最好在 6 岁前开始训练，而 2～3 岁是塑造行为方式、采取特殊教育弥补智力障碍的重要时期。研究显示 3%～25% 的患儿通过训练可以达到正常水平的认知、适应能力和社会技巧。

六、思考题

（1）儿童孤独症的主要特点有哪些？

（2）儿童孤独症与精神发育迟滞的区别？

七、推荐阅读材料

[1] 陶国泰. 儿童少年精神医学[M]. 南京：江苏科学技术出版社，1999.

[2] 李雪荣. 孤独症诊疗学[M]. 湖南：中南工业大学出版社，2004.

[3] 杜亚松. 儿童心理障碍诊疗学[M]. 北京：人民卫生出版社，2013.

（陈　静）

案例 60
抽动障碍(Tourette 综合征)

一、病历资料

1. 现病史

患儿,男孩,12 岁,学生,因"不自主眨眼、皱鼻 6 年,不自主喉部发声 2 年,加重 2 月"来院就诊。6 年前,患儿上幼儿园大班时,无明显诱因下出现反复不自主眨眼,家长带其到儿童医院眼科就诊,考虑结膜炎,予以滴眼液(具体不详)治疗,一周后,患儿眨眼情况有所减少。但患儿仍每天存在反复不自主眨眼现象。患儿上小学后,又出现反复不自主皱眉、抬眉、扭颈等抽动症状,家长觉得孩子在"扮鬼脸",有时家长说教批评后患儿的抽动症状能略有减少。家长认为这些都是孩子的"坏习惯",常对孩子为此而说教并未予以重视。患儿的抽动症状时好时坏,有时一连四五个月也没有抽动的表现,有时又出现上述类似症状。家长发现考试前、感冒后患儿的不自主动作会有所增加,考完试以后又有减轻甚至消失,但仍未予以特殊处理。2 年前患儿出现反复不自主喉部发声,常发出"嗯,嗯"清嗓子的声音,家长带其去综合性医院就诊,未见明显异常后未予特殊处理。随后,患儿不自主喉部发声逐渐加重,发出很大的"啊,啊"声,有时上课时也会突然发出声音,"吓同学一跳",影响正常上课。老师建议家长带患儿就诊。带患儿在儿保科就诊,考虑"抽动症",给予硫必利 0.1 g,一天三次,患儿发出的声音减少,眨眼、皱眉等症状也有所减少,仍偶有抽动症状,能正常上课。2 月前,患儿无明显诱因下抽动症状加重,反复不自主咬自己的舌头,难以控制,以致舌多处咬伤,为保护舌头,患儿需口含毛巾上课,影响患儿正常生活与学习,故家长带其至综合性医院神经内科就诊,予以脑电图、头颅磁共振等检查均未见明显异常,考虑"抽动障碍"建议我院门诊就诊,故家长带其来本院。

本次起病以来,胃纳可,大小便无异常,睡眠好,睡着后无明显抽动症状,"只有在睡觉的时候才不用咬着毛巾"。未见明显消极、冲动言行。未见外跑行为。

2. 既往史

否认重大躯体疾病史。

3. 个人史

独生子。足月顺产,母乳喂养。从小与父母生活在一起,12 个月会叫爸妈,13 个月能够独走。生长发育与同龄儿童无异。3 岁上幼儿园,在幼儿园里能与小朋友们主动游戏,交往。适龄入学,学习成绩中等,与同学关系可。从小性格开朗,喜欢跟同学一起玩,善于交往。

4. 家族史

否认两系三代以内精神障碍史。

5. 体格检查

可见舌多处咬伤,可见反复不自主皱眉、瞪眼、眨眼、闭眼、咬舌、张口、闭嘴、扭颈等不自主运动抽动及不自主清嗓子的发声抽动,余躯体及神经系统未查及阳性体征。

6. 实验室和辅助检查

头颅磁共振、脑电图正常,智商测定正常,血常规、生化常规等未见异常。

7. 精神检查

(1) 意识:清晰,时间、地点、人物定向完整。

(2) 仪态:欠整洁,口中含着一块大毛巾。

(3) 面部表情:表情自然,显得不开心,交谈时能把毛巾拿开来说话。

(4) 接触交谈:合作,主动,对答切题,言语表达流畅、有序,语速无明显加快或减慢,语量无明显增多或减少,积极回答医生的提问。

(5) 情感:情感反应协调,情绪略显不开心,感到总要咬舌头不能控制让自己很痛苦,吃东西也受影响,希望医生能够帮助自己。自我评价适切。

(6) 感知觉:未引出明显错觉、幻觉及感知综合障碍。

(7) 思维:思维联想未见明显增快或减慢,未引出明显思维内容障碍,未引出明显思维逻辑障碍,未引出明显思维属性障碍。

(8) 意志行为:可见明显不自主运动抽动,可见反复不自主皱眉、瞪眼、眨眼、闭眼、咬舌、张口、闭嘴、扭颈等症状,以及不自主发声抽动,存在反复不自主清嗓子。有求治要求。未见明显怪异行为、作态及病理性意志增强或减退。

(9) 睡眠:睡眠未见明显增多或减少。

(10) 食欲:因舌咬伤疼痛,食欲减少。

(11) 智能:正常,智力水平与受教育背景相符。

(12) 自知力:存在。对自身情况有认识,希望得到医生的帮助。

二、诊治经过

1. 初步诊断

发声与多种运动联合抽动障碍(Tourette's 综合征)。

2. 治疗经过

(1) 氟哌啶醇:2 mg/d 起始,根据患儿症状改善及耐受情况,逐渐调整用药剂量,两周后加至 6 mg/次,一天两次。

(2) 苯海索:患儿使用氟哌啶醇至 8 mg/d,出现锥体外系不良反应,故予以苯海索 2 mg/次,一天两次。

三、病例分析

1. 病史特点

(1) 男孩,6 岁开始出现症状。

(2) 全病程特点为反复发作,缓解期功能状况保持良好。

(3) 首发表现为不自主眨眼,累及肌群不断增加,可见反复不自主皱眉、瞪眼、眨眼、闭眼、咬舌、张口、闭嘴、扭颈等运动抽动。

(4) 此后出现不自主清嗓子、喊叫等发声抽动,运动与发声抽动并存。

(5) 风险评估:当前存在不自主咬舌的抽动症状致舌咬伤,故评估高自伤风险。

(6) 既往史及本次发作期间均无躯体疾病或脑器质性疾病存在的证据。

2. 诊断与诊断依据

1) 诊断

发声与多种运动联合抽动障碍(Tourette's 综合征)。

2) 诊断依据

(1) 患儿存在突发、迅速、短暂而局限性的运动形式,又不具有作为基础的神经系统障碍的证据;反复发作;睡眠时消失;可随意地再现或克制而没有痛苦感。

(2) 具有多种运动性抽动,如反复不自主皱眉、瞪眼、眨眼、闭眼、咬舌、张口、闭嘴、扭颈;一种发声抽动,反复清嗓子,但不一定同时存在。

(3) 起病于 6 岁。病程 6 年。

(4) 影响正常学习及生活功能。

3. 鉴别诊断

(1) 癫痫:患儿存在反复不自主抽动症状,但是患儿每次发作意识清晰,偶尔能控制抽动症状的发作,患儿脑电图及头颅磁共振均未见明显异常,故可排除该诊断。

(2) 注意缺陷多动障碍:患儿存在不自主抽动症状,未见明显注意力不集中、多动和冲动的症状特点,与该诊断不符,故可排除。

(3) 小舞蹈症:患儿表现反复不自主皱眉、瞪眼、眨眼、闭眼、咬舌、张口、闭嘴、扭颈等抽动症状,但体格检查未见明显肌张力减低等风湿热体征,实验室检查未见明显血沉增快、抗 O 增高等表现,且患儿还存在发声抽动,不符合该诊断。

(4) 短暂性抽动障碍:特点为单个或多个运动或发声抽动,但不超过 12 个月。患儿不但具有运动抽动,而且还具有发声抽动,故不符合此诊断。

(5) 慢性运动或发声抽动障碍:特点为不自主运动抽动或发声抽动持续存在于疾病的病程中,但并非两者都存在,而患儿在疾病病程中,先出现运动抽动,后出现发声抽动,故不符合该诊断。

四、处理方案及基本原则

1. 护理和临床观察要点

因患者存在不自主抽动症状,反复咬伤自己舌头,具有高自伤风险,故须加强安全护理和动态临床观察,谨防自伤行为。

2. 药物治疗

精神药物治疗是减轻症状、改善功能的主要方法,也是心理治疗的基础。

(1) 氟哌啶醇:是治疗 Tourette's 综合征有效的药物之一,治疗有效率达 70%～85%。氟哌啶醇常用剂量范围变异较大,可以为 2～12 mg/d。一般用药由小剂量开始,逐渐增加剂量,若出现不良反应时加量速度应放缓,必要时停止增加剂量。常见不良反应为锥体外系不良反应,表现双上肢震颤、急性肌张力障碍、静坐不能等,此时可加用苯海索来缓解锥体外系症状。

(2) 硫必利:有效率 40%～60%。不良反应轻,常见为头昏、无力、嗜睡等,较少出现锥体外系症状。常用剂量为 300～600 mg/d。

(3) 可乐定:该药为 α_2 肾上腺素能受体激动剂,可使 30%～40%患儿抽动症状得到明显改善。该药尚可治疗注意缺陷多动障碍,因此,特别适用于共病注意缺陷多动障碍的患儿。目前有可乐定透皮贴片,可根据患儿公斤体重选择适合的剂量。1.0 mg/片,每周一片;最大剂量不超过 6.0 mg/周。常见不良反应包括皮疹、心电图异常、头晕、嗜睡等。

（4）阿立哌唑：初始剂量为 2.5 mg/d，2 周内根据病情及耐受情况加至合适剂量，此后可根据病情调整，在第 4 周末达到恒定剂量。最大剂量≤20 mg/d。不良反应常见为一过性胃肠不适、心悸，少数可见锥体外系症状。

（5）利培酮：起始剂量 0.5 mg/d，2 周内根据病情及耐受情况加至合适剂量，平均日剂量为 2～3 mg。不良反应有头晕、镇静、静坐不能、肌张力障碍等。

3. 心理治疗

需要从患儿本身、家长、学校三方面配合：

（1）患儿方面：患儿因不自主运动和发声抽动行为会引人注目，会使患儿敏感。首先要从心理上消除患儿的困惑，虽然会带来不适，并且症状起伏波动，但经过治疗症状能够改善，鼓励患儿主动战胜疾病，提高自尊。同时，在日常生活中要安排好作息时间和活动内容，避免容易引起症状加重的心理刺激因素，高度兴奋、过度疲劳、睡眠不足、看电视或打电子游戏时间过长以及长时间剧烈运动等，都可能会增加抽动症状。紧张、焦虑、抑郁情绪有时会导致症状加重，对患儿进行放松训练、问题解决、情绪管理对患儿的疾病康复也有帮助。

（2）家长方面：提高家长对疾病的认识，充分认识抽动症状的自然病程、波动性及可能出现的变化，正确对待患儿。同时，对家长本身的焦虑、紧张等心理变化也给予干预。

（3）学校方面：应向学校老师及同学宣传疾病的基本知识，包容患儿。对患儿本身，应制定因人而异的课程计划，鼓励患儿参加正常学校学习和课外活动，帮助患儿恢复伙伴关系。

五、要点与讨论

（1）人口学特征：儿童青少年起病。

（2）纵向病史特点：发作-缓解-发作特点，缓解期无残留症状和（或）功能损害。

（3）既往发作特征：以反复不自主运动抽动和发声抽动为主，两者可不同时出现。

（4）患儿存在发声抽动和运动抽动，故诊断发声与多种运动联合抽动障碍。

（5）当前（横断面）临床相：明确抽动症状，需重点把握抽动症状对心理、躯体的影响。

（6）治疗考量：风险评估（如该病例高自伤风险）、纵向病程特点（"发声与多种运动联合抽动障碍"）、横断面症状特点（明确的抽动症状）等对治疗方案的选取具有重要指引价值。

六、思考题

（1）抽动障碍的类型有哪些？

（2）发声与多种运动联合抽动障碍的诊断要点？

（3）发声与多种运动联合抽动障碍的治疗原则？

七、推荐阅读材料

［1］杜亚松. 儿童心理障碍治疗学［M］. 上海：上海科学技术出版社，2005.

［2］Cui Y H, Zheng Y, Yang Y P, et al. Effectiveness and tolerability of aripiprazole in children and adolescents with Tourette's disorder — a pilot study in China ［J］. J Child Adolesc Psychopharmacol，2010，20（4）：291 - 298.

［3］ICD - 10 精神与行为障碍分类：临床描述与诊断要点［M］. 北京：人民卫生出版社，1993.

［4］ Ludolph A G，Roessner V，et al. Tourette syndrome and other tic disorders in childhood，adolescence and adulthood ［J］. Dtsch Arztebl Int，2012，109(48)：821 - 828.

（钱　昀）

案例 61

品行障碍

一、病历资料

1. 现病史

患者,男性,12岁,小学四年级学生,因"威胁、殴打同学及母亲3年",被送来诊治。患儿出生时一般情况可,母乳喂养到6个月,妈妈上班后由奶奶带回老家照顾。11个月会走路,1岁时会讲话,三岁时父亲因违法犯罪被处决,母亲改嫁,之后患儿跟随母亲生活。母亲反映患者自小就表现出比较难养,容易生气,进入幼儿园后,在幼儿园经常和小朋友有冲突,会突然动手打小朋友,对小动物虽然喜欢,但下手不知轻重,比较任性,自己想要的东西一定不达目的誓不罢休;进入小学后,情况更加严重,基本不怎么学习,上课不听讲,经常和小朋友打架,欺负同学,在课间,和同学玩耍时,一不如意就会动手打人,而且动手时不知轻重,会暴怒打同学,全班同学基本都被患儿打过,也会和老师闹矛盾,不听老师的劝告,生气时也会打老师,连学校校长都不放在眼里,暴怒时任谁都无法劝解;在家里更是任性,想玩游戏时,如母亲多说几句,就会发怒,殴打或咬母亲,自己喜欢吃的东西会独占,不让家人尝,直到自己吃撑为止,情绪变化无常,母亲都无法理解其心思,殴打母亲时会把母亲打得遍体鳞伤,也常常拿母亲的钱在网吧过夜;在外,对人不友好,看到小孩会故意用脚踢,走在旁边会故意划或踢路边或小区停的车辆,见到小猫、小狗之类的小动物一开始会抚摸几下,但转眼就会掐或扔小动物;最近因在学校天天殴打、威胁同学和同学家长,要在校门口杀死同学,全班同学都不敢上课,不理母亲劝说,把母亲打出家去,家人及学校感到无法管理,为防止意外,故在民警的协助下到门诊治疗。

2. 既往史

否认重大躯体疾病史。

3. 个人史

患儿系足月顺产,幼时生长发育正常,11个月会走路,1岁时会讲话。病前性格内向。

4. 家族史

否认两系三代以内精神障碍史。

5. 体格检查

无异常发现,发育营养良好,躯体及神经系统未查及阳性体征。

6. 实验室和辅助检查

头颅CT、脑电图正常,智商测定正常,血常规、生化常规等未见异常。

7. 精神检查

(1)意识:清晰。

（2）仪态：欠整洁，衣服脏乱，无怪异姿态。

（3）面部表情：神情凶狠，与之交流时与检查者缺少眼神交流。

（4）接触交谈：接触被动，与其交流开始一言不发，用凶狠的眼神瞪着母亲，之后能在诱导下简单说几句，认为同学都该死，厌烦母亲，认为管得太多。

（5）情感：情绪似地底下的熔岩，亟待爆发，几次想冲出诊室。

（6）感知觉：不愿进行有效的交流。

（7）思维：不愿进行有效的交流，内心活动无法洞悉。

（8）意志行为：从进入诊室后一直怒气冲冲样坐在座位上，基本不讲话。

（9）睡眠：据家人介绍，患儿在家生活作息不规律，玩游戏会到夜里一两点钟。

（10）食欲：对自己喜欢的东西会暴食。

（11）智能：家人介绍患者非常聪明，虽然不怎么听课和写作业，但患儿测验考试成绩在班级属于前三名。

（12）自知力：无。

二、诊治经过

1. 初步诊断
品行障碍。

2. 治疗经过
结合家庭、社区等干预治疗，并给予一定的药物治疗。

三、病例分析

1. 病史特点
（1）男性，学龄期儿童。

（2）幼年比较难养，容易发脾气，易怒，喜欢攻击同学和母亲。

（3）言语的理解和表达正常，智力正常。

（4）神经系统检查正常。

（5）既往史：否认重大躯体疾病。

2. 诊断与诊断依据

1）诊断
本状况的特征是有明显的攻击性行为，脾气容易暴怒，发怒时往往失去理智，下手不知轻重，对权威毫无畏惧，我行我素。本障碍常在童年早期即表现出来，通常伴有显著的人格特点如易发脾气、说谎。

2）诊断依据
（1）诊断的先决条件有：①智商正常；②无脑器质性疾病，如癫痫。

（2）目前符合"品行障碍"诊断标准：①经常说谎；②容易暴怒，发脾气；③常常怨恨他人；④常常对家人和老师的要求置之不理；⑤常常在外过夜；⑥反复欺负同学；⑦虐待小动物；⑧有偷拿钱的行为；⑨总病程3年；⑩功能损害：显著影响其人际交往和社会功能。

（3）排除标准：可排除脑器质性精神障碍、精神活性物质所致精神障碍，排除躁狂发作。

3. 鉴别诊断
（1）注意缺陷多动障碍（ADHD）：ADHD儿童由于自控能力差，往往会出现多动和冲动现象，不遵守纪律、惹是生非，也常常存在和同学的打斗，也有反抗行为，常误诊为品行障碍。但ADHD儿童最主要的症状是注意力缺陷,多动和冲动,冲动行为一般是同年龄孩子之间正常的打闹,不会存在殴打或以打同学为乐的严重程度,对家人及学校老师的要求会遵守;但也要注意的是,如果 ADHD 儿童的父母或家庭存在很大的问题,采取粗暴的方式来管教儿童,可能会加重 ADHD 儿童的行为异常,可能会逐渐出现反社会行为和攻击行为,这时应做出 ADHD 和品行障碍两个诊断。

(2)心境障碍:在躁狂或抑郁的发作期,患儿可能会出现攻击、破坏或对抗行为,但心境障碍的儿童需要具备明显的情绪高涨或低落,行为异常只是临床表现的一个外在方面,给予相应的药物治疗后症状可以消失。

(3)癫痫:在颞叶癫痫、癫痫大发作的情况下,可以发生冲动伤人和暴怒发作,因而需要和品行障碍鉴别,但癫痫的患儿在发作时有意识障碍,既往有癫痫的发作史,可能有智力障碍及脑电图异常等特征来鉴别。

(4)脑器质性精神障碍:由于脑组织的损害,脑功能往往受影响,冲动控制减弱,容易出现攻击性行为和反社会行为的表现,但可以根据有无脑损害的病史和神经系统的阳性体征与品行障碍鉴别。

四、处理方案及基本原则

品行障碍的治疗比较困难,目前缺乏单一有效的治疗,强调早期发现和早期干预,目前多采用教育与心理治疗的方法来处理。

1. 认知行为治疗

治疗目的是改变患儿的不良行为,包括阳性强化法和惩罚疗法,两者都是主要依据操作性条件行为理论,改变儿童的行为方式,逐渐减少不良行为。进来发展了一种称为"问题解决技巧训练"的治疗方法,其理论认为品行障碍儿童存在认知缺陷,例如交流技巧、解决问题的技巧、冲动和情绪控制技巧的缺陷。

2. 家庭治疗

许多研究显示,家庭治疗相比其他方法对品行障碍治疗较为有效。家庭治疗以家庭成员一起作为治疗对象,因此治疗的成败与家庭成员的合作程度有关。家庭功能治疗的目的是增加家庭成员之间的直接交流和相互支持。父母管理训练是以改变父母和儿童之间异常的相互作用方式为治疗目的。该方法对处理攻击型品行障碍效果最好,治疗效果受治疗持续时间的长短、家庭功能紊乱的严重性以及社会支持强度等因素的影响。

3. 社区治疗

有些家庭严重紊乱的患儿不适合使用家庭治疗的形式,需要发展一些社区干预计划,借助社会的力量来干预这些儿童。另外,也需要实施一些学校干预计划,如社会技能训练计划和学校技能训练计划,通过改善伙伴关系,提高学习成绩,增加儿童的自信心,来进一步改善儿童的不良行为。

4. 药物治疗

当心理治疗无效时,应该考虑药物治疗,这要根据症状的严重程度和其伴随疾病来决定。目前没有任何已得到认证的药物专用于治疗品行障碍,只能是对症治疗,例如用碳酸锂治疗情感症状,也可以使用小剂量抗精神病药来抑制攻击行为。有临床试验表明,有的患者对五羟色胺再摄取抑制剂(SSRI)类抗抑郁药有效。针对攻击、冲动、对立违抗行为等伴随症状,可以选择合适的药物对症治疗。

五、要点与讨论

(1)人口学特征:儿童青少年起病。

(2)纵向病史特点:品行障碍的患儿行为问题自幼年就表现为难养气质,自幼就表现出严重的行为问题。

（3）横向病史特点：品行障碍的患儿的行为问题已远远超出同龄人的常见行为问题，表现出残忍的特点，不服从权威，我行我素的特点。

（4）排除疾病：需要排除智力低下、脑器质疾病所致的精神障碍。

（5）治疗讨论：对于品行障碍的治疗，需要药物结合认知行为治疗的方法。

六、思考题

（1）品行障碍的特点是什么？

（2）品行障碍需要与哪些疾病相鉴别？

（3）简述品行障碍的治疗方案及治疗原则。

七、推荐阅读文献

[1] 杜亚松. 儿童心理障碍诊疗学[M]. 北京：人民卫生出版社，2013.

[2] 陶国泰. 儿童少年精神医学[M]. 江苏：江苏科学技术出版社，2008.

（赵志民）

案例 62

选择性缄默

一、病历资料

1. 现病史

患儿,女孩,7 岁,小学一年级学生,因"上学 4 月来上课拒绝回答老师的提问"来院就诊。患儿出生时一般情况可,母乳喂养到 6 个月,妈妈上班后由奶奶照顾。11 个月会走路,1 岁时会讲话,在家中与爸爸、妈妈、奶奶相处甚好。从小比较娇生惯养,家中来了客人,从不喊一声,一个人玩或干脆走开,但家人一直因孩子性格内向,胆小、害羞未加以重视。三岁时上幼儿园,在幼儿园时很听话,能一起参加集体活动,可是几乎不与小朋友说话。在路上遇到小朋友,别的孩子都会互相招呼,可是患儿看都不看别人,躲在家长身边一言不发,等别人走开了,会告诉家长那个小朋友叫什么名字,喜欢跟谁一起玩等信息。家长曾要求患儿与人交流,在家说得好好的,可是一出家门患儿就不再讲话。上小学后患儿从不与任何同学讲话,也不回答老师的问题,但能听课,也能按要求做语文、数学作业,成绩中等。回家后仍能讲话及玩耍,与一般儿童无异,但不与其他小朋友玩。对父母感情好,与奶奶也甚为亲密,未发现精神异常。

2. 既往史

否认重大躯体疾病史。

3. 个人史

患儿系足月顺产,幼时生长发育正常,11 个月会走路,1 岁时会讲话。病前性格内向。

4. 家族史

否认两系三代以内精神障碍史。

5. 体格检查

无异常发现,发育营养良好,躯体及神经系统未查及阳性体征。

6. 实验室和辅助检查

头颅 CT、脑电图正常,智商测定正常,血常规、生化常规等未见异常。

7. 精神检查

(1) 意识:清晰。

(2) 仪态:整洁,衣着得体,无怪异姿态。

(3) 面部表情:神情紧张,与之交流时与检查者缺少眼神交流,一直拉着妈妈的手。

(4) 接触交谈:接触被动,与其交流一言不发,偶以点头摇头示意,反应正确,但问其具体问题便不做任何反应,一句话都不讲,一直看着妈妈或奶奶,走出诊室后立马与家人说话,口齿清晰,表达适切。

(5) 情感:情绪显得害羞,一直依偎在妈妈身边。

（6）感知觉：缄默不语，无法进行有效的交流。

（7）思维：缄默不语，无法进行有效的交流，内心活动无法洞悉。

（8）意志行为：从进入诊室后一直拉着妈妈的手，看着妈妈或奶奶，依偎在家人身边，在慢慢熟悉环境后，可以自行去玩诊室里的玩具。

（9）睡眠：据家人介绍，患儿在家生活作息规律，现在仍与奶奶一起睡，睡眠质量好。

（10）食欲：可。

（11）智能：可用笔写数学题，家人介绍，患儿在校的作业完成质量好，测验考试成绩在班级属于前十名。

（12）自知力：部分。

二、诊治经过

1. 初步诊断

选择性缄默。

2. 治疗经过

刚开始老师建议家长咨询，但家长的反应是孩子从小就胆小，适应环境能力不强，时间长了，自然而然就好了。因为孩子的问题属于典型的选择性缄默，如果不及时了解并妥善处理问题，将会严重影响孩子的心理健康。在家庭评估中咨询师取得家长信任，与家长建立统一的治疗联盟，后来家长讲了家里一些具体情况：上幼儿园后，孩子父母感情出现问题，常常争吵，看到妈妈经常不开心哭泣，懂事的孩子经常安慰妈妈，提醒妈妈添衣服，但性格比原来急躁，心情不好时更不愿意讲话。

三、病例分析

1. 病史特点

（1）女性，学龄期儿童。

（2）起病于 3～5 岁，病前获得了语言能力，病后在特定的环境（幼儿园、学校）下拒绝讲话，而在其他环境则能进行正常的言语交流。

（3）言语的理解和表达正常，智力正常。

（4）神经系统检查正常。

（5）既往史：否认重大躯体疾病。

2. 诊断与诊断依据

1）诊断

本状况的特征是讲话有明显的选择性，且受情绪制约，患儿在一些场合表现出充分的语言才能，但在另一些（特殊的）场合却不能讲话。本障碍最常在童年早期即表现出来，通常伴有显著的人格特点，如社交焦虑、退缩、敏感或抗拒。典型表现是患儿在家里或与好朋友在一起时讲话，但在学校或见到陌生人则缄口不言。

2）诊断依据

（1）诊断的先决条件有：①语言理解力正常或接近正常；②有足以应付社会交往的语言表达能力；③有确凿证据表明，患儿在某些场合可正常或几乎正常地讲话。

（2）目前符合"选择性缄默"诊断标准：①存在具有始于发育过程中的社会功能异常，但没有明显的、侵害所有领域的功能的体质性社交无能或缺陷作为原发性特征；②总病程 4 年；③功能损害显著：影响人际交往、社交能力，影响患儿的自信心和社会适应能力；④既往生活环境相对闭塞。

3. 鉴别诊断

（1）广泛性发育障碍：表现为社会人际交往和沟通模式的性质异常，兴趣与活动内容局限、刻板和重复，个体在各种场合的各种功能活动都具有这种弥漫性质异常的特征，多数的发育异常始于婴幼儿期。常见某种程度的一般认知损害。

（2）特定性言语和语言发育障碍：在发育早期就有正常语言获得方式的紊乱，此状况不能直接归咎于神经或言语机制的异常、感觉缺损、精神发育迟滞或环境因素。患儿在某些非常熟悉的场合能较好地交流或理解，但无论在何种场合，其语言能力都有损害。

（3）社交恐惧症：在社交场合中感到紧张、害怕，可有缄默不语的表现，但主要是害怕在人群中被审视或怕自己做出难堪的行为，从而避免与人对视，甚至会比社交场合，通常伴有自我评价低和害怕被批评，可有脸红、手抖、恶心、尿急等生理反应，发作场所是局限于社交情境下，而非特定的地点。

（4）学校恐怖症：表现为在学校缄默不语，但通常能发现患儿非常害怕上学，往往以各种借口来推辞，在上学日或早晨诉说头痛、头晕、腹痛、腹泻等躯体不适，症状往往在星期一出现，而在休息日消失。

（5）重性精神病：儿童精神分裂症、儿童抑郁症可表现缄默，但伴有其他特征性精神症状，起病年龄较大，对抗精神病药物与抗抑郁剂有效。

四、处理方案及基本原则

1. 认知行为治疗

阳性强化法主要依据操作性条件行为理论，即一种行为之后，当患者出现良好的行为时，即给予奖赏强化，则这种行为就会增加。可以先针对患儿偶然出现的良好表现给予支持和强化，出现回避、退缩等不良行为时，则不予以强化或给予负性刺激，以逐渐消除过分敏感、紧张、害怕、害羞的不良情绪。

2. 社交技能训练

对于因为缄默症而社交能力未正常发育或没有用而恶化的患儿是非常有必要的。治疗过程中，主张使用简单、非个人、可选择性的问题代替复杂的、开放性的问题，这样的方式更容易让患儿开口讲话，逐渐克服紧张、恐惧及自我防备的心理，减轻或消除患儿在社交场合的害怕和回避行为。

3. 家庭治疗

当父母有焦虑障碍病史时，适当的社交行为模范、对孩子好行为的肯定、逐渐增强孩子的信心对于这样的父母来说更难，且这样家庭的孩子本身就有焦虑障碍的易感性，缄默症状更严重或持续时间长的潜在风险更大，此时家庭心理治疗显得尤为重要。而对于存在严重家庭问题的患儿，如家庭环境问题、亲子关系问题、父母关系问题、家庭气氛不良，治疗师应对家庭中存在的一系列问题进行全方位调整及干预，对家庭环境及家庭功能系统中存在的问题分别予以心理行为指导。

4. 药物治疗

当心理治疗无效时，应该考虑药物治疗，这要根据症状的严重程度和其伴随疾病来决定。目前没有任何已得到认证的药物专用于治疗选择性缄默症，但有少量病例报告和小样本的临床试验表明有的患者对 SSRI 类抗抑郁药有效。针对焦虑、抑郁、强迫、对立违抗行为等伴随症状，可以选择合适的药物对症治疗。

五、要点与讨论

（1）人口学特征：选择性缄默是一种少见症病，绝大多数患儿持续一年以上，女孩比男孩稍多，比例为 2∶1。

（2）当前临床相：当前一般认为选择性缄默是一种独立的疾病，但有些学者认为该病是一种家族性遗传性社会焦虑症，可能是焦虑症的一种症状，也可能是社会恐怖症的一种变型，而不是一种独立疾病。选择性缄默的诊断需要一个全面的检查评估，包括神经系统检查、精神心理检查、听力检查、社会交流能力检查、学习能力检查、语言和言语检查以及各种相关的客观检查。

（3）治疗与预后评价：由于选择性缄默病因还不十分清楚，可能为多因素所致，各种方法却有不同的疗效，因此目前治疗上采用综合治疗方案，包括心理治疗、行为治疗、家庭治疗、学校社会支持和可能的精神药物治疗，经过治疗的患儿绝大部分可以在数月至数年内恢复，可部分患儿炎症为慢性残留，在青少年和成年时期仍有过度害羞和社会焦虑症表现，故积极治疗有利于疾病康复促进患儿社会功能提高。

六、思考题

（1）什么是选择性缄默症？
（2）选择性缄默症需要与哪些疾病相鉴别？

七、推荐阅读文献

［1］杜亚松.儿童心理障碍诊疗学［M］.北京：人民卫生出版社，2013.

［2］Muris P，Hendriks E，Bot S. Children of Few Words：Relations Among Selective Mutism，Behavioral Inhibition，and（Social）Anxiety Symptoms in 3- to 6-Year-Olds［J］. Child Psychiatry Hum Dev. 2015，Apr，5.

［3］Muris P，Ollendick T H. Children Who are Anxious in Silence：A Review on Selective Mutism，the New Anxiety Disorder in DSM－5［J］. Clin Child Fam Psychol Rev. 2015，Jun，18（2）：151－169.

［4］Henkin Y，Bar-Haim Y. An auditory-neuroscience perspective on the development of selective mutism［J］. Dev Coqn Neurosci，2015，Apr，12：86－93.

［5］Oerbeck B，Stein M B，Pripp A H，et al. Selective mutism：follow-up study 1 year after end of treatment［J］. Eur Child Adolesc Psychiatry，2014，Sep，30.

（刘 漪）

常用医学缩略语

一、临床常用缩略语

T	体温	Sig	乙状结肠镜检查术
P	脉搏	CG	膀胱造影
HR	心率	CAG	心血管造影,脑血管造影
R	呼吸	IVC	下腔静脉
BP	血压	RP	逆行肾盂造影
BBT	基础体温	RUG	逆行尿路造影
Wt	体重	UG	尿路造影
Ht	身长,身高	PTC	经皮肝穿刺胆管造影
AC	腹围	GA	胃液分析
CVP	中心静脉压	LNP	淋巴结穿刺
VE	阴道内诊	LP	肝穿刺,腰穿刺
ECG	心电图	Ca	癌
EEG	脑电图	LMP	末次月经
EGG	胃电图	PMB	绝经后出血
EMG	肌电图	PPH	产后出血
LS	腹腔镜手术	HSG	子宫输卵管造影术
MRI	磁共振成像	CS	剖宫产术
UCG	超声心动图	AID	异质(人工)授精
UT	超声检测	AIH	配偶间的人工授精
SEG	脑声波图	EPS	前列腺按摩液
BC	血液培养	DC	更换敷料
Bx	活组织检查	ROS	拆线
Cys	膀胱镜检查	KUB	尿路平片
ESO	食管镜检查	BB	乳房活检

二、实验室检查常用缩略语(1)

自动血液分析仪检测项目	WBC		白细胞计数		APTT		部分活化凝血活酶时间	
	RBC		红细胞计数		CRT		血块收缩时间	
	Hb		血红蛋白浓度		TT		凝血酶时间	
	HCT		红细胞比容		3P 试验		血浆鱼精蛋白副凝固试验	
	MCV		红细胞平均体积		ELT		优球蛋白溶解时间	
	MCHC		红细胞平均血红蛋白浓度		FDP		纤维蛋白(原)降解产物	
	MCH		红细胞平均血红蛋白量		HbEP		血红蛋白电泳	
	RDW		红细胞分布宽度		ROFT		红细胞渗透脆性试验	
	PLT		血小板计数	尿液分析仪检查项目	pH		酸碱度	
	MPV		血小板平均体积		SG		比重	
	LY		淋巴细胞百分率		PRO		蛋白质	
	MO		单核细胞百分率		GLU		葡萄糖	
	N		中性粒细胞百分率		KET		酮体	
	LY#		淋巴细胞绝对值		UBG		尿胆原	
	MO#		单核细胞绝对值		BIL		胆红素	
	N#		中性粒细胞绝对值		NIT		亚硝酸盐	
DC	白细胞分类计数	GR	粒细胞	N	中性粒细胞	WBC		白细胞
				E	嗜酸性粒细胞	RBC/BLD		红细胞/隐血
				B	嗜碱性粒细胞	Vc, VitC		维生素 C
		LY	淋巴细胞			GC		颗粒管型
		MO	单核细胞			HC		透明管型
Rt	常规检查	B	血			WC		蜡状管型
		U	尿			PC		脓细胞管型
		S	粪			UAMY		尿淀粉酶
	EOS		嗜酸性粒细胞直接计数	尿沉渣显微镜检查	EPG		粪便虫卵计数	
	Ret		网织红细胞计数		OBT		粪便隐血试验	
	ESR		红细胞沉降率		OCT		催产素激惹试验	
	MP		疟原虫		LFT		肝功能检查	
	Mf		微丝蚴		TB		总胆红素	
	LEC		红斑狼疮细胞		DB		结合胆红素,直接胆红素	
	BG		血型		IB		未结合胆红素,间接胆红素	
	BT		出血时间					
	CT		凝血时间		TBA		总胆汁酸	
	PT		凝血酶原时间		II		黄疸指数	
	PTR		凝血酶原时间比值		CCFT		脑磷脂胆固醇絮状试验	

三、实验室检查常用缩略语(2)

RFT	肾功能试验	β-LP	β-脂蛋白
BUN	尿素氮	ALT	丙氨酸氨基转移酶
SCr	血肌酐	AST	天门冬氨酸氨基转移酶
BUA	血尿酸	γ-GT	γ-谷氨酰转肽酶
Ccr	内生肌酐清除率	ALP/AKP	碱性磷酸酶
UCL	尿素清除率	ACP	酸性磷酸酶
NPN	非蛋白氮	ChE	胆碱酯酶
PFT	肺功能试验	LDH	乳酸脱氢酶
TP	总蛋白	AMY，AMS	淀粉酶
ALB	白蛋白	LPS	脂肪酶,脂多糖
GLB	球蛋白	LZM	溶菌酶
A/G	白蛋白球蛋白比值	CK	肌酸激酶
Fib	纤维蛋白原	RF	类风湿因子
SPE	血清蛋白电泳	ANA	抗核抗体
HbAlc	糖化血红蛋白	ASO	抗链球菌溶血素"O"
FBG	空腹血糖	C_3	血清补体 C_3
OGTT	口服葡萄糖耐量试验	C_4	血清补体 C_4
BS	血糖	RPR	梅毒螺旋体筛查试验
HL	乳酸	TPPA	梅毒螺旋体确证试验
PA	丙酮酸	WT	华氏反应
KB	酮体	KT	康氏反应
β-HB	β-羟丁酸	NG	淋球菌
TL	总脂	CT	沙眼衣原体
TC	总胆固醇	CP	肺炎衣原体
TG	甘油三酯	UU	解脲脲原体
FFA	游离脂肪酸	HPV	人乳头状瘤病毒
FC	游离胆固醇	HSV	单纯疱疹病毒
PL，PHL	磷脂	MPn	肺炎支原体
HDL-C	高密度脂蛋白胆固醇	TP	梅毒螺旋体
LDL-C	低密度脂蛋白胆固醇	HIV	人类免疫缺陷病毒
LPE	脂蛋白电泳		

四、实验室检查常用缩略语(3)

Hp	幽门螺杆菌	CEA	癌胚抗原
AFP	甲胎蛋白	PSA	前列腺特异抗原

（续表）

TGF	肿瘤生长因子	HLA	组织相容性抗原
PRL	催乳素	CO_2CP	二氧化碳结合力
LH	促黄体生成素	$PaCO_2$	二氧化碳分压
FSH	促卵泡激素	TCO_2	二氧化碳总量
TSTO，T	睾酮	SB	标准碳酸氢盐
E_2	雌二醇	AB	实际碳酸氢盐
PRGE，P	孕酮	BB	缓冲碱
HPL	胎盘泌乳素	BE	碱剩余
TT_4	总甲状腺素	PaO_2	氧分压
PTH	甲状旁腺激素	SaO_2	氧饱和度
ALD	醛固酮	AG	阴离子间隙
RI	胰岛素	BM－DC	骨髓细胞分类
Apo	载脂蛋白	CSF	脑脊液
EPO	促红细胞生成素	Ig(A，G，M，D，E)	免疫球蛋白
GH	生长激素	PA	前白蛋白

五、处方常用缩略语

ac	饭前	qn	每晚一次
am	上午	qod	隔日一次
aj	空腹时	sos	需要时（限用一次）
bid	1 天二次	st	立即
cm	明晨	tid	1 天三次
dol urg	剧痛时	prn	必要时（可多次）
hn	今晚	pc	饭后
hs	临睡前	aa	各
int. cib	饭间	ad us ext	外用
qm	每晨一次	ad us int	内服
q10 min	每 10 分钟一次	co	复方的
pm	下午	dil	稀释的
qd	每天一次	dos	剂量
qh	每小时一次	D. S.	给予,标记
q4h	每 4 小时一次	g	克
q6h	每 6 小时一次	ivgtt	静脉滴注
q8h	每 8 小时一次	id	皮内注射
q12h	每 12 小时一次	ih	皮下注射

六、部分常用药品名缩写

青霉素	PEN	头孢曲松	CRO，CTR
氨苄青霉素	AMP	头孢他啶	CAZ
阿莫西林	AMO，AMX，AML	头孢哌酮	CFP，CPZ
甲氧西林（新青Ⅰ）	MET	头孢甲肟	CMX
苯唑西林（新青Ⅱ）	OXA	头孢匹胺	CPM
羧苄西林	CAR	头孢克肟	CFM
替卡西林	TIC	头孢泊肟	CPD
哌拉西林	PIP	第四代头孢菌素：	
阿帕西林	APA	头孢匹罗	CPO
阿洛西林	AZL	头孢吡肟	FEP
美洛西林	MEZ	其　他：	
美西林	MEC	头孢西丁	FOX
第一代头孢菌素：		头孢美唑	CMZ
头孢噻吩（先锋Ⅰ）	CEP	头孢替坦	CTT
头孢噻啶（先锋Ⅱ）	CER	头孢拉宗	CE
头孢来星（先锋Ⅲ）	CEG	拉氧头孢	MOX
头孢氨苄（先锋Ⅳ）	CEX	舒巴坦	SUL
头孢唑啉（先锋Ⅴ）	CFZ	克拉维酸	CLAV
头孢拉定（先锋Ⅵ）	RAD	氨曲南	ATM
头孢乙腈（先锋Ⅶ）	CEC，CAC	亚胺培南	IMI，IMP
头孢匹林（先锋Ⅷ）	HAP，CP	他唑巴坦	TAZ
头孢硫脒（先锋18）	CSU		
头孢羟氨苄	CFR，FAD	链霉素	STR
头孢沙定	CXD	卡那霉素	KAN
头孢曲秦	CFT	阿米卡星	AMK
第二代头孢菌素：		庆大霉素	GEN
头孢呋辛	CFX，CXM	妥布霉素	TOB
头孢呋辛酯	CXO	奈替米星	NET
头孢孟多	CFM，FAM	西索米星	SIS
头孢磺啶	CFS	地贝卡星	DBK
头孢替安	CTM	异帕米星	ISP，ISE
头孢克洛	CEC	新霉素	NEO
第三代头孢菌素：		大观霉素	SPE，STP
头孢噻肟	CTX	红霉素	ERY
头孢唑肟	CZX	螺旋霉素	SPI，SPM

（续表）

罗红霉素	ROX	四环素	TET，TCY
阿奇霉素	AZI，AZM	多西环素(强力霉素)	DOX
交沙霉素	JOS	米诺环素(美满霉素)	MIN，MNO
氯霉素	CMP	环丙沙星	CIP，COFX，CPLX
林可霉素	LIN	培氟沙星	PEF，PEFX
克林霉素	CLI	依诺沙星	ENO，ENX，ENOX
甲硝唑	MNZ	芦氟沙星	RUFX
替硝唑	TNZ	氨氟沙星	AMFX
利福平	RFP	妥苏沙星	TFLX
甲哌利福素	RFP	加替沙星	GTFX
利福定	RFD	洛美沙星	LOM，LFLX
异烟肼	INH	新三代喹诺酮类抗菌药:	
乙胺丁醇	EMB	氟罗沙星	FLE
吡嗪酰胺	PZA	左氧氟沙星	LEV，LVX，LVFX
磷霉素	FOS	司帕沙星	SPX，SPFX
褐霉素	FD	司巴沙星	SPA
对氨基水杨酸	PAS	短效磺胺药:	
杆菌肽	BAC	磺胺二甲嘧啶	SMZ
万古霉素	VAN	磺胺异噁唑	SIZ
壁霉素	TEC	磺胺二甲异噁啶	SIMZ
原始霉素	PTN	中效磺胺药:	
曲古霉素	TSA	磺胺嘧啶	SD，SDI
丰加霉素	TMC	磺胺甲噁唑	SMZ
卷须霉素	CPM	磺胺苯唑	SPP
粘杆菌素	COM	长效磺胺药:	
争光霉素	BLM	磺胺邻二甲氧嘧啶	SDM
第一代喹诺酮类抗菌药:		磺胺对甲氧嘧啶	SMD
萘啶酸	NAL	磺胺间甲氧嘧啶	SMM
恶喹酸	OXO	磺胺甲氧嗪	SMP，SMPZ
西诺沙星	CIN	磺胺二甲氧嗪	SDM
第二代喹诺酮类抗菌药:		甲氧苄胺嘧啶	TMP
吡哌酸	PPA		
第三代喹诺酮类抗菌药:		两性霉素 B	AMB
诺氟沙星	NOR，NFLX	制霉菌素	NYS
氧氟沙星	OFL，OFX，OFLX	咪康唑	MIC

（续表）

益康唑	ECO	利巴韦林	RBV
酮康唑	KET	干扰素	IFN
氟康唑	FCZ, FLU	胸腺肽	XXT
伊曲康唑	ICZ, ITC	肌酐	HXR
阿昔洛韦	ACV	γ-氨酪酸(γ-氨基丁酸)	GABA
更昔洛韦	GCV	乙烯雌酚	DES
泛昔洛韦	FCV	6-氨基己酸	EACA
伐昔洛韦	VCV	破伤风抗毒素	TAT